Pathologien der
Vernunft

Geschichte und Gegenwart
der Kritischen Theorie

霍耐特
选 集

Axel Honneth

理性的病理学

批判理论的历史与当前

〔德〕阿克塞尔·霍耐特 著

谢永康 金翱 等译

上海人民出版社

国家社科基金重点项目（编号：19AZX003）资助

《霍耐特选集》编委会

（以拼音首字母为序）

目 录

从直觉到理论

——我走向承认学说之路

人们通常会这样说，任何理论都根植于一种前科学经验，后来被表述为诸多普遍化陈述之复合体的东西，早已萌芽于其中了。即使这个论断或许不无夸张，但在理论往往反映了远在系统化知识阶段之前就获得的洞见这一点上，它大概还是正确的；追踪成长过程中这样的深刻印象并给予其可普遍化的形式，往往正是这种愿望，开辟了从最初的直觉到理论形成的道路。对自己的理论信念的这种自传式起源进行说明，是自身启蒙的永恒且绝无休止的任务的组成部分：关于我们如何成长为今天的自己，我们越是捉摸不透，就越不能放弃至少弄清楚这个混乱发展过程中那些碎片的努力。人们或许应该把我接下来将要进行的内容设想为这样一种自身启蒙努力的组成部分：我想向自己澄清，我是如何从一些最初的、还是完全散乱的经验，走到了我的承认理论今天这种形式的。

一

我青年时代所经历的，与我的同时代人中那些像我这样出身于殷实的中产阶级家庭，从而相对无忧无虑地长大的人似乎没有多么不同；我们出生在二战结束几年之后，成长于一个即将经历巨大经济繁荣的国家；这种繁荣轻易地就排挤掉了人们对纳粹罪行的回忆，并让他们仅仅向前看，只将目光投向一个更美好的未来。在20世纪60年代早期，当我从小学升入文理中学的时候，经济繁荣也逐渐让联邦共和国的更低阶层受益，他们现在领取更高的薪水，并能够希望让自己的后辈获得社会地位上的提升。结果是，越来越多的来自传统的劳动者阶层的孩子被父母送到"更高级的"学校，这些学校从而由于其守旧的、取向于资产阶级价值的教育使命而很快就不堪重负；不仅文理中学没有充足的学习名额来应对涌入的学生，"有教养的资产阶级的"教学计划也不适合于为这些对技术性职业更感兴趣的年轻人助一臂之力。于是在一些政治家和知识分子的压力下，一开始还犹豫不决的教育改革，从1965年后便在一片批评声中由政府方面坚决地进行，这项教育改革对我在文理中学的学习生涯的影响，在本质上要大于那个时代许多其他的事件和动荡；回顾此生，我认识到这些经验是我对社会承认产生兴趣的源泉之一，所以它值得更详细地阐述一下。

对于一个出生于医生家庭，在50年代家境相对富有并在联邦德国被抚养长大的年轻人来说，教育改革的第一步就已经意味着对他那种战后中产阶级此时仍然孤芳自赏的生活的一种炸裂。在此之后，他们直到在文理中学的头几年还只是与家境类似的人一起度过，也就是跟药剂师、律师、经济顾问或者医生的孩子们一起玩耍，一起成长，而现在这些十二三岁的年轻人第一次碰到属于一个不同的、首先是在习惯和生活风格上陌生的阶级的青少年。这个巧合或者是我的性格让我尤其愿意跟来自这个阶层的同学们友好相处；作为采矿工人的孩子，他们大多生活在被隔离的城区，因为工人居住在离传送设备尽可能近的地方，这在采煤业是很常见的。我们作为朋友，时不时地会去拜访对方的家庭，或者是为了一起完成家庭作业，或者是为了我们的一些共同的兴趣爱好——大多数情况下是踢足球，它让我们的兴趣突破了阶级的界限。在我骑着自行车去他家的路上，某种程度上说就算是一种社会探险了，沿着这条路，我从南部满是粉刷一新的独户住宅的富裕城区，骑行到北部那些满是烟囱、黑乎乎的住户区，那里居住密度要高很多，并且从外面就已经可以看出这些家庭的穷困。但是比起这段路程，我能够更加准确地回忆起的是每次走进朋友的住所时迎面袭来的那种感受：每当我看到这个居住条件的窘迫和屋内布置的简陋时，羞愧、不安和同情的一种难以分清的混合就不由自主地占据了我内心。每当这样的时刻，我就会惶恐地以为，我在朋友的表情和手势中看出了类似的心潮起伏，只不过是在相反的方向：我感到羞愧和同情，是因为我父母的房子装修得要豪华很多，从而就能够提供给我更多的个人发展空间，这样朋友就会感觉到羞愧和不安，因为我必定已经将他生活环境的贫穷和童年的社会窘境清楚地看在眼里了。在接下来的时间里，这种奇怪的扭曲关系在我们之间的情绪反应中从未被主题化，对此我们始终坚持沉默，但是很快就不再到对方家中拜访；此后我们在足球场、去划船的时候或者其他休闲娱乐场所碰面，也就是在中性的地点，以不费言辞地避开各自阶级地位带来的羞愧的压力。

对这些社会的情感波动的觉察，仿佛已结成了一条细线，将我引向日后的理论好奇心的心点（Fluchtpunkt），我此时开始对地位差别和社会不平等处境的情绪后果这个主题进行更为广泛的探究。那时我是个坏学生，但在课外却是一个热情的读者，这一度首先意味着，翻遍那个时代的文献，看看哪里有关于社会弱势或社会优势的经验可读，我屏住呼吸狼吞虎咽浏览了当时的很多东西，那些作者都对碰到与他们的社会出身和阶级状况存在极大差异的人时的那种感受做了细致入微的描写。但是我永远不会忘记，我是带着何种恐惧的绝望彻夜阅读阿瑟·米勒（Arthur Miller）的戏剧《推销员之死》（*Tod eines Handlungsreisenden*）的，20世纪60年代这部戏剧在联邦德国的很多戏台上非常成功地演出过；维利·罗曼（Willy Loman）出于羞愧而要努力对他的家人隐瞒其职业上的失败，所以他就逃避到一种幻想的社会成功的世界里，他的命运在任何理论知识之前很早就被我预感到了，即他不得不生活在失去社会尊重的恐惧之中。[1]

二

当时对美国戏剧的热情甚至让我在中学毕业之后马上做出将来去学习戏剧学的决定；那时，我认为舞台是形象地说明和探讨我在中学时代已经深入思考过的社会主题的最适宜的媒介。然而一旦认识到，学习戏剧学要求自己必须演戏的时候，我便由于对任何公开登台表演的胆怯而放弃了这个计划，取而代之的是，决定尽可能多地学习我可能获得关于社会尊重对一个人生存意义的解答的学科。我开始学习哲学、社会学、日耳曼语文学和心理学，四个学科的组合在当时联邦德国的大学还是被允许的。若非我在文理中学时就具有的工作热情和纪律性，否则现在很快就迷失方向了；我现在阅读和研究的是在最宽泛意义上与这个问题——人们的自身理解和认同是如何被社会地位所影响的——相关联的所有东西。然而，我不得不很快就认识到，心理学和日耳曼语文学对这些题材范围只是做出了非常边缘性的贡献：在 20 世纪 70 年代初，心理学仍然受到伟大的发展心理学家皮亚杰（Piaget）的强烈影响，他曾吸引着我并且我至今还在研究他，但是心理学却几乎没有对自身价值和自尊心的感受的社会塑造做过专门的探索；日耳曼语文学则相反，处于一种理论爆发和重新定向（Neuorientierung）的状态之中，因为对文学文本的形式和内容的历史印迹的唯物主义追问一下子凸显出来，但是新的、大有希望的进路还没有足够发展起来，以实际地说服我这个青年学生——取而代之的是，我紧紧扣住原始文本，并开始研究

---

[1] Arthur Miller, *Tod eines Handlungsreisenden. Gewisse Privatgespräche in zwei Akten und ein Requiem*，Frankfurt/M. 1987.

青年卢卡奇和阿多诺的美学著作。从而，我在波鸿大学——一所年轻的、几年前刚刚建立的高校——学习的中心点就只是哲学和社会学；我聚精会神地学习它们，日耳曼语文学只是顺带着学，而心理学的学习在此期间则被完全放弃了。但是我当时几乎不可能在我最为感兴趣的这两门学科之间建立一种富有成果的结合：在社会学领域，我首要地研究阶级结构、特殊阶层的社会化（schichtspezifischen Sozialisation）和冲突分析等方面的问题，在哲学领域占优先地位的是批判理论、德国唯心主义以及阿诺德·盖伦（Arnold Gehlen）和赫尔穆特·普莱斯纳（Helmuth Plessner）的哲学人类学，他们吸引我并常常让我入迷。这种不能将感兴趣的两个领域交叉起来的状态，持续了两三年，直到我在柏林自由大学社会学系获得一个学术助理的职位后才结束，这个职位被委托的任务是在一个可预见的时间段之内写作一篇博士论文。我与当时的朋友汉斯·约阿斯（Hans Joas）写作的一本小册子，属于我为了开展这个计划而进行的准备工作；在其中我们尝试以某种方式清理哲学人类学传统，这种方式将让人们知道，人类所有的特定能力都是植根于其生活形式的主体间结构之中的。[1] 在这条道路上，我逐渐成功地实现（也走了许多弯路）将我青年时代就开始研究的主题进行重新表述，即开始描画哲学与社会学之间清晰的结合点——我的智识发展的这一篇章，对我的承认理论版本的发生来说太重要了，它理应得到详细一些的陈述。

三

在 70 年代的进程中，当我坚定地追随哈贝马斯而注意到批判

---

[1] Axel Honneth, Hans Joas, *Soziales Handeln und menschliche Natur. Anthropologische Grundlagen der Sozialwissenschaften*, Frankfurt/M. 1980.

理论传统中某些依我之见应该被消除的欠缺的时候，我的哲学兴趣就有些变浓了；我认为由阿多诺和霍克海默提出的理论的一个核心缺陷是，他们过于强烈地被如下观念所主导，即所有主体无论其群体归属如何（Gruppenzugehörigkeit）都毫无反抗地被编入资本主义的社会体系之中。在努力适当地理解社会诸群体的反抗追求的过程中，我当时在社会学中的一些具体化的兴趣又反过来有所助益；因为在我的社会学学习框架内，我碰到了一系列的理论方法，它们想表明社会底层支配着其本身的解释策略，以此来应对其受到的社会蔑视和承认缺乏——这个时候皮埃尔·布尔迪厄（Pierre Bourdieu）、理查德·森内特（Richard Sennett）和由斯图亚特·霍尔（Stuart Hall）建立的当代文化研究中心（CCCS）诸成员的研究对我产生了决定性的影响。[1] 从哲学兴趣和社会学兴趣的这种混合出发，我得出了一个计划，即在我的博士论文中通过给被压迫群体的颠覆性反抗潜力，并借此对所有社会整合的冲突性（Konflikthaftigkeit）予以更大关注，从而弥补早期批判理论的欠缺。但是接下来在我起草计划的过程中，一种完全不同的理论突然之间将我吸引住了；那是在我当时主持法国后结构主义研讨班的过程中，我一下子明白了，福柯的权力分析与早期法兰克福学派之间显示出了某些引人注目的共同点，继续研究它们必定会非常富有成果。所以我再次放弃了我博士论文的最初计划，以用一个我确信是更好和更加富于成果的计划来替换之：现在我想借助福柯的权

[1] Pierre Bourdieu, *Die feinen Unterschiede. Kritik der gesellschaftlichen Urteilskraft*, übersetzt von Bernd Schwibs und Achim Russer, Frankfurt/M. 1982; Richard Sennett, Jonathan Cobb, *The Hidden Injuries of Class*, New York 1972; Stuart Hall, *Selected Writings on Marxism*, Durham/London 2021. 关于布尔迪厄，可参阅我后来发表的文章：Axel Honneth, "Die zerrissene Welt der symbolischen Formen. Zum kultursoziologischen Werk Pierre Bourdieus", in: ders., *Die zerrissene Welt des Sozialen. Sozialphilosophische Aufsätze*, Frankfurt/M. 1990, erweiterte Neuausgabe: Frankfurt/M. 1999, S. 177—202。

力分析来证明阿多诺和霍克海默的批判理论的欠缺，也就是表明后者恰恰缺乏一种社会冲突性和持续争辩性（Umkämpftheit）的观念，而这却处于前者理论的中心；接下来的第二步，在一种反向运动的过程中，通过关于福柯的诸多分析，如下这点被展示出来，即它们没有对关于这种冲突和争端在一个社会中到底是由什么推动的这个问题做出适当解释，因为这样就需要提及社会底层的规范性期待——正如前面提到的布尔迪厄、森内特和当代文化研究中心非常丰富地将其主题化的那样。

　　从这个修订后的计划出发，我在 70 年代后期写就了我的博士论文，这篇论文本来是以对一种新的、还未获得的"社会斗争"概念的展望来结尾的；我已经清楚，社会只能被适当地理解为诸多竭力争取尊重和地位的群体之间那种受限于时间的妥协"凝结"为制度的结果，而我还不清楚的则是，这种冲突或斗争在概念上如何能够被适当地"拼写"出来。在我快要结束博士论文写作的时候，偶然发生了一件非常幸运的事情，我异常惊喜地接到于尔根·哈贝马斯的电话，他询问我将来是否愿意到法兰克福大学任他的学术助理；由于我的博士论文还没有完全结稿，所以我不得不拒绝，而他则改为给我提供为期一年的研究奖学金以替代之，随后，我在移居法兰克福之前接受了这笔奖学金。哈贝马斯提供的这个奖学金给了我一个机会，将此后不久即将结稿的博士论文补充进关于哈贝马斯社会理论的很长的一章，从而将其完善为一本专著。1985 年，也就是在我产生关于这篇论文的第一个想法的整整十年之后，我的博士论文的扩展版在苏尔坎普出版社（Suhrkamp）出版，名为《权力的批判：批判社会理论反思的几个阶段》[1]；这次出版在很多方面都可以被视为我后来的承认理论

---

[1] Axel Honneth, *Kritik der Macht. Reflexionsstufen einer kritischen Gesellschaftstheorie*, Frankfurt/M. 1985.

的预备阶段。

在我的这本著作中，我试图分三步表明，（1）阿多诺和霍克海默的早期批判理论没有充分考虑到社会冲突（包括在晚期资本主义社会中）的持续存在；（2）而福柯则相反，他不无道理地将这样的冲突视为任何社会秩序"永久的"基础，但是他未能真正地提出其规范性的动力源；（3）最后，哈贝马斯尽管正确地分析了所有社会整合的规范性约束，即他探究了日常行为中对尊重的交往性期待的交互性，但是却忽视了这个领域中相应规范的持续不断的争议性。在研究的结尾处，我指出了有必要从冲突的道德根源去对相互交往（Umgang）的规范进行更详细的研究。因此，社会冲突在核心处总是展现为一种为了社会承认的斗争这个观念虽然还未诞生，但是拐入以上勾勒出的这个方向已经是摆明的了。我的智识发展的下一步将是，从我此时为止的思考出发，借助于对青年黑格尔的回溯，推导出相应的结论。

四

这时已到了 1984 年，我在这一年中从柏林搬到了法兰克福，在这里我开始担任当时哲学系新聘的哈贝马斯的教席学术助理。这时我的兴趣自然而然地开始非常强烈地指向哲学的论题，但我却不想让社会学完全淡出视野之外。因为我已出版的博士论文依然有悬而未决之处，就是并未实际地澄清以道德方式推动的持续社会冲突概念，我并不想直接地攻克，而是迂回地接近它。为了这个目的，我的教学活动和课外阅读首要地关注法国哲学和社会理论的传统，我推测其中存在一种对社会冲突性的意义的强大感知能力；所以在我的研讨班大纲中就出现了卢梭、列维-斯特劳斯（Claude Levi-Strauss）、科内琉斯·卡斯托利亚斯（Cornelius Castoriadis）、福柯和布尔迪厄等人的理论，这些理论总是以这样或那样的方式让对社会群体之间斗争的原因的追问成为主题。我的智识发展的这一阶段的成果是几年之后汇编进文集《分裂的社会世界：社会哲学文集》（ *Die zerrissene Welt des Sozialen. Sozialphilosophische Aufsätze* ）的诸多论文，在这本文集中，我同时还想将法兰西思想与批判理论进行比较。[1] 但是这个研究并未实际地让我接近如下问题的答案，即社会群体的声誉和社会地位如何能够与一种社会内在冲突相关联。在我智识发展的这个节点上，我才想起我早年在波鸿鲁尔大学的研讨班，这些研讨班中讲授的往往是黑格尔的核心文献，因为那里的许多教授和同事都在坐落于彼处的黑格尔档案馆工作。我依稀记得，在这个背景下我多次听到黑格尔关于承认对个体意识之影响的洞见，但是当时并没有将其与我早年的如下经验建立联系：社会差异在自身价值感中的影响是产生羞愧。初次阅读黑格尔的情景我已几乎回忆不起，而在法兰克福的研究所，我确实已经开始在我的研讨班里翻新他的承认理论了。除了《精神现象学》——在我看来，它对承认在"主人与奴隶"一章中的角色论述仍然是不清楚的——之外，我在这些教学活动中首要地致力于黑格尔耶拿时期的早期著作；给我的印象是，黑格尔在这里对其走向承认概念（Anerkennungsbegrifflichkeit）的原初动机的呈现要清晰得多，从而也比在其后期著作中更容易把握。

在 80 年代后半期，我对黑格尔的研究越是深入，就越是强烈地萌生这样一个计划，即我的教师资格论文将致力于尝试借助黑格尔的承认理论来解决适当的社会冲突概念这个被搁置起来的问题；具体而言就是想要表明，正是自卑的贬低和顺从的经验，时常推动着个人和群体去反抗占统治地位的社会关系。但是很快我就不得不发觉，捍卫这样一个强有力的论题所需要的，远不只是对黑格

---

[1] Axel Honneth, *Die zerrissene Welt des Sozialen. Sozialphilosophische Aufsätze*, a. a. O.

尔的一些早期著作的相应阐释；他那关于"为承认而斗争"在社会性构成中的角色的简明的、意识理论的论述，如果要被引来作为批判的社会理论的基础的话，在某种程度上还需要一种现实化的"翻新"（Auffrischung）。从这些思考出发就逐渐产生了我的教师资格论文计划，我希望在我担任法兰克福大学为期六年的高校助理工作结束之前完成它：当时关于黑格尔的承认学说正好已经出版了一系列富有价值的研究论著，[1]这个学说应该借助于一些源于心理学和社会学的理论得到补充，并作为一个解释框架被呈现出来，这个解释框架将使得如下这点成为可能：把社会发展解释为社会群体之间为了它们的身份诉求而斗争的结果。为了让这个强有力的论题有说服力，我首先感兴趣的是，通过松散地借鉴黑格尔的初始著作（Ausgangsschriften）区分出的对"身份"承认的要求的不同"层级"：无论是在亲密关系中争取自身需求的情感顾及，还是在社会环境中争取对个人人格独立的尊重，抑或是在道德上志同道合的共同体中争取对自身成就的赞许，依我看来都是相互区别的——由此便得出了我尝试对相互承认的各个形式之间做区分的三分法。关于承认对个人身份的获得和维持的意义，我当时认为正在被广泛讨论的米德（George Herbert Mead）社会心理学能够提供一种补充性的支持；毕竟米德与黑格尔类似，他将一种稳定的自身意识的发展设想为一种本我（eigene Ich）通过将他人承认的视角内在化而形成的一个逐级发展的组织过程——开始要具体一些，接着就越来越抽象。[2]另外我想借助精神分析学家唐纳德·温尼克特（Donald Winnicott）的客体关系理论，突出我首次提出的不同承认形式对

---

[1] Vgl. Ludwig Siep, *Anerkennung als Prinzip der praktischen Philosophie. Untersuchungen zu Hegels Jenaer Philosophie des Geistes*, Freiburg/München 1979; Andreas Wildt, *Autonomie und Anerkennung. Hegels Moralitätskritik im Lichte seiner Fichte-Rezeption*, Stuttgart 1982.

[2] George H. Mead, *Geist, Identität und Gesellschaft*, Frankfurt/M. 1973.

儿童自身价值感的发展的根本性意义；最后我计划通过借用萨特和弗兰茨·法农（Frantz Fanon），来说明应该构成社会承认之获取的一个稳定要素的斗争概念。

正如时常发生的那样，我在制定所有这些浮夸的计划时并没有充分顾及自己紧张的时间期限，即便现在也是如此。为了让被构思为教师资格论文的那部著作在我还在任哲学系学术助理期间就能够提交，我必须首先取消许多曾构想的附加要素，从而只能呈送一个在追求承认和为承认而斗争的视角下的黑格尔早期著作阐释。1989 年秋天，也就是在民主德国和联邦德国之间的围墙在民主德国的抵抗运动的压力下倒掉前不久，我以这部著作在法兰克福歌德大学获得了教师资格。又是一次纯粹的幸运，我正在完成教师资格论文时就收到了柏林科学学院的邀请，作为学院成员在那里度过了 1989—1990 这个学年。柏林墙的倒塌使得当时科学学院聚集起来的科学家圈子处于骚乱和兴奋（Begeisterung）之中，尽管如此，我还是成功地利用这段时间修改和扩展了我的教师资格论文；从而这篇论文能够在经过进一步润色和修辞上的改进之后，最终于1992 年在苏尔坎普出版社作为专著出版。[1]

此书关乎我为批判理论重新奠基的希望，不仅在规范性方面，而且也在解释性方面。关于它的解释性内涵，为承认而"斗争"的方法将有利于弄清楚，被压迫群体总是一再地与统治性社会秩序发生冲突的动机和根据；也就是说，只要这样一种社会秩序还在按照不平等的尺度考虑不同群体的利益和身份，只要这个不平等的尺度还反映在负担和特权的制度化分配之中，那么弱势群体迟早会努力反抗这一统治性的承认秩序，以使他们被压制的利益获得其应得的承认。为了理解我当时为什么赋予我这本书的解释性目标以特别价

---

[1] Axel Honneth, *Kampf um Anerkennung. Zur moralischen Grammatik sozialer Konflikte*, Frankfurt/M. 1992, erweiterte Neuausgabe：Frankfurt/M. 2003.

值，必须简短地回顾一下 70 年代和 80 年代冲突理论的趋势：那是一种将任何社会冲突都回溯到纯粹工具性兴趣（无论是经济上的收益还是政治上的权力）的强烈偏好，进而就遗忘了反抗的真正的道德驱动力。为了抵制这种倾向，我接着想强调一些新近的历史研究，[1] 表明这种类型的冲突更频繁地是通过被拒绝承认和蔑视的经验刺激起来的，也就是说最终是通过具有道德根源的动机刺激起来的。

我想将我的构想的规范性目标设定与这个解释形态以如下方式结合起来，即在争取承认的斗争中总是能发现对规范性诉求的表达，这些诉求必须是在未来占统治地位的社会秩序的规则中才生效的。我当然明白，这个策略要求在获得辩护的和不可辩护的社会承认诉求之间做一个能够普遍化的区分——因为我只能将对承认的如下这种需求理解为以道德方式得到论证了的，即它事实上要指向统治性社会秩序的一种现存的非正义（Ungerechtigkeit），从而就拥有某种规范的有效性。当时我想，能够通过对一种社会生活形式在伦理上做先行把握（Vorgriff）来解决这个困难，在这种生活形式中所有主体都得到了完全的承认；从这种预期的最终状态（我曾想将其把握为一种"伦理的形式概念"[2]）出发，那么就可以回溯性地洞见到——至少我是这样希望的——哪些承认诉求可以被理解为走向那些能够被视为得到辩护的诉求的道路上的步骤。就像我关于《为承认而斗争》的研究中的诸多其他论题一样，我很快也放弃了这个规范性策略。从而现在就行进至我将要过渡到的如下节点，即对我在紧接着的几年中就拙著中提出的理论进行的修订做一个概观。

在这个原初的构想中我至今仍没有放弃的东西，是对相互承认的三种不同形式之间的区分，正如其在亲密关系、社会权利关系和价值共同体的成功形式中所呈现的那样：在第一类关系中，参

---

［1］例如参见：Barrington Moore, *Ungerechtigkeit. Die sozialen Ursachen von Unterordnung und Widerstand*, Frankfurt/M. 1982。

［2］Axel Honneth, *Kampf um Anerkennung*, a. a. O., Kap. 9.

与者作为拥有独特的需要本性的个体而相互承认，在第二类关系中，参与者作为有责任能力从而享有个人自主的人格而相互承认，而在第三类关系中，参与者最终是作为对共同体富有价值的能力之主体而相互承认——第一种承认形式我称之为"爱"或者"关怀"（Fürsorge），第二种为"尊重"（Respekt），第三种为"尊敬"（Wertschätzung）。我事实上至今也没有对这个术语表做任何实际的改变，只不过我在将近二十年之后对后两种承认形式还是做了进一步区分——就此我还会谈及。不过，我在《为承认而斗争》出版后不久就已经在许多富有成果的讨论中清醒地意识到，我或许不能将我的三分法如我曾经顺势而为的那样普遍化。尽管我在重建现代权利发展为独立的承认形式的历史时刻的过程中已经明白，承认的不同类型并没有取代任何历史；但是我恰恰并未由此推出邻近的结论，将承认形式的发展和分化理解为一个彻彻底底的历史发生过程。但是借助于这个历史化，我接下来必须扬弃如下观念，即借助于某种理想化而预期一种人们之间完全承认的最终状态；如果它处于历史长河中（远不是我曾想的那样）的话，人们也就无从知晓，为承认而斗争的历史过程将会在什么地方终结。就此而言，我接下来迅速意识到我另外也必须寻求获取在得到辩护和不能够得到辩护的承认要求之间做区分的规范性基础，正如我之前所做的那样。所有这些细小的、但是接下来总数却相对巨大的修正，是我在1990年底开始的与美国哲学家南希·弗雷泽（Nancy Fraser）之间进行的争辩的准备阶段做出的。在我智识发展中开启的这一新篇章，我必须单独陈述。

五

我在柏林科学学院为期一年的研究工作（我利用这段时间修

订了我的著作）刚刚结束，就很幸运地收到康斯坦茨大学哲学系的一个教席的聘任。这样我就开始了一段对深化我的哲学知识和取向贡献良多的时光，因为那里的同事们支持着繁多的、我至今都不甚了解的理论传统。我计划暂时不出新的专著，而是撰写论文，以更加确切地界定我与老一代和新一代的批判理论之间的关系；整体上说，我的智识发展的这个阶段更多地是处理新的冲动和扩展理论视野，而不是追求迅速的发表。在康斯坦茨任职仅仅三个学期后，我于 1992 年更换到柏林自由大学，在奥托·苏尔研究所（Otto-Suhr-Institut）就任政治哲学教席。那时我首先是为《墨丘利》(*Merkur*)杂志撰写关于社会学和哲学论题的短评；其中的一部分我在若干年之后集成一本小书《瓦解》(*Desintegration*)在费舍尔出版社（Fischer-Verlag）出版。[1] 在教学活动中我与一群优秀的学生一起研究政治哲学传统，同时也探究我本人的立场与批判理论传统之间的差别。在结束了这段平静的、但也是工作繁重的阶段之后，我才于 1995 年，即在纽约社会研究新学院任为期一年的客座教授期间收到了法兰克福歌德大学的聘请，在那里我将成为哈贝马斯在哲学系的继任者。我毫不犹豫地接受了这个聘请，感到从纽约返回之后，就有责任在我的新教席上，以特别的、无论如何是与我的前任的"光芒"相关联的方式继续发展我自己的理论。在接下来的岁月中，我首要地专注于两个主题。

我在新工作地研究的一个分支是致力于如下问题，即法兰克福学派的不同代表人物对统治性关系进行批判的方式，到底应该如何把握。完全显而易见的是，从阿多诺经霍克海默到哈贝马斯，他们一方面努力用现存社会自身宣告和制度化的规范来衡量这个社会，以能够用内在批判的方式将这样一种社会状态描述为与那些规

---

[1] Axel Honneth, *Desintegration. Bruchstücke einer soziologischen Zeitdiagnose*, Frankfurt/M. 1994.

范相矛盾的非公正性；同时，在这种"内在批判"之外，也存在着完全不同的努力，不是将社会关系简单地作为不公正的社会关系来批判，而是将其作为我们整个生活形式的过失（Verfehlung）来把握。这第二种形式的批判同样地在法兰克福学派的所有著作中都可以找到，我接着哈贝马斯将其刻画为对"社会病理"的诊断；对以上勾勒的主题，我的兴趣是如此之大，以至于我专门撰写了一篇较长的论文来探讨它，在其中我探究了这种批判形式的理论史起源和诸多方法论问题。[1]这个新的兴趣领域以一种令人惊奇的方式与我当时研究工作的第二个分支和谐一致。20世纪90年代后期，在我的智识发展中我首次深入研究黑格尔的"法哲学"；在过去，我跟随传统的解释潮流，常常认为这本著作是保守的，对承认理论也无关紧要，以至于我并未对它花费很大力气。现在当我意识到黑格尔在这部著作中不仅将正义理论的目标与一种病理诊断的意图以令人印象深刻的方式连接在一起，而且它还为承认理论准备了许多未被突出的宝藏之时，情况就出人预料地改变了。阿姆斯特丹大学1998年向我发出邀请，请我在紧接着的那个夏季学期到那里去担任斯宾诺莎客座教授，在那里，我利用这个机会，将我对黑格尔《法哲学》的深入研究作为斯宾诺莎讲座（Spinoza-Lectures）提交出来；由此便产生了两年之后我的小型研究《不确定性之痛：黑格尔法哲学的再现实化》（*Leiden an Unbestimmtheit. Eine Reaktualisierung der Hegelschen Rechtsphilosophie*），这本书是由雷克拉姆出版（Reclam-Verlag）社出版的。[2]

　　黑格尔的这部著作首先让我激奋的除了正义理论与病理诊断之

[1] Axel Honneth, "Pathologien des Sozialen. Tradition und Aktualität der Sozialphilosophie", in: ders., *Das Andere der Gerechtigkeit. Aufsätze zur praktischen Philosophie*, Frankfurt/M. 2000, S. 11—69.

[2] Axel Honneth, *Leiden an Unbestimmtheit. Eine Reaktualisierung der Hegelschen Rechtsphilosophie*, Stuttgart 2001.

间的连接之外，就是其在伦理领域中三种承认形式相互区分的独特方式；它在社会学的观察力和道德哲学的锐利眼光上远远超过了黑格尔在其早期著作中已经草拟出的东西。黑格尔在其关于"伦理"的那章中将三种承认形式描述为互动关系，在其中，参与主体意识到共同分担的价值而自愿地承担社会角色，这些角色让他们相互之间有义务通过他们的补充性地相互交错的行为而服务于他们共享的善。这是一种社会学收益，它使得如下这点变得更容易理解，即相互承认往往包含着补充性义务的履行；但是在这个"社会学"收益之外，《法哲学》的整个架构也让承认形式根本不可能涉及非历史的、普遍地给出的互动关系这一点清楚明白；完全相反的是，黑格尔在他的文本中始终意识到，他不仅将现代的、"浪漫主义的"爱的形式，也将"市民社会"中市场参与者之间的承认关系视为历史的晚近成就。这种对承认形式的历史相对化，也就是黑格尔的如下信念，即主体之间相互承认的方式随着历史过程的进展而变迁，让我最终确信我最初设定的关于承认模式的那种固定不变、一劳永逸地确定的三分法是错误的。我对我的原初方法的相应修正，是在与南希·弗雷泽的政治学—哲学争辩过程中首次明确地进行的。

　　我与弗雷泽之间同事般的友谊要回溯到 1996 年，那一年我是作为社会研究新学院哲学系的特奥多-豪斯教授（Theodor-Heuss-Professor）度过的；当时我们就计划以书面争辩的形式来探讨我们对承认的社会角色的不同观点，这个探讨随后在可能的情况下或许会出版。然而，因为我们二人同时都参与很多其他的研究项目，所以这个计划拖延了将近五年。在这本合作的论著（它最终产生于我们之间的思想交流）中，我首次总结了我当时对我的承认理论的最初构想所做的修改。[1] 基于异议、讨论和进一步的阅读，我当时至少

---

[1] Nancy Fraser, Axel Honneth, *Umverteilung oder Anerkennung. Eine politisch-philosophische Kontroverse*, Frankfurt/M. 2003.

在三个方面获得了不同于我在《为承认而斗争》中所阐述的观点的见解：首先是现在我更清楚了，人们能够将一个特定时代既存的承认形式的社会总体有意义地理解为一种"承认秩序"；从而我希望铸就一个概念，以让人们认识到在任何社会中，通常是在各种不同的社会领域内存在着不同的相互承认形式，但它们一起却必定给出了社会文化再生产的一个有支撑能力的基础，从而它们相互之间也就不可能存在过大的矛盾。正如前面已经提及的，第二方面是我明白了，在社会发展进程中，诸参与主体之间的承认形式可能发生巨大的变迁；尽管我本人已在《为承认而斗争》中强调，在现代之前，社会成员之间的适当承认还是依据社会尊重而按照等级制进行划分的，因此一个人基于其更高的地位会被授予比其他人更多的法律权限，但是我当时并未由此引出必然的结论。现在，这对我来说就意味着，不仅是一个社会的成员之间能够就多少方面相互承认这个问题在历史上是开放的，而且各自的承认方式——感情的、合理性的或者二者的混合——在历史上也是极度变化不定的。第三方面的修订是从第二方面推导出的一个结论，并且是我本该从一开始就必须明白的：社会承认若要能成功就往往必须是交互性或相互性的，这并不是自动地说它也要求主体之间的一种平等；毋宁说，交互承认的历史形式中诸主体就是作为不平等的主体而相互承认的——例如黑格尔在他的《精神现象学》中表明的主奴关系，他们的关系也是相互承认的一种形式，但似乎恰恰是一种不平等的承认。[1]

在我将我的论文加工成与弗雷泽的讨论集这段时间，我在苏尔坎普出版社出版了另外一本名为《不可见性》（ *Unsichtbarkeit* ）的文集，其中的论文探讨的主题是近现代哲学中承认动机的历史；[2]

---

[1] G. W. F. Hegel, *Phänomenologie des Geistes*, Werke Bd. 3 (Suhrkamp-Werkausgabe), Frankfurt/M. 1970, Kap. B. IV, A, S. 145—155.

[2] Axel Honneth, *Unsichtbarkeit. Stationen einer Theorie der Intersubjektivität*, Frankfurt/ M. 2003.

这些论文虽然产生自不同的诱因，但却都围绕着一个问题，即在新近的过去，主体间关系是如何得到哲学地理解的。但是接下来更大的挑战又一次降临到我身上，我于 2003 年收到伯克利大学的邀请，将于 2005 年 3 月去那里进行享有盛誉的坦纳讲座（Tanner-Lectures）。就此我的智识发展又翻开了新的篇章。

六

去伯克利举行坦纳讲座的邀请吸引我的不仅是这个活动的世界性声誉，而且更为强烈的是如下挑战，即要能将我认为重要的主题在具备出众才华的听众面前分三次讲完。因此我不多犹豫就接受了邀请，但暂时还是难以确定要探讨的主题。我将来还要继续从事承认理论领域的许多问题的研究，不过我不想利用这些讲座来单纯地进一步追求我的核心兴趣；因此我要寻求一个理论对象，它尽管显示出对承认概念有所涉及，但是却又足够远离这个概念，以能够为这个概念打开新的视野。当我清晰地意识到，我长久以来就想对由卢卡奇造就并在后来频繁地被使用的"物化"概念进行一番深入分析，以为了当下而在某种程度上拯救这个概念时，我被这个突然产生的想法解救了；这样，将这个概念作为我报告的主题，并尽可能地将其置于与我的承认理论的关系之中，再没有什么比这更切题的了。

关于卢卡奇对"物化"的规定和推导，首要地有两个问题长久以来一直吸引着我。[1] 首先，我不太清楚的是，卢卡奇在其著名的论文中列出的所有物化现象是否都可以妥当归入这个概念的名下；例如，如果一个雇佣劳动者的劳动力在资本主义市场上被当作

---

[1] Georg Lukács, "Die Verdinglichung und das Bewußtsein des Proletariats", in: *Georg Lukács Werke*, Bd. 2, Neuwied/Berlin 1968, S. 257—397.

商品来对待，那么他并不简单地是在严格的意义上被"物化"，因为剥削要取决于具体的人的工作能力——因此劳动者并不是单纯地作为物而被利用，而是被当作一个具备特别潜力的人而被"客体化"，或者像一件工具那样被对待。其次，我并未明白的是，为什么一个人或者其本身的灵魂生活的所有变成物或者被像物一样对待的现象都要被溯因到资本主义商品交换；对这种客体化的、剥夺人类尊严的行为方式的出现来说，还存在着单纯经济强制（即以市场参与者的态度看待周围世界和自己）之外的许多其他原因——很遗憾我当时还不知道大卫·莱文斯通·史密斯（David Livingstone Smith）的著作，在这些著作中他研究了这些形式的剥夺人类尊严的行为的非常不同的起因。[1]因此我着手的工作就是从卢卡奇的论文出发，提出在他的"物化"规定和推导之外的一个概念上的备选方案；我努力的结果就是我的坦纳讲座，其内容于2005年在苏尔坎普出版社以《物化：一项承认理论的研究》为题出版。[2]

我在这本小册子中尝试表明，我们所理解的"物化"，应该被设想为一种态度，在其中原初的、早在童年时代就已学会的将他人视为有感知能力的"同类"（Mitwesen）的承认被遗忘了——"承认之遗忘"这个概念我是受海德格尔的"存在之遗忘"概念的启发，以期能够用它来标明一种关于人类感知能力的"知识"的丧失所带来的深刻影响，这种知识在之前还是完全不言而喻地被掌控着的。但是，这种刻画并没有说出对这种原初的、非常根本性的承认的遗忘的社会诱因或者原因；我在这里必须呈现的问题，是追问如下状况的问题，它们迫使初步的感觉（如将他人视为有同样感知能力的存在者的感觉）失效了，或者使这种失效成为了可能。资本主

---

[1] David Livingstone Smith, *Less than Human. Why We Demean*, *Enslave*, *and Exterminate Others*, New York 2011.

[2] Axel Honneth, *Verdinglichung. Eine anerkennungstheoretische Studie*, Frankfurt/M. 2005.

义商品交换的行为强制应该能够对此负责，卢卡奇的这个解释由于上述原因并没有让我明白；但是接下来，这样一种"遗忘"可能会是如何被发动的呢？我最终设想的答案（在此不做充分阐述）是，把将人类自更长久的时间以来所渴望的、把邻人仅仅作为无质的客体来利用的这种行为做法（Verhaltenspraktiken）的训练视为这种"遗忘"的原因——我所引用的例子是军事操练，士兵们通过操练"学会"将他人仅仅视为一次可能袭击的目标甚或一次杀戮的目标。我不想就此排除某种经济上的做法也可能引起这样一种遗忘；通过这些做法，涉及的主体事实上仅仅被作为没有任何人性特征，可以被任意操纵的客体来对待，从而它就能够被定性为物化的形式。与到此为止对我的承认理论的表述相反，我的建议的新内容还在于，随规范性义务而来的所有承认形式，都预先呈现了一种首要的、极为根本的承认类型，它唯一的内涵是，完全将他人作为人，从而也就是作为一种有感知能力的、反思性地关涉自身的存在物来看待。

在我的坦纳讲座的讨论中，无论是在现场还是在之后以评论的形式，我的承认理论的这种新建筑术频繁地被误解；其中不乏有人硬说我想要借此以人类学的方式预设一种人们之间在根本上的友好（wohlwollend）关系。我想借这次回顾我本人的智识发展的机会，对这个成问题的论点再次做出澄清：承认的这种第一的、根本性的形式，并不是指诸主体普遍地以友好的动机相互对待，它更多地应该是说，在我们能够赋予他人以要求更高的也就是按照义务来要求自身的属性之前，我们一般地必须首先将他承认为一个"人"，也就是承认其为一种反思性的、对我们做出敏感反应的存在物。后来在我为这本书第二版补充上去的后记中，我尝试对承认的这种根本形式的先行意义再次进行了澄清："物化"作为对首要的、近乎自动地学习到的承认的遗忘，应该意味着在特定的、路径化的实践进程中忽略了，他人是一种反思性地关涉其互动伙伴的存在物意义上的人——无论是以友好还是拒绝的姿态。

七

在我的坦纳讲座这一章（包括对于我内心来说）结束不久，我就开始致力于一个其轮廓在我眼里还没有实际明了的任务。最晚是从我撰写关于黑格尔《法哲学》的意义和目的的那本小册子开始，在我心里就萌生了如下想法：以这本巨著为衬托，尝试为当下提出一种以伦理概念为取向的正义理论。但是我并没有直接撰写著作，而是首先长时间地探讨这个雄心勃勃的冒险计划所要求的方法前提；我在那些想将社会正义原则更多地从既有的"日常道德"中获取或导出的政治哲学方式中，而非像通常那样在一种取向于普遍原则的、回溯到康德的思维传统中去寻求建议——所以我当时的阅读定额（Lektürepensum）中就包含着对迈克尔·沃尔泽（Michael Walzer）和大卫·米勒（David Miller）的相关研究。[1]此外，我对这个新的、规模宏大的主题所做的漫长的准备工作（Einarbeitung），伴随着诸多研究的计划，即将我过去几年出于不同的诱因而撰写的论文结集成册；在短短三年时间中，我就以这种方式出版了两本新的文集，它们也都是由苏尔坎普出版社出版的，并且是致力于两个非常不同的主题领域：在论文集《理性的病理学：批判理论的历史与当前》（*Pathologien der Vernunft. Geschichte und Gegenwart der Kritischen Theorie*）中我收集了之前撰写的、论述批判的社会理论传统的不同作者和方法的论文，[2]在《我们中的自我：承认理论研究》（*Das Ich im Wir. Studien zur Anerkennungstheorie*）这本文集中，我收集了论述人类主体间性理论的先行者和代表人物的

---

[1] Michael Walzer, *Sphären der Gerechtigkeit. Ein Plädoyer für Pluralität und Gleichheit*, übersetzt von Hanne Herkommer, Frankfurt/New York 1992; David Miller, *Grundsätze sozialer Gerechtigkeit*, Frankfurt/New York 2008.

[2] Axel Honneth, *Pathologien der Vernunft. Geschichte und Gegenwart der Kritischen Theorie*, Frankfurt/M. 2007.

研究。[1]

这两本书收录的论文中没有一篇直接对那个更大的、当时浮现于我眼前的规划有所贡献，但是其中有几篇展现了走向这个新计划的重要的中间步骤（Vermittlungsschritte）。我在一篇文章中探究了波尔丹斯基（Luc Boltanski）和泰弗诺（Laurent Thévenot）在他们的著作《论辩护》（*Über die Rechtfertigung*）中勾勒出的道德社会学的基本理论预设，以查明日常行动者借以检查其社会秩序的特定领域的合法性的那些道德原则；[2]尽管我对这种方法提出了诸多异议，但是它帮助我获得了关于黑格尔哲学前提的重要性和正确性的社会学澄清，即任何主要的社会领域都按照各自的基本原理而获得伦理上的辩护。[3]在我看来类似的还有大卫·米勒（David Miller）关于《社会正义的基本原理》（*Grundsätze sozialer Gerechtigkeit*）的研究，我对它的探讨最初是我为文集《我们中的自我》写的"前言"；在这种方法中我看到了许多与黑格尔《法哲学》在社会学上的相似性，米勒的出发点恰恰也是对有效的正义原则的规定必须能够遵循社会成员的伦理确信，从而必须预设一个多元的形态。[4]在研讨这些理论的道路上，我逐渐提出如下初步观点——就像我尝试将黑格尔法哲学重新现实化时在方法上所必须认识到的那样：为了让他的思辨操作变得勉强合理，我就不能单纯地"拾起"关于单个社会领域的"伦理"原则的简单现存观点或者仅仅是经验地查明之，毋宁说这些观点必须随着现代社会的发展以规范的方式被"重建"，以使得它们作为在社会冲突中赢得的、逐渐推进的对不同现

---

[1] Axel Honneth, *Das Ich im Wir. Studien zur Anerkennungstheorie*, Berlin 2010.

[2] Luc Boltanski, Laurent Thévenot, *Über die Rechtfertigung. Eine Soziologie der kritischen Urteilskraft*, Hamburg 2007.

[3] Axel Honneth, "Verflüssigungen des Sozialen. Zur Gesellschaftstheorie von Luc Boltanski und Laurent Thévenot", in: ders. *Das Ich im Wir*, a. a. O., S. 131—157.

[4] Axel Honneth, "Sozialforschung als Kritik. Zur Gerechtigkeitstheorie von David Miller", ebd., S. 158—178.

代体制的"内在规范性"的解说而能够被理解。在波茨坦大学为我的作品召开的学术研讨会上，我给出了关于以上提出的、我打算作为我研究之基础的"规范性重建"方法论的第一份概要，这篇论文后来发表在一本小册子中。[1]这份方法上的纲要标志着一个开始，这样我从 2008 年起便能够高强度地对我的计划进行文字上的撰写，以赋予黑格尔《法哲学》一个与我们这个时代相适应的形态。

很早我就决定，将这本即将产生的著作取名为《自由的权利》（ Das Recht der Freiheit ），以借此充分考虑黑格尔的实践—政治哲学的根本意图：黑格尔确信，现代社会的制度领域中的社会正义，应该就此得到衡量，即其在何种程度上成功地全面满足了诸主体关于其个人自由现实化的要求。不过，这个原则要能够被应用，首先就必须阐明"个人自由"的含义——就像黑格尔在其《法哲学》的长篇"导言"中所进行的那样。[2]我也打算在我著作的开头部分提出类似的东西，只是我想要在这里取消掉黑格尔那种形而上学的、从精神概念出发来进行的论证过程。因此我的任务就是，将我对不同社会领域的规范性原则的规范性重建作为本书的一部分先说出来，在此黑格尔的精神中的"个人自由"概念被分成诸多组成部分，这些部分由于精神的含义的复多性而内在于精神之中。为了完成这个任务，我采取的策略是，沿着近代政治思维的历史总结出"自由"的三种含义，这三种含义必须被区分开并且构成了同一个概念的富有意义的诸方面：霍布斯隆重命名的"消极的"自由观念，卢梭和康德确立的"道德的"或"反思的"的自由观念，最后

---

[1] Axel Honneth, "Gerechtigkeitstheorie als Gesellschaftsanalyse. Überlegungen im Anschluss an Hegel", in: Christoph Menke, Julia Rebentisch (Hg.), *Axel Honneth. Gerechtigkeit und Gesellschaft* , Berlin 2008, S. 11—29.

[2] G. W. F. Hegel, *Grundlinien der Philosophie des Rechts* (Theorie-Werkausgabe), Frankfurt/M. 1970, Bd. 7, Einleitung, S. 29—91.

是"社会的"或"交往的"自由，这是由黑格尔在《法哲学》的
"导言"中作为最为广泛的自由范畴提出来的。[1]就像在黑格尔那
里一样，我想将这三个概念放到词典式的（lexikalisch）秩序中来
理解，因此它们中任何一个后出现的概念都以前一个概念为前提，
离开前一个概念，后一个概念就得不到思维（或者现实化）。这样，
就像在黑格尔那里一样，我得出了研究的框架结构：我一开始必须
阐明近代社会中个人自由的社会地位和辩护基础，我借助于霍布斯
将其理解为"消极的"自由，它应该被把握为主体权利的典型体
现；我必须由此过渡到"反思的"自由，以演示消极自由的生存授
权（Daseinsberechtigung），并最终重建不同的领域，在这些领域
中社会成员应该有能力以社会互动的形式，"社会地"实施其个人
自由，并就此感到自身是更为广泛的"我们"中的一员。

　　在我的计划中显得如此简单的东西，接下来在细节上却比我
预期的要难以实现得多。我不仅低估了为了让关于这个需单独阐述
的领域的知识水平达到尚可程度所必须处理的文献总量；我之前也
没有注意到，与黑格尔不同，还必须阐述单个自由领域中的社会冲
突，这些冲突自那个时代以来导致了不同规范性原则的集体谱写
（Ausbuchstabierung）的巨大进步。另外，我也想跟随黑格尔，不
仅突出单个自由领域的"生存权利"（Daseinsrecht），而且还要提
出社会的病理学，每当向来得到保障的自由的规范性要点被误解，
这种病理学就会产生。简而言之，我在笔记中所注意到的和渴求进
一步阅读的许多东西，都聚集到了这里。我的家庭之前从未忍受过
我日复一日地为了驾驭劳动消耗而强加于自己的纪律所带来的痛
苦；但是幸得我在法兰克福大学能够有资格休连续两个学期的学术
假（Freisemester）——这是我因为参与"规范性秩序"（Normative

---

[1] Axel Honneth, *Das Recht der Freiheit. Grundriß einer demokratischen Sittlichkeit*, Berlin
　　2011, Teil A, Kap. I—III.

Orders）研究集群而赢得的。接下来就是 2011 年 4 月，我完成了我的书稿，我对这个成果基本满意，从而就能将整部长达 600 多页的稿件递交给苏尔坎普出版社的编辑女士。

　　在这里我不想再次总结我这部论著的建筑术和论证线索。指出我曾尝试为 20 世纪西方社会提出民主伦理的制度条件这一点就足够了：我若是想跟随黑格尔的操作办法，就必须在我的著作中致力于研究现代社会的制度结构，看看对其成员或者是对国家机关的哪些规范性义务被准入，若不遵守它们，对社会再生产来说必不可少的不同任务就得不到完成，就像基于当时流行的、被粗略划分的社会道德所期待的那样；那么就类似黑格尔所做的，依据以这种方式揭示的、声称具有社会有效性的社会规范，就应该得到"规范性的"或"合理性的"重建，因此它应该总是被描绘为"公正的"，因为它在以道德方式要求的形式下，对社会内部必不可少的任务的完成做出了贡献。社会正义条件的整体应该被把握为社会成员能够没有限制和畏惧地参与一个民主社会的社会生活的前提。我于 2011 年出版的这本书很快就获得大量反响，包括热情的赞誉到谨慎的赞同，再到激烈的批判；持肯定态度的人，首先是赞赏通过一种伦理的制度主义对规范性的程序主义的克服，而否定的反响涉及的则首先是说，我与黑格尔一道过分拘泥于制度上的既有物，以及"规范性重建"的方法未得到充分论证。在随后为本书举行的许多学术讨论会上，我试图与这些异议进行争辩；就此我专注于社会习俗主义这种异议，通过清晰地区分"制度的"革命和"规范的"革命来进行反驳：尽管我的研究一再暗示，当下的制度架构能够给出更好的、对自由价值有更加内涵丰富的说明的选项，但不是说我们就要长期坚持这个规范性原理本身，这里我想说的是不以借法国大革命强有力地表达出的个人自由价值为约束——从而我的论证和方法认可的，当然是"制度的"（institutionell）革命，而非为了将来的"规范的"革命。关于这个异议以及与之接近的争论点而发生的一些争辩，现在应该可以以书面的形式查阅到；这些读物提供了一个关于我的著作在学术界所引起的诸多讨论的很好的概观。[1]

但是在完成了我迄今为止规模最为宏大的著作之后，我还想做进一步的澄清，从而开辟一条新的道路。在这个意义上说，我的智识发展由此开启的这个阶段首先只是理论的深化和哲学上的后续工作。

八

在我的著作出版那一年，我就收到了纽约的哥伦比亚大学的职位聘请，去就任哲学系的一个名为梅隆教席（Mellon-Professur）的长期教职；但是由于我要继续歌德大学的教授职位以及社会研究所所长之职——这两个职位对我都很重要——我就告知哥伦比亚大学，我想暂时先以每年中的半年时间担任计划中的这个教授职位。接受这"第二个"教授职位肯定首先意味着巨大的转换（Umstellung）和多出来的一份工作，但是它却有悖常理地为我本身的研究挪出了更大空间，因为我在纽约的几个月不必陪伴家庭，从而还一度可以像一个学生那样无忧无虑地工作。尤其是在对我著作的批判压力之下，我利用新的可能性堵住了《自由的权利》的论证过程的一些漏洞，同时也补上了一些缺失的区分。有一篇文章属于第一个领域，德国教育科学家大会邀请我做主题报告给了我撰写

---

[1] The Right of Freedom. Special Issue, in: *Krisis. Journal for contemporary philosophy* (Online journal; www.krisis.eu), 2013; *Critical Horizons. Special Issue*: *Axel Honneth's Freedom's Right*, Vol. 16 (2015), No.2; Mark Hunyadi (Hg.), *Axel Honneth. De la reconnaissance à la liberté*, Lormont 2014; Magnus Schlette (Hg.), *Ist Selbsyverwirklichung institutionalsierbar? Axel Honneth's Freiheitstheorie in der Diskussion*, Frankfurt/M.: Campus Verlag 2018.

这篇文章的机会。因为过度屈从于黑格尔《法哲学》的布局，我在我的著作中犯下了如下错误，即与德国唯心主义者一道，忽视了公共教育机构——在今天涵盖从学前教育经中小学再到大学——对民主伦理的发展和维持的重大意义；在上述报告中，我尝试通过与杜威和涂尔干一道突出公共学校（恰恰不是"私人"学校）关键的民主角色来消除这一明显的缺陷。这份讲演稿很快就作为论文发表，[1]它在某种程度上它必须被作为在思想上补充进《自由的权利》的另外一章，以让后者能够包含民主伦理的制度条件的一幅完整图景；对此公共学校占据非常核心的位置，它们还被委以法治的使命，即通过课程的形式和材料来练习民主的态度和实操。

但不仅是有一些明显的疏漏在事后被认为在《自由的权利》中就应该消除的，而且我这本著作中还有一些核心的转换构件（Weichenstellung）未得充分说明，所以我现在感觉到有事后去改善它们的压力。除了"规范性重建"在方法上的程序之外，首要的是"个人自由"的三个概念之间的区分。又是一个做报告的邀请，给了我机会对它做进一步阐明。2013 年，玛莎·纳斯鲍姆（Martha Nussbaum）向我建议，在接下来的一年到芝加哥大学去主持杜威讲座；由于我长期以来对杜威的哲学著作评价甚高，而且认为其迎合了我本身的关切，[2]所以我毫不犹豫就接受了这个邀请。在我的

---

[1] Axel Honneth, "Erziehung und demokratische Öffentlichkeit. Ein vernachlässigtes Kapitel der politischen Philosophie", in: *Zeitschrift für Erziehungswissenschaft*, Bd. 15, H. 3, 2012, S. 429—442.

[2] 除《自由的权利》中的许多论述之外，还可参见：Axel Honneth, "Demokratie als reflexive Kooperation. John Dewey und die Demokratietheorie der Gegenwart", in: ders., *Das Andere der Gerechtigkeit*, a. a. O., S. 282—309; Axel Honneth, "Zwischen Prozeduralismus und Teleologie. Ein ungelöster Konflikt in der Moraltheorie von John Dewey", in: *Deutsche Zeitschrift für Philosophie*, Jg. 47 (1999), Heft 1, S. 59—74。

报告中（随后也作为论文发表[1]），我尝试通过对日常例证的直观说明并独立于所有传统对其含义进行解释，来赋予对《自由的权利》至关重要的"社会自由"概念一个更加清晰的轮廓。关于最后是否成功，我不能做出适当评价，但是我认为确定的是，离开关于自由的"第三个"概念的一种直觉性的说服力和可理解性，《自由的权利》的根基就非常脆弱。

不过《自由的权利》的回声中对我来说有燃眉之急的是，频繁地有人提出异议，说我在我这本著作中像黑格尔一样过度拘泥于现存的社会关系，没有能力在思想上超越之。因此早在2012年我就萌生了一个想法，撰写一本关于社会主义的简短研究著作，以一劳永逸地解释清楚，我认为在《自由的权利》中阐述出的民主伦理的条件的进一步发展，在一种"社会主义的"社会体系的方向上不仅仅是可以想象的，而且甚至也是规范性地被要求的。又是做一个系列报告的邀请让我有机会，将这个一开始还是模糊的计划实际地付诸实施，并随着时间的推移产生了一本关于《社会主义理念》的小书。[2] 在这项研究中，我通过三项思想操作来确立其与之前那本著作之间的连续性，同时想打开一个向前的视野：首先，在我看来很重要的是突出社会主义传统，它在道德上不是简单地要求社会平等，而首先是论证社会自由——在规范上要求所有社会成员的平等地位，这不是为了他们自己，而是为了社会的或者团结的自由之实现。其次，我心里记着要去阐明，在这个社会主义传统中，我在《自由的权利》中与黑格尔一道描述的不同社会领域的功能性区分从一开始就被低估了，也就是如下事实被低估了，即在现代社会，

[1] Axel Honneth, "Drei, nicht zwei Begriffe der Freiheit", zuerst erschienen in: *Die Unergründlichkeit der menschlichen Natur. Internationales Jahrbuch für Philosophische Anthropologie*, hg. von Olivia Mitscherlich-Schönherr u. Matthias Schloßberger, Berlin 2015, Volume 5, S. 113—130.

[2] Axel Honneth, *Die Idee des Sozialismus. Versuch einer Aktualisierung*, Berlin 2015.

社会再生产的任务在分工上相互联系的诸领域中完成，而这些领域是分别通过不同的规范来调节和组织的；因为人们持着受马克思主义影响的社会主义观念，并错误地从社会整体被（社会主义地改造过的）经济所统治和构造这一观点出发，所以就需要对社会主义理论进行重新定向，以适当考虑这种功能性区分的情况。再次，我也着眼于尽可能清楚地突出，为何最终还需要对社会主义的历史观进行重新定向（Umorientierung）：如果说人们到目前为止仍然确信，对如何构造"社会主义"社会的制度系统已经拥有了足够的知识，那么我的看法则与此相反，我们今天可能还远远不能肯定，哪种经济形式最能够满足社会自由的扩展和实现这个目标；从而在我看来，为当前的社会主义推荐一种实验性的观点是有道理的，在其中未来的历史必须被视为一种制度的诸可能性的开放领域，这样通过社会实验才会试验出走向实现社会主义经济的最适合的道路。

关于我对社会主义重新定向的努力的简短概观已经让我们知道，这项研究被视为一种"元政治学"的自我理解；我绝不是想就此为当前政治领域的派别提供方向性建议，毋宁说我是将这些规范性的和社会理论的基点勾勒出来，它们是当今有责任实现社会自由的社会主义运动必须加以坚持的。《社会主义理念》出版之后迅速引发许多讨论，在这些讨论中我的论证方向（Ausrichtung）经常被误解；人们总是一再地在其中寻求我们今天关于社会主义已经能够形成共识的、关于社会参与者或者经济措施的具体指引。每次我都不得不令这些查问失望，因为我每次都指出我的研究的元政治学身份（Status）；再重复一下，毋宁说我的意图在于，只有有朝一日，我们获得了社会主义的新定向框架之后，在其中这个运动过去的政治失败所贡献的所有理论前提都被排除了之后，只有当这样的重新校准（Neujustierung）的任务得到完成之时，那么人们才能够提出我们为社会主义运动的政治重组能够做些什么这个问题——我至今仍确信这一点。

随着我的《社会主义理念》这本小书的出版，我针对学界批判《自由的权利》的回应就告一段落了；尽管我看到了进一步澄清的需要，因为诸如"规范性重建"在方法上必须如何得到更加准确的理解，或是对"社会病理学"概念如何有意义地使用这样的问题，至今都仍然是开放的；[1]但是对于大多数的查问我相信通过我的补充性文章和社会主义研究现在都已经回答了，以至于我首次感觉到，我能够转向我的新任务了。就像在我的智识发展中如此频繁发生的那样，我的社会哲学理念的每次进一步深化的启迪，都是由一次我幸运地收到报告邀请来实现的。

九

如果我的回忆没错的话，在 2016 年的前几个月，我收到剑桥大学历史系的邀请，次年去那里进行西利讲座（Seeley-Lecture），这个讲座虽然在德国知名度不高，但在盎格鲁—撒克逊世界却声誉日隆。他们很友好地告知我，这三次讲演应该致力于"思想史"领域，从而必须探讨精神史一类的材料，但是在确切的主题选择上给予我所有的自由。因为我长期以来感到需要更多地从事哲学史的工作，便立刻接受了这个邀请，但是在决定将要探讨哪个主题上，一开始还有些困难。最终我豁然开朗了，因为我明白了，当时关于社会承认消极方面的大量讨论，也就是关于任何承认都能够固定地连接着特定的属性这种情况的讨论，都必须具有一种历史性维度。也就是说，我开始追问，人类的承认需要在欧洲精神史上有时候是否被消极地解释了，以至于今天对"承认"的怀疑是有其历史先行者

---

[1] 例如参见：Fabian Freyenhagen, "Honneth on Social Pathologies: A Critique", in: *Critical Horizons.* 16（2），2015，S. 131—152。

的。几年之前我就曾经探索过这个问题，例如我曾经研究过卢梭的著作，看看它就人类对社会性尊重的依赖进行了哪些深刻的抨击；[1]何不进一步探询并将整个过程以精神史的方式重建出来，在这个过程中，欧洲现代精神就人类的承认需要这个主题在不同思想家中间进行了极富争议的讨论；我希望，我也能够以这种方式发掘出今天人们或者从消极影响，或者从积极影响来评价社会承认的原因。对这个主题我几乎还没有准备好，我意识到通过这个主题我会将历史性问题和系统性问题结合起来，心里也立刻热血沸腾起来；我给剑桥大学的同事回复说，我的三场讲演将致力于探讨承认理念的欧洲精神史。

在我的智识发展中，之前很少有什么任务像写下这三场讲演的文稿这么简单流畅。第一次带着系统的知识兴趣，我阅读了拉罗什富科（La Rochefoucauld）、卢梭、大卫·休谟、亚当·斯密和其他作者的相关著作，因为在他们所有人那里，我都看到了就我们对社会承认的依赖性的意义进行探讨的有趣踪迹。我对他们各自著作钻研得越是深入，让人认识到具体语言文化之间最为显著的差别的发展线索就越是清晰地呈现在我眼前：在法兰西文化圈中，也就是在道德主义者和卢梭那里，存在着一种对社会尊重之需要的极大怀疑，因为他们推测其中存在着个人独立性和本真性丧失的动机根源；在盎格鲁—撒克逊文化圈则相反，在沙夫茨伯里（Shaftesbury）、休谟和斯密这些人那里，对这种依赖他人的积极评价占据统治地位，因为他们在其中看到了一种认知的和道德的自身控制的产生手段；最后在德意志文化圈中，在康德、费希特和黑格尔那里，一种对邻人的社会依靠的同样极为积极的评价也在"尊重"和"承认"等概念的名下迅速得到普遍认同，因为它被把握为

---

[1] Axel Honneth, "Untiefen der Anerkennung. Das sozialphilosophische Erbe Jean-Jacques Rousseaus", in: *West End. Neue Zeitschrift für Sozialforschung*, 9. Jg.（2012）, Heft 1/2, S. 47—64.

所有市民之间平等关系的源泉。当我明白了对社会承认的解释的这些民族特征，并且认为在添加上历史材料的情况下能够将其阐释为政治差异的后果之后，我就迅速地将我检索的结果写成文章；然后我基于这些稿件于 2017 年 5 月在剑桥大学做了三次讲演，并且也得到很多赞同，这样就可以计划将我的西利讲座出版成书了。

在访问剑桥大学的几个月后，我向手稿中补充了另外的一章，在其中我尝试从我的观念史思考中引出系统性的结论；扩展了这一章之后，这份小型研究就以《承认：一部欧洲观念史》（*Anerkennung. Eine europäische Ideengeschichte*）为名，于 2018 年又是在苏尔坎普出版社出版了。[1]但有趣的是，这本小书在国外，尤其是在法国和英国，引起的关注要大于在德国——尽管我在这本书中恰恰是将对"承认"的德语解释阐明为特别进步和指引性的。直到今天，我都没有成功地弄明白，到底对我的研究的接受的这种巨大差异是由什么原因引起的；但有时我会怀疑，这个原因可能与历史意识的缺乏有关，这种缺乏的情况多年以来一直在德国大学的人文社会科学中占据着统治地位。

十

随着这个悲观的推测，我在这里呈现的、对我本人的智识发展做一个概观的努力就接近尾声了。在我关于欧洲思想中承认主题的著作结束之后的时间里，我在新泽西的普林斯顿大学高等研究院做了为期一年的学术访问；在那里我能够借助优越的工作条件来积蓄新的力量，以准备未来的研究规划。我再次幸运地收到了一个报告邀请（现在这对我来说是一个习惯了），这次是柏林，他们邀请我

---

[1] Axel Honneth, *Anerkennung. Eine europäische Ideengeschichte*，Berlin 2018.

于 2021 年到那里去做本雅明讲座（Benjamin-Vorlesungen）。与之前的邀请不同，这次我没感觉到困难，我迅速决定了这三次讲演的主题；因为长久以来我就有这个想法，即最终以更为详细和更为专题性的形式来探讨我迄今为止只是以众多相互独立的文章进行探究的问题：[1] 我想以历史—系统的方式来研究，我们的社会劳动关系在将来如何能够得到变革，以允许雇员能够在没有时间、心理和物质限制的情况下参与民主决策？尽管我已经在一篇关于民主与分工的新文章（它发表在我 2020 年出版的文集中 [2]）中尝试勾勒了这个新的工作领域，但是现在我想处理的是，在本质上更加详尽地探讨对民主决策的补充需求（Ergänzungsbedürftigkeit）和对公平的、良善的劳动条件的追问。

我目前已经以《民主的主权》（Der demokratische Souverän）为题在柏林做了三场讲演；我在那里收到了对我的思考反馈回来的诸多启发意见和批评性质疑，我将在接下来的几个月中对我的手稿进行加工，以将其完善为一本专著。借着这本计划中的书，我以某种方式返回到了我智识发展的最初开端；因为我想主题化的，恰恰是劳动群众受到的歧视，在我还是学生时，就已经关注到这些歧视的社会承认价值了。

阿克塞尔·霍耐特
2021 年 7 月
（谢永康　译）

---

[1] Axel Honneth, "Arbeit und instrumentales Handeln", in: Axel Honneth, Urs Jaeggi（Hg.）, *Arbeit*, *Handlung*, *Normativität*, Frankfurt/M 1980, S. 185—233; ders., "Arbeit und Anerkennung. Versuch einer Neubestimmung", in: *Deutsche Zeitschrift für Philosophie*, 56（2008）3, S. 327—341.

[2] Axel Honneth, "Demokratie und soziale Arbeitsteilung. Noch ein vernachlässigtes Kapitel der polirischen Philosophie", in: ders., *Die Armut unserer Freiheit. Aufsätze 2012—2019*, Berlin 2020, S. 208—233.

序言

　　收入本书的文章，我是按照如下意图来编排的，即除了克服实际的种类差别之外，也要让批判理论那可能的现实性产生效果。上述两个目标中的第一个，在今天看来几乎不再需要大力弥补了；一系列关于"法兰克福学派"历史的出色研究，与论述该学派的单个代表人物的专著相结合，在最近几十年中已清楚地表明，被我们归之于这个出现于20世纪20年代的理论传统的诸方法，实际上是如何的形态多样。因此，不如说现在真正的困难可能在于，在其理论形态的复数性中仍然要识别出一种批判理论的统一性。我在我本人的研究中为以此勾勒出的问题找到的解答，就包含在本书的标题之中：不管方法和对象如何分散，法兰克福学派的不同作者在如下理念上是一致的，即现代的、资本主义社会的生活条件产生出了社会的实操（Praktik）、态度或者人格性结构，这些都沉淀在我们的理性诸能力的一种病理学变形（Verformung）之中。正是这个主题构成了批判理论的声音多元性中的统一性。如此异质的工作可能也会受到这种统一性的约束，它们往往会指向探究人类合理性（Rationalität）的病理的社会原因这一目标。

　　但是，将我们社会的生活条件思考为理性的一种可能的畸变（Deformation）的原因，这个动机同时也已经点出了，我会在何处看到批判理论的现实性。如今，尤其是在一种无目标的专业化的强迫之下，哲学与社会分析之间的纽带面临最终被撕裂的危险；而德国唯心主义的一个核心遗产，也就是在对历史社会过程的依赖性中把握合理性的机会，作为思维的一种可能性便因此开始消失了。在这种处境中，批判理论（尽管其某些方法可能还非常陈旧）呈现出了一种有疗效的（heilsam）挑战：进一步发展批判理论将意味着，在把理论革新纳入进来的前提下，为了当前社会而重新研究如下问题，即我们的社会操作实践和制度的特殊建制，是否会对人类理性能力的潜能带来损害。在收入本书的第二篇文章中，我尝试勾勒出，批判理论的这样一种再现实化应该与何种具体课题相连接；关于我为什么认为将关于康德历史哲学和弗洛伊德的自由概念的稿件纳入这本文集是有意义的，这点在踏上这条道路之后也会变得清晰起来。

贡希尔德·梅维斯（Gunhild Mewes）在本书手稿的技术准备方面的帮助是无可替代的，除了她之外，我还想感谢苏尔坎普出版社的艾娃·基尔默（Eva Gilmer）和贝尔恩德·斯蒂格勒（Bernd Stiegler），他们从本书的计划工作开始之时就已给我提供了友好的建议。

阿克塞尔·霍耐特

美因河畔法兰克福，2007 年 2 月

进步的不可避免性

——康德对道德与历史之关系的规定

在康德关于"学科之争"的著作的第二篇（现在已变得著名的"历史征兆"的理念处于其核心位置）的一开头，康德就讥讽了预卜性的历史叙述这一特定范畴。他讽刺的是所有那些先知、政客和迷信的人，这些人过去曾妄想预告出一种道德滑坡或者政治—文化上的衰落；康德直言不讳地讽刺说，这类占卜，无非就是一种自身实现的预言，因为它们的作者通过他们本身的恶行在本质上做出了贡献——历史恰恰已经进行了他们相信能够预见的那种消极发展（SF，XI，S. 351 f./A 132 ff.；中译参见《康德著作全集》第7卷，李秋零译，中国人民大学出版社2008年版，第76—77页；下文引证此版"全集"仅标注书名、卷次和页码）。[1]

---

[1] 下文引用康德的著作我将使用如下简写：

　　A—实用人类学

　　BA—回答这个问题：什么是启蒙？

　　EF—论永久和平

　　GS—论俗语：这在理论上可能是正确的，但不适用于实践

　　Idee—关于一种世界公民观点的普遍历史的理念

　　KpV—实践理性批判

　　KU—判断力批判

　　MA—人类历史揣测的开端

　　SF—学科之争

　　简写后面的页码采用的是 Suhrkamp-Werkausgabe（Frankfurt/M.1964）版本；我将补充上第一版（A）和第二版（B）的页码，这些在几乎所有康德著作版本中都是被注明了的。

从这些句子中闪现出的与本雅明的接近，绝非偶然的、对于康德著作而言外在的东西：在他的历史哲学的最底层，涉及的是实际的事件和发生的事情的情感效力，在那里，康德像"历史哲学论纲"（geschichtsphilosophische Thesen）的作者一样确信，一切皆源自同一个"源头"，"对此阐释者不能不带着恐惧去沉思"。[1] 与本雅明并无二致的是，康德将直至当代的历史发展在很大程度上视作胜利者的意图和行动的产物；在他们那"不公正的强迫"（SF，XI，S. 352/ A 134；中译参见《康德著作全集》第7卷，第77页）下，暴行和"违背人的本性的犯罪"（BA，XI，S. 58/A 489；中译参见《康德著作全集》第7卷，第43页）堆积成真实的高山，以至于敏感的同时代人能够从历史上无序的材料那里提取的只能是人类独特的一声"叹息"。但是康德不愿满足于（在此还是与本雅明类似）对这样一种胜利者的历史的单纯断言；毋宁说如下这个问题驱动着他，即历史过程的苦海是否被一种"向着更善的进步"（SF，XI，S. 359/A 146；中译参见《康德著作全集》第7卷，第81页）的征兆所诱导，至少他生命的最后30年是这样的。康德的历史哲学也可能就诞生于这样一种通过将过去未得补偿的不公想象为"向着更善进步的……能动性的刺激"（A，XII，S. 556/BA 175；中译参见《康德著作全集》第7卷，第229页，译文有所改动）而进行补偿的冲动；甚至在康德著作的建筑术中，在所有体系性任务的完成之前，这种历史哲学便展现出了雄心勃勃的努力，即通过反向（wider den Strich）梳理历史，将其从那些臆想的胜利者手中夺走。[2]

---

[1] Walter Benjamin, "Über den Begriff der Geschichte", in: ders., *Gesammelte Schriften*, Bd. I. 2, Frankfurt/M. 1974, S. 696.

[2] 鲁道夫·朗塔勒（Rudolf Langthaler）提供了对本雅明和康德的历史哲学的一个富有启发性的比较，参见："Benjamin und Kant oder: Über den Versuch, Geschichte philosophisch zu denken", in: *Deutsche Zeitschrift für Philosophie*, Jg. 50/2002, H. 2, S. 203—225；但我不认为，二者方法之间的一致程度像朗塔勒所努力展示的那样深。

　　当然，康德为了实现这个目标所开辟的道路与本雅明的道路
是完全不同的。如果说这个"拱廊街—著作"（Passagen-Werke）的
作者想要通过构造神奇的记忆图像，来尝试续写与过去无数牺牲者
之间中断了的交往，并由此来完成这项任务的话，[1]那么这个柯尼
斯堡哲人则是借助于完全不同的有计划的手段来着手这项工作的。
康德不是自下而上地信赖一种历史编纂学（Geschichtsschreibung）
的视角，也绝非没有预感到一种不假思索的进步乐观主义的意识形
态危险；反而康德作为反对者看到了这样一种历史哲学的形式，它
无意地分有了胜利者的这种自上而下的眼光，因为它相信普罗大众
不具备道德提升的禀赋，从而就以否定主义的眼光将一切视为被卷
入某个连续的滑坡过程之中。康德对进步的建构努力正是与这样一
种否定的—胜利主义的，或者如他所命名的，"恐怖主义的表象方
式"（SF，XI，S. 353/A 136；中译参见《康德著作全集》第 7 卷，
第 78 页）相对立的，在后者之中，统治者们在过去"堆积如山的
重大恶行"（同上）上的罪责不可避免地遭到否认。我感兴趣的是
如下问题，即对我们当代而言，这种历史哲学的进步假设的何种理
论含义还可能是适宜的。为了给出这个问题的答案，我自然必须离
开康德历史理论的情感沉积物，并将他在其著作的建筑术中所作的
体系性奠基纳入视野。我想分两个部分进行论述，首先我（一）将
重构康德对一种历史进步的假设的不同辩护，并接着（二）解释他
对历史进步过程本身的陈述。在此，我将在这两个部分中，把符合
体系的解释方式与打碎体系的（某种程度上非正统的）解释方式区
分开，以便在我报告的结尾最终能够指示出，唯有将这两种打碎体
系的解释方式结合起来，才能在今天再次赋予康德历史哲学一种体

___

[1] Vgl. Axel Honneth, "Kommunikative Erschließung der Vergangenheit. Zum
Zusammenhang von Anthropologie und Geschichtsphilosophie bei Walter Benjamin",
in: ders., *Die zerrissene Welt des Sozialen*, erw. Neuausgabe, Frankfurt/M. 1999,
S. 93—113.

系性的意义。同时，至少我希望，这条道路能为康德与黑格尔的历史哲学之间的关系提出一种新的理解途径。

一

众所周知，关于我们为什么会在方法上有权利将整个的人类历史作为一个指向目的的进步过程来把握，康德曾给出过两种（如果不是三种的话）论证；甚至在同一篇文献中，两种辩护方法直接地并列在一起，这种情况并不少见，以至于给人造成康德终其一生都在不同的选项之间摇摆不定的印象也并非毫无根据。[1] 在相互竞争的不同草案中间，有一种如今无疑拥有着最为重大的意义，一系列阐释者已不无道理地将其描绘为"理论的"或者"认识论的"[2]草案，因为它是从我们理性的一种理论兴趣出发的；据此我们就有了一种彻底合法的需要，即通过将过去无序的事件，以对我们来说显得像一个政治—道德进步过程的方式，重构到一种自然意图的启迪式的主导思想之上，让我们在自然规律性与自由之间被撕裂了的世界观统一起来。尽管康德在其关于"一种世界公民观点下的普遍历史的理念"（1784）的作品中就已经提出了这个论证的雏形，但是在《判断力批判》的第 83 节中，我们才发现康德在方法上差强

---

[1] 保琳娜·克莱格尔特（Pauline Kleingeld）对康德历史哲学的不同的、部分竞争性的方法（Ansatz）做了杰出的概览：dies., *Fortschritt und Vernunft: Zur Geschichtsphilosophie Kants*, Würzburg 1995；还可参见：dies., "Kant, History, and the Idea of Moral Development", in: *History of Philosophy Quarterly*, Vol. 16（1999），No. I, S. 59—80. 我本人的建议是，在康德历史哲学中识别出一种打破体系的方法，无论如何已经偏离了克莱格尔特的解释方法；与之相反，我确信，康德在这种"注疏—解释的"模式中（正如我将命名的那样），事实上已经采取了一种理性去先验化的步骤。

[2] Vgl. Kleingeld, *Fortschritt und Vernunft*, a. a. O., Kap. I, II und VI.

人意的表述。如果我们忽略这两部著作之间的差别，那么它们便一起呈现出合适的文本基础，以阐明康德对进步假设的第一个论证模型。

这个论题呈现了构思的出发点，即我们的理性不能满足于让一道鸿沟存在于自然规律的王国和道德自由的领域之间；毋宁说，我们具有一种给现象的自然规律世界以一种统一性的纯粹认知兴趣，它借助于我们实践的自身规定原则，在事后将这个世界转置入一种连续的统一体之中。我们反思判断力的能力迎合着连接两个世界的这种需要，这种能力与规定性（bestimmend）的推论不同，它不能从普遍原理中推出特殊事物，而只能为大量特殊现象补充一个普遍物（KU, IX, S. 251/A XXIV；中译参见《康德著作全集》第 5卷，第 188—189 页。）；在此为判断力先天地支配的概念性原则是"合目的性"范畴，正如道德法则之于实践理性，因果性之于理论理性。如果我们现在将一种通过反思判断力构想出的"合目的性"运用于人类历史的领域，正如康德在《判断力批判》第 83 节中所做的那样，那么就会得出方法上的授权（Berechtigung），即将历史的"荒谬进程"（Idee, XI, S. 34/A 387/388；中译参见《康德著作全集》第 8 卷，第 25 页）在某种程度上反事实地（kontrafaktisch）理解为一个指向目的的意图的结果，这个意图与我们人类一道，穿过所有可悲的纷乱而去追寻自然。从这里出发，距康德让他的历史理论汇入其中的那种进步假设就只有一步之遥了：对于这个问题，即那被启发性地选择为主体的自然，设置给了人类历史的大概会是何种目的，康德的回答与他的体系相一致：这不可能是人类的幸福，而只可能是我们"自己给自己设定目的"（KU, X, S. 553/B 391；中译参见《康德著作全集》第 5 卷，第 449 页）的能力，也就是我们的实践的自由。相应地，我们在回顾我们本身的历史时，可以使用一种自然意图的启发性的主导思想，以将大量悲哀的、混沌的发生事件作为一种规整的统一性来思考，正是在我们设定目的的诸能力的提高这个定向过程的模式（Muster）中，我们能够认识到这种统一性。康德将这样一种实践自由的所有可能性条件的总概念称为"文化"（KU，X，S. 554/B 392；中译参见《康德著作全集》第 5 卷，第 449 页）；在他看来，文化的发展分解为我们的需要本性的文雅化和我们精神"技巧"的提升过程这两条支线（Strang）；但是，只有当康德的补充说明——只有在资产阶级法权国家的条件下，在一种世界公民的和平协商的条件下，不管是对需要的训诫还是对精神能力的扩展，才可能成功——被添加上去的时候，这幅在人类文化中的，为自然所愿望的（naturgewollt）、进步的图景才会变得丰满（Vgl. Idee，XI，S. 39 ff./A 395 ff.；中译参见《康德著作全集》第 5 卷，第 449 页以下）。

14   但是现在，康德实际上显然已经根本不满意其进步假设的第一个论证模型了；因为他在关于"一种普遍历史的理念"的文章标题中添加上"世界公民观点下"，这个事实已经暗示了他也要尝试着为他的构思给出一个实践—道德上的辩护。[1] 这样一类选项，在康德的著作中总是出现在这些地方，在那里他不是以我们理性的一种理论的兴趣，而是以一种实践的兴趣来论证将自然的具有目的性的影响反事实地假设到人类历史之中这一做法；在这个背景下，最早的地方应该是"论俗语"（1793）和"论永久和平"（1795）这两篇论文，这二者都是在《判断力批判》完成了之后写就的。在此，康德的证明在如下意义上其实不同于他的第一种论证模式的框架，即他将历史进步的假设视为一种冒险行为，而出于使道德法则成为可能和成为现实的诸理由，这种冒险是不可避免的；因为我们对绝对命令的遵从，要求将道德上应当的事情的可实现性视为其本身在历史的过去已然能够生效的东西。从另一方面说，不考虑这两篇相互关联的文章之间的差别，以最简短的方式说出康德论证的核

---

[1] Vgl. ebd.，Kap. III und IV.

心，这点也是有必要的。

这回康德思考的出发点并不是被呈现在一个观察者的视角之中——这个观察者错失（vermißen）了自然与自由之间的合乎知识的连接，而是被呈现在一个行动者的视角中，他明白道德法则对自身的约束。从而，康德接下来所说的一切，也就只有在道德的立足点已然被采纳这个限制性条件下才有效。对采取这种态度的诸主体，我们可能必须说，如果他们不想他们的任务从一开始就失败的话，他们就必须将道德上应当的东西的可实现性视为可能的；早在《实践理性批判》中康德就已经这样写道，道德义务不允许停留在空洞的、仿佛无客体的概念上，绝不能被视为完全不可及的东西（KpV, VII, S. 277/A 258；中译参见《康德著作全集》，第 5 卷，第 90 页）。现在，康德在他的论证中走出的关键一步是借助于如下论题实现的，即道德善的可及性这个前提不仅具有一种主体间性的维度，而且也具有一种时间性的维度，因为它必须被交托给过去、现在和未来的所有道德行动者：分享着道德立足点的我们，应该不仅仅将进行合作的同时代人，而且也必须将前人和后代中善意的成员表象为主体，他们都确信善的可实现的可能性。但是借助于这样一个被康德视为不可避免地采取的普遍化行动，道德行为者就身处于不再能避免将一种改善的趋势强加给人类历史的境地之中；因为带着那些过去的志同道合者的意图可能并不完全毫无成果这个表象，道德上的善行的收益越来越多、代代相传这个理念必然会随他而行。因此，康德认为可以这样说，就那个知道用道德立足点来约束自身的主体来说，出于对善的可实现性的兴趣，历史必须能够被表象为无异于一种从未完全被"打断"（GS, XI, S. 167/A 275/276；中译参见《康德著作全集》第 8 卷，第 313 页）的改善的过程。

无论如何，康德似乎并不信赖这第二种构想本身，以至于他甚至也并未完全离开如下操作，即认知理论上的怀疑者考虑到自由与必然性之间的鸿沟，借助于他的反思判断力来实施的那种操作。道德的行为者自己必定能够支配一种意志坚定性，由于将这同一种意志坚定行为赋予其所有先行者，他便提出了进步的确定性；在康德看来，这种确定性并不足以在事实上提供一种尺度上充分的保障；因此，他最终也给这个行为者开了一剂判断力的分别使用的药方，以让他自己确定能抵御事实上正在出现的对自然合目的性的怀疑，这种合目的性是从历史的混沌中"明显地凸显"出的合目的性（EF，XI，S. 217/BA 47 ff.；中译参见《康德著作全集》第8卷，第366页）；恰是自然意图中的这种再保障（Rückversicherung），给道德行动者最终提供了一种担保的感觉（Gefühl），让他借助于其本身的功绩为延续一种走向善的过程做出贡献。就像在其第一个构思模型中以认知的方式被关切的主体一样，康德在其第二个构思模型中最终必然交给在道德上犹豫不决的主体这样一个任务：启迪式地为历史中的一种自然所意愿的进步提供保障，即主体"以反思的方式"将一个有目的的进程的计划构思到历史事件的混乱的多样性之上。

我们目前为止所认识到的这两种论证模型，分别与从康德的三大批判的背景中得出的理论前提有着最紧密的关联。在第一个模型中，这种内在联系在自然导致的进步被呈现为一种构思时暴露出来，我们的反思判断力借助于这种构思对自然规律性与道德自由之间在认知上的不协调一致做出反应；而与此相反，在第二个模型中则描绘了与如下事态的一种类似的关联，即这里康德让道德行动者在某种程度上被对其行动的实践效果的怀疑所统治，正如其仅仅在一种纯粹的、不为经验性爱好所搅乱的对道德法则的遵从的诸前提下不可避免地显示出来的那样。因为这两个构思模型，如已揭示的那样，以不同方式受到康德的两个世界学说曾遇到的那个"道岔转换"（Weichenstellung）的影响，那么即便是出于不同的原因，这两个模型也共同地在判断力概念那里找到避难所：在第一种情况下，一种确保进步的自然意图的假设性构思满足了我们理论理性的一种兴趣，而在第二种情况下，则是满足了我们实践理性的一种需要。但现在，对于这种类型的混合，第三个模型，其概要呈现于康德的历史哲学著作中的第三个模型表现得相对独立（frei）；因为在这个模型中，两个世界的学说那些成问题的预设发挥作用的范围被维持在极端狭窄的界限之内。

对这第三个模型的一个最早的指引已然出现在那篇"论俗语"的文章之中，这篇文章已经根本地呈现了前面刚刚勾勒出的第二种构思提议（Konstruktionsvorschlag）的基础。在那里康德说到了摩西·门德尔松（Moses Mendelssohn）著作的一个并不引人注目的地方，在康德看来，一种"恐怖主义的"历史观点的这个典型代表，"当善良的门德尔松如此热心地致力于他所属的民族的启蒙和福利时"（GS，XI，S. 168/A 277；中译参见《康德著作全集》第8卷，第313页），也必定已经"寄望于"一种朝向改善的进步。康德在这里使用的论证，或许最好是将其称作"解释学的"，但也有可能被称作"阐明性的"：康德努力让如下问题可以理解或得到阐明，即将本身的写作行为理解为对启蒙过程的一种贡献的人，必定已经对采用何种历史概念这个问题做出了承诺。康德想说明，以这样一种方式——将之前的发展过程理解为一个更优者的逐渐贯彻的过程，或者反过来说，将尚未到来的时间构想为某种进一步改善的机会——理解自身的主体，除此之外根本没有其他选择；因为他在自己的实践参与中用来衡量现实状态的道德品质的规范性尺度，要求他将过去的情况评价为处于劣势的，而将未来的潜在状况评价为优越的。在这样一种"先验的"必然方向的意义上，如下这个注释也是应该得到阐明的，康德在几行之后又重新借助于它来尝试驳倒门德尔松的历史观点：

17

再者，人类不可阻挡地日益堕落的喊声正是来自：当人类站在道德性的一个更高等级上时，它就向前看得更远，而且我们在我们已知的世界进程的整体中已经攀登过的等级越多——它与人们应当如何相比，关于人们实际如何的判断——从而我们的自责就越是严厉。（GS，XI，S. 168 f./A 277 f.；中译参见《康德著作全集》第 8 卷，第 314 页）

这种阐明性的或者解释学的论证模型的构件（这个论证模型在这几行的字里行间可以被隐约意识到），以偶然的方式出现在康德的这两篇历史哲学文献之中，它们是唯一没有包含任何对一种"自然意图"的指引的文献；它们尽管利用了一种（即使在今天也没有完全丧失说服力的）人类走向自由的自然禀赋的思想，但是在任何地方都没有提到那种自然所意愿的合目的性的理念，而后者在迄今为止讨论这一问题的著作中扮演着一个非常重要的角色。这两个文本中的第一个，即关于"回答这个问题：'什么是启蒙？'"（1784）这篇文章，是在《判断力批判》之前 6 年发表的，而第二个文本，即论述"学科之争"（1798）的文章则相反，是在这本书出版 8 年后才发表的；因此情况可能是，这两篇文献是在与那本关键著作保持足够大的距离的情况下写作的，为的是在思想上不被一种"自然意图"的要求这个建议所统治。这种新模型与前面勾勒出的两种进路之间的全部差别，在如下这一点上就会变得清楚了，即现在康德在他的论证中似乎看到了一个完全不同的受众圈子；他不再诉诸由认知上的怀疑所推动的世界历史的观察者，也不再诉诸不食人间烟火的、仿佛脱离处境的道德主体，而是诉诸一种被启蒙了的公众，他们以这样或那样的方式参与一个政治—道德的改变过程。与这种受众取向（Adressierung）的改变了的形式一道变迁的，是康德作为作者的角色，在此康德试图说明一种历史进步概念的不可避免性：康德作为虽然不参与，但却是意见一致和同情的观察者，他想要向历史改变过程的参与者们阐明，如果他们自身想要占据一个与旁观者相对立的角色，那么在他们的意见表达和行动中就必定包含着那些能够被明察的隐含前提。在这两个文本中，历史的基准点应该允许作者让读者产生作为实践上的参与者的兴趣；即使存在自然的时间条件上的差异，这两个文本中的历史基准点大致是一样的：在那篇早期的文章中，是弗里德里希二世的时代被理解为漫长过程的启蒙运动，在"学科之争"的第二章的历史哲学中，是法国大革命这个精神史上的重大事件。就那些支持这个出于实践理性根据而得到辩护的事件过程（实际上是狂热地参与）的人们，康德现在想表明，他们的支持就隐含着一个义务，即将人性历史这个一开始混乱运行的过程，理解为一个实践—道德上的进步过程；也就是说，他们的历史意识的立足点转移到了支持这个因素之中，因为他们现在必须从最近发展的角度出发，将历史上所有早期的事件和情形统一为一个定向的过程，在这个过程中，当前道德上的成就标志着一个富有成果的中间阶段。与普遍公民—人类权利的理念的等同，正如其在弗里德里希二世的政治改革中或者在法兰西共和国的宪法起草中成功表达出来的那样，出人预料地赋予我们关于人类历史过程的表象一种相对可靠的方向意义；因为我们直接被以此为根据的尺度所迫使，在奴隶制中，在专制政权中，甚至一般地在任何限制法权自律的形式中，看到了一种进步过程的被胜利地克服了的发展阶段，这个阶段在我们的参与之下，指向一种在道德上有待进一步形成的未来。这个目的论的图型，康德在此之前只是借助于自然意图的诀窍来加以阐明，而现在必然要变成在以政治方式推进的启蒙过程中的、历史地自身确证的叙事组织原则。

　　确凿无疑的是，这第三个论证模型也继续受制于《实践理性批判》的诸前提；因为否则的话，康德就根本不能论证，为什么对改革和革命事件过程的支持，其自身就可以要求道德上的合法性。但是道德法则的诸原则却反而从根本上改变了之前探讨的启蒙方法的特征，因为这些方法不再是单独地作为无地点和时间性的命令而被讨论的，而是同时被视为制度上的改变的源泉；或许可以这样说，现在它们也拥有一种经验或者历史的实在性。[1] 在他的第三个模型中，也就是当他已经向黑格尔迈出第一步的时候，康德最为谨慎地将实践理性定位为历史性的；正是这种有节制的去先验化，允许康德将进步的假设理解为历史主体本身的一种视角转换的产物。或许可以这样说，正因为如此，康德尽管向着黑格尔的那种将理性历史地现实化的理念迈出了一步，但是他没有同时得出黑格尔那种历史过程的客观目的论的结论；似乎是解释学的思想——只有对那些以政治—道德改善的兴趣而必须将自身历史性地定位在当下的人们来说，历史的混乱的杂多性才必须要显现为一种定向的进步——阻止了他得出黑格尔的那种结论。下一步我想检验一下，对于这第三个论证模型来说，是否也能找到康德用以刻画进步过程的内容性规定的线索。

---

[1] 迄今为止是耶米亚胡·尤维尔（Yirmiyahu Yovel）最为明确地捍卫了这个论题，即康德在其历史哲学中通过理性的一种历史化而走向了黑格尔（*Kant and the Philosophy of History*, Princeton, N. J. 1980）。但是与尤维尔不同，我想主张，康德通过其本身体系的诸前提而被迫使将道德理性去先验化，并将其理解为一种历史地增长的重要性（ebd., Kap. 7）；因为我毋宁说与其他的一系列作者一道确信，这样一步与康德道德哲学的诸前提是不可统一的（例如参见：Paul Stern, "The Problem of History and Temporality in Kantian Ethics", in: *Review of Metaphysics*, Vol. 39［1986］, S. 505—545），所以我将"解释学的—阐释的"模型按照趋势描绘为打破体系的。另外，尽管康德历史哲学的这第三种方法的草拟会导向黑格尔意义上的一种理性历史化，但是恰恰不会导向其历史哲学的基本假设；因为正如罗尔夫－彼特·霍斯特曼（Rolf-Peter Horstmann）令人信服地表明了的，这种历史哲学反过来要得益于那种自然目的论的启迪性理念的一种客观化，这种目的论正是为康德那种正式的、与体系相一致的历史哲学奠定了基础的（Vgl. Rolf-Peter Horstmann, "Der geheime Kantianismus in Hegels Geschichtsphilosophie", in: ders., *Die Grenzen der Vernunft*, Frankfurt/M. 1991, S. 221—244）。

二

总体而言，康德在其历史哲学著作中只是相对少地对进步假设的论证投以关注，而他对如下问题的追问所投入的精力和细心谨慎则要多得多，即被假设性地接受的进步过程的物质性经过（Verlauf），本身应该如何得到适当的规定；在某些地方，甚至好像这个对迄今为止的历史做一种由道德启发的重新解释的任务是如此吸引着他，以至于他与自己的气质完全相反，去放飞他本身的想象力。这样一种思辨性的障碍祛除，在康德的著作中首要地出现在这些地方，在那里康德按照他的自然意图构想，努力去公开那个在人类的历史恶行和弊端后面据说已经发生着作用的秘密计划；在这样的背景下，康德使用他所有的想象力仅仅是为了向我们暗示，即使是在我们历史的最为令人厌恶和最为可悲的事件中，也应该去认识到其秘密的意图，自然已经借助于这个意图达到我们的道德上进这个目的了。当然，正如那两个涉及一种"自然意图"的理念的论证形象（Begründungsfigur）那样，这个描述的模型在历史哲学著作中并不是无可匹敌的；毋宁说正是在这两篇没有使用判断力的启迪性构思的文章中，康德恰恰描绘了完全不同的趋势，即走向更善的历史道路不是按照一种自然目的论的模式，而是作为一种人类学习过程的产物而得到描述的。在那个少见的，康德用来勾画可选模型的注释中，他那实践理性通过历史性的定位而走向去先验化的努力得到了继续；但是这种非正式的、某种程度上是打破体系的方法，当然完全处于这个决定性企图——以如此方式重构人类历史，以让它好像是以一种自然意图的目的论计划为基础似的——的阴影之中。

当康德在他的历史哲学著作的广大部分自始至终都设定"在类历史的纷乱中发现一种自然的目的论"这个目标的时候，他完全严格地跟随了他前面的两个论证模型的基本思想；在那里，他让自己受如下假设引导，即被自然用作其教育手段的，必定已是社会冲突的机制。即便康德与黑格尔完全相反，从未表现出对社会理论的特别爱好，但是在他著作的相应段落中，却表现出了其作为作者的一种值得关注的社会学想象力。视上下文的情况而定，在他的著作中至少能找到关于如下这点的两个不同的预设版本，即社会冲突应该已经是自然所意愿的人类完美化的媒介。第一个版本，首要地是出现在关于"普遍历史的理念"这篇文章中，它是从一种"非社会的社会性"（Idee，XI，S. 37/A 392 f.；中译参见《康德著作全集》第 8 卷，第 23 页）这个前提出发的，这就是说我们具有一种深深地发自内心的对社会归属的希望，同时也具有同样基础性的个体化倾向；[1] 现在，正如康德明确地依赖于卢梭所说的那样，从这种两性同体的本性（Zwitternatur）应该可以导致，人类主体坚持不懈地追求新的、将他们突出出来的功绩，仅仅是为了在其自私自利的、"竞争的虚荣"（Idee，XI，S. 38/A 394；中译参见《康德著作全集》第 8 卷，第 24 页）中找到社会共同体的承认；但是如果一旦走上了这样一条为了获取名望（Distinktionsgewinne）而斗争的道路，那么在康德看来，类（Gattung）的精神进步就不再有界限，因为出于可能性之匮乏的功绩追求最终也会延伸到道德的分辨能力的提高上。因此我们可以这样来总结这第一个版本，即人类的"思维方式"（Denkungsart）的历史进步，是自然在给我们配以"非社会的社会性"这个嫁妆的时候，委托给我们的那种社会承认斗争的结果。[2] 尽管如此，康德的这些思考是如此强烈地关涉卢梭的文

---

[1] 对此艾伦·伍德（Allan Wood）做了出色的重构："Unsociable Sociability: The Anthropological Basis of Kantian Ethics", in: *Philosophical Topics*, Vol. 19（1991），No. 1, S. 325—351。

[2] 将康德的这个冲突模型按照（黑格尔的）"为承认而斗争"的模式来进行解释，这个想法来自耶米亚胡·尤维尔（*Kant and the Philosophy of History*, a. a. O., S. 148 ff.）。

明批判观念，在后者看来，自私自利和爱慕虚荣是一种日益增长的为获取名望而斗争的驱动性动机，而它与黑格尔的一种道德推动的冲突的概念之间仅有很少的共同点。

在康德的这个冲突模型内应该能发现的第二个版本中，战争承担了第一个版本中为获取社会名望而斗争曾经扮演的角色；与此相关的主要是关于"论永久和平"和论述"人类历史揣测的开端"的文章。在这两篇文章中，康德将功绩提升这个他之前还将其归于虚荣心（Eitelkeit）的功能转换为求名欲（Ehrsucht），在他看来我们乃是通过历史上持续威胁着的战争危险而对后者保持警醒的（MA，XI，S. 99 f./A，EF，222/B 57；中译参见《康德著作全集》第8卷，第124页）；就像追求名望一样，共同体在战争中证明自身这个需要，总是一再地推动新的文化功绩，并导向社会繁荣的"相互促进"，而这本身就导向国家层面的自由程度的提高（MA，XI，S. 99/A 24；中译参见《康德著作全集》第8卷，第124页）。但是康德有显而易见的问题，即从这样一个关于战争的秘密"祝福"（Segnung）的预设出发也要推导出据说已由战争施加在人类道德之上的积极效果；因为尽管他或许能够论证，为什么持续的战争危险在历史上会为缔结和约提供越来越多的动机上的准备，但是他肯定不再能表明，一般的，因此是普遍有效的道德法则的洞见的提高，也应该已然与此有所连接。这种类型的解释困难可能是如下这点的根据，即在康德的著作中，冲突模型的这第二个版本总体上不过是在扮演着一种最为外在的次要角色；只要他一般地谋求一种自然意图的诀窍，那么如下这种假设性的观念就会毫无疑问地占据上风，即自然所意愿的为获取名望而斗争将迫使我们在伦理和行为方式的道德化过程中走向进步。

但是在康德的历史哲学著作中恰恰也给这种方法呈现了一个完全取消构思一种自然目的论的替代方案。尽管借此被主题化了的描述模型的运行，并不能完全离开社会冲突的机制，但是却给了它一个完全不同于自然天意的暗示框架的转向（Wendung）。在康德仅仅将自然作为一种特别的人类禀赋的源泉，而不是作为一种我们正在探讨的计划的发起者的所有地方，他都并没有严肃地考虑这样一种选项的可能性；在前面谈到解释学或者阐释的论证模型时所提到的那两篇文章中，情况就是这样的。不仅是"非社会的社会性"，还有获得自由、仅仅受理由约束的洞见的能力，都属于人类的自然禀赋，这一信念呈现出了其中包含的进步概念的出发点；"自由思维的倾向和天职"（BA，XI，S. 61/A 494；中译参见《康德著作全集》第 8 卷，第 46 页）就是自然已配备给我们来区别于动物的东西。在个体发生的层面上，正如康德在他的"教育学"中所表明的那样，[1]这种洞见能力让某种特定的学习过程变得不可避免，因为任何儿童在差不多有利的社会化条件下都会被敦促去占有那些被储存在其文化的周围世界中的诸理由（Gründe）；他的理性是通过社会的知识状态的内在化而形成的，这些知识状态被聚集在社会之中，儿童在其父母或者其他抚育者的帮助下成长并踏入了这个社会。但是如果所有的社会都支配着一种特定的合理性知识的储备，那么在类历史的层面上假设一种某种程度上的学习能力，就是唯一合乎逻辑的；因为任何世代都不可能仅仅是其之前世代已经进行过的知识获取过程的简单重复，它们可能还会丰富之前世代的收获，以至于在世代传承的链条中知识的范围在总体上会实现积累性的扩展。因此，如果预设了这样一种跨越世代的学习机制，那么人类历史在整体上就可能被把握为一种进步的认知过程，一种恰是道德合理化的进程。

　　但是，考虑到康德的另一种并非立足于自然目的论的描述模型，他远非那么天真，以至于将历史进步奠基在这样一种理想化的集体学习的图景之上；因为，正如我一开始说过的那样，毋宁说他

---

[1] 就此参见：Kleingeld, *Fortschritt und Vernunft*, a. a. O., S. 171 f.。

是以前理论的方式散播着关于人类历史的一种极端昏暗的表象，那么与之相一致的就只能是，他在他的模型中已经将反作用力计算在内了，这些反作用力可能会阻碍或者打断这个在人类学上完全可能的积累性的理性提升过程。在这两篇文章中（它们在这里意义重大），康德列举了必须组合进这一学习过程的图景之中的两类额外的困难，以将之补充完整。一方面康德考虑到了人类本性的习以为常的状态，这些状态可能导致现存的理解天赋在世代的变迁中根本起不了作用，从而让一种积累性的知识转让（Wissenstransfer）成为不可能；众所周知，按照关于"启蒙"的文章中那个著名表述，思想上的"懒惰"和"怯懦"乃是"为什么有这么大一部分人，在自然早就使他们免除外来的指导……之后，仍然乐意终生保持受监护状态"（BA，XI，S. 53/A 481 f.；中译参见《康德著作全集》第8卷，第40页）的原因。类的学习过程在对影响一个社会各个成员的性格结构和思想感情类型的历史性依赖中向前推进；那么，只有当人的洞察能力面对一种要求相应的品质和行为方式的文化之时，它才展示出积累性的效果。在这个意义上，康德必须为学习的认知过程在根本上配上一种第二位的、习以为常的教育过程，这个教育过程在历史上导致了如下这点，即附带地提供了为实现我们的洞察能力所必需的感受能力和行为模式。[1] 不过，在这个语境中，他看起来同时也非常信任理性的公开使用的社会化效应，通过这种理性的使用，主体被越来越多地鼓励自主地服务于他们的知性；黑格尔几乎没有指出过我们思维的政治—公共性条件，而与黑格尔不同的是，康德深深地确信，单个人愈加强烈地陷入公开辩护的压力之下，人类的反思能力就愈加增强。

出于逆来顺受和缺乏勇气而仅仅沉湎于保守的思想财富，与人

[1] 对这个错综复杂的问题现在有安德里亚·马勒恩·埃瑟（Andrea Marlen Esser）出色的研究："Eine Ethik für Endliche". Kants Tugendlehre in der Gegenwart, Stuttgart/Bad Cannstatt 2004。

的这种倾向紧密相联的还有第二种阻力，康德在他的可选择模型中将其作为学习障碍（Lernblockade）计算进来。按照他的观点，迄今为止的社会的等级结构都允许统治者将他们的下属维持在一个社会状态之中，这个状态会让任何对本身的洞察力的未被歪曲的、自由的利用化为泡影；"胜利者们"——这里要引证本雅明——支配着文化的权力手段，这些权力手段阻碍了更低的社会阶层从自身出发推进认知的学习过程。又是在其关于"启蒙"的论文中，就像在贝托尔特·布莱希特（Bertolt Brecht）的文本中那样，康德说："他们（指监护人——引者）首先使自己的家畜变得愚蠢，小心翼翼地提防这些安静的造物胆敢从他们将其关入其中的学步车跨出一步，然后向这些家畜指出如果试图独自行走它们就会面临的危险。"（BA，XI，S. 54/A 483；中译参见《康德著作全集》第8卷，第40页）恐吓、暴力威胁和政府的检查在人类历史过程中是这样的工具，当权者们借助它们有意识地阻碍被压迫者的学习能力可能导致的对其本身统治的道德上的损害；在这一意义上，康德能认清那些通过文化权力的不公平分配来阻挡代际学习过程的妨碍，他在社会学的意义上是足够现实主义的。从而，理性以洞察能力或合理性的提升的形式进行的历史现实化，就不是一种连续的过程，而是一种很不连续的过程。

不过，在这个层面上，康德看起来也在期待一种解毒剂，它总是能够重新启动那被权力工具叫停或者打断的学习过程。如果我们将他在"学科之争"的第二章提出的"历史征兆"（Geschichtszeichen）的理念在某种程度上加以一般化，那么这个理念说明的就是，道德上的成就借助于普遍主义的有效性特征必定会不可避免地在社会思想中遗留下踪迹；因为这样一种量级的事件，在情感上触及了一种"人类的兴趣"（SF，XI，S. 362/A 150；中译参见《康德著作全集》第7卷，第85页），它们可能在类的学习能力中不再会被遗忘，以至于它们就像门槛或者阶梯一样在人类解放过程中标志着一种在未来的不可避免的进步。在对这样一种与过去相对立的道德"保险栓"（Sperriegel）的回忆中（如康德在他的文章中所说的那样），在人类历史上总是有这样的民众一再地被发现，他们"在有利情况的某种诱使下不会不被各国人民想起，并唤起他们去重复这一类的新尝试。"（SF，XI，S. 361/A 150；中译参见《康德著作全集》第 7 卷，第 85 页）他如此强烈地凸显出历史过程中的特定事件的门槛功能，这似乎与康德对人类理性运用的公共条件的强调相联系：因为这样一些发生的事件是政治—道德进步的信号，它们在整个公众面前建立了一种辩护水准，这一水准在未来被漠视的代价只可能是其被公开地暴露。

　　用康德著作中一种可选择的阐释模型的这些碎片，肯定不能制造出一种令人满意的历史进步概念。但是这少量的评论或许可以有说服力地表明，康德在其历史哲学的已发表的部分考虑到了一种走向更善的过程，这一过程拥有一种反复被暴力打断，但实际上却从未停止的学习过程。关于这样一种充满冲突的学习过程的观念当然仅仅匹配于康德在他的解释学—阐释模型中提供的对历史进步的论证；因为文明的和道德的改善（人类学习能力的理念基于此被衬托出来）绝无可能是一种自然意图的结果（即便那仅仅是假设性的），而唯独只能被理解为人类主体统一起来的努力的业绩。因此康德完全像黑格尔那样，预设了一种指向进步的目的论，但是他并没有将其交托给精神的一种隐匿的展开过程；取而代之的是，他将这样一种目的论视为一种启蒙行动者意义上的主体所必须完成的建构，以能够让他们认识到本身的规划在历史上的重要意义。这两个打破体系的要素之间的联合必然地导致如下这一结果，即跨世代的学习过程的思想必须被理解为一种建构，这种建构必然地会影响到启蒙派的追随者历史性的自身理解：那些积极地致力于强调道德的重要性的人们，只能将之前的历史理解为不过是一种充满冲突的学习过程，他们必须将它作为其时代的遗产来加以推进。对进步理念的这样一种解释学的折扣，似乎展现出让康德历史哲学对当下再次富有成果的唯一可能性。

（谢永康　译）

理性的社会病理学

28

——论批判理论的思想遗产

随着转入新世纪，批判理论似乎已经变成了一种过往的思想塑像。这个单纯外在的转折点似乎极大地加深了我们同法兰克福学派理论开端之间的思想鸿沟。恰如那些对于它的创立者们来说虽来自遥远旧时、但依然鲜活的作者的名字听起来即将消逝那样，学派成员由之获得他们的洞见的理论挑战也有被遗忘之危。今天，年轻一代继续社会批判工作，其所拥有的，不过是对西方马克思主义的光辉岁月的怀旧记忆。的确，马尔库塞与霍克海默的著作被作为当代作品来阅读的最后一刻，距今已经过去了 30 余年。有一种过时陈旧的、不可避免地遗失了的气氛围绕着批判理论那宏大的历史与哲学观念，这些观念似乎与快节奏的当代不再有任何共鸣了。将我们同我们先辈分离开的鸿沟，堪比将第一代电话机与电影院同德国唯心主义的最后代表分离开的鸿沟；本雅明或克拉考尔看到晚年谢林的照片时的那种惊讶，同今天一位年轻女大学生在电脑上偶然发现年轻时的霍克海默在威廉二世时期的照片的那种惊讶，是一样的。

在关于变得陌生的容貌的面相学中反映出已经遗失的经验的痕迹，类似地，过去时代的诸种预设日益深刻地反映在思想的前提与建构当中。批判理论的思想视域决定性地形成于对从黑格尔到弗洛伊德的欧洲思想史的利用，这种理论依然依赖于在理性的指导下思考历史这种可能性。但是，对于当今一代——他们逐渐意识到文
化多元性与"宏大叙事"的终结——而言，在批判理论中，最为陌

生的，莫过于对社会批判的这种历史哲学奠基：如果在已经建立起来的多元信念中，人们再也不能认识到一种唯一理性的统一，那么一种历史地发挥作用的理性观念将是不可理解的，从霍克海默到哈贝马斯的所有法兰克福学派代表都坚定地认可这一观念；由于在资本主义中再也看不到一种统一的社会合理性体系，因而如下影响广泛的看法将依然只会激起惊讶：理性的进步被资本主义的社会组织阻碍或中断了。尽管 35 年前，哈贝马斯从一种"解放兴趣"开始，一再在类历史的意义上（gattungsgeschichtlich）为摆脱控制与压制的解放观念提供根据，然而今天，他同意，"这样一种论证形式"显然过时了。[1]

　　过去几十年的政治变化并非没有影响到社会批判的地位。在对一种文化多元性的意识中，在对不同社会解放运动之多样性的经验中，对批判应当并且能够做什么的期待一再降低。一般而言，当今流行着一种自由主义的正义概念，它的标准被用于从规范角度来规定社会不公，却并不打算解释社会不公是如何以制度化方式嵌入特定类型的社会当中的；在哪里这样一种程序被认为是不足够的，哪里就需要社会批判模式，它们出现在米歇尔·福柯谱系学方法的精神中，或在迈克尔·沃尔泽（Michale Walzer）的批判解释学类型中。[2]但是，在所有这些情况中，批判不过是被理解为一种合理

30

---

[1] Jürgen Habermas, "Nach dreißig Jahren: Bemerkungen zu 'Erkenntnis und Interesse'", in: Stefan Müller-Doohm (Hg.), *Das Interesse der Vernunft*, Frankfurt/M. 2000, S. 12—20, 此处所引见：S. 12。

[2] 关于一种福柯意义上的社会批判的典型，参见：James Tully, "Political Philosophy as Critical Activity", in: *Political Theory*, Vol. 30（2002），No. 4, S. 533—555；在继续推进这些主旨的过程中，马丁·萨尔（Martin Saar）当时已经完成了一部十分可信的专著：*Genealogie als Kritik. Geschichte und Theorie des Subjekts nach Nietzsche und Foucault*, Frankfurt/M./New York 2007。关于迈克尔·沃尔泽，参见：ders., *Kritik und Gemeinsinn*, Berlin 1990。我曾尝试对这种社会批判模式做出批判，参见收入本书的文章："Idiosynkrasie als Erkenntnismittel. Gesellschaftskritik im Zeitalter des normalisierten Intellektuellen"。

性的反思形式，这种合理性应当被包含在历史过程自身当中。与之相反，批判理论以一种对它来说也许是唯一的方式，坚持在一种社会地起效的理性概念中来中介理论与历史：为了实践之目的，历史上的过去应当被理解为一种形成过程，这一过程因资本主义而发生病理学畸变，这也许只能通过开启一个启蒙过程来克服。正是这种受限于理论与历史的思维模式，尽管对之还有不同的声音，但它还是为批判理论的统一打下了基础：无论是在早期霍克海默、马尔库塞还是哈贝马斯的肯定形式中，无论是在阿多诺还是本雅明的否定形式中，不断形成着如下观念，即社会关系以一种仅能通过实践予以修正的方式来扭曲历史的形成过程，这种观念是不同理论计划的背景。如果要指出批判理论为新世纪留下的遗产，就将必须在这样一种理性的社会病理学思想中，挖掘出对于当今思想来说依然包含着的爆破力量；针对将社会批判化约为一种关于规范性、情境性或本土性表态的计划的趋势，人们必须阐明社会批判与一种历史地增长的理性的要求得以共存的语境。接下来，我打算在这个方向上迈出第一步，为此我（一）强调了批判理论中关于一种缺失的社会合理性的观念；由此出发，我（二）概述了资本主义如何能够被理解为社会合理性的这种畸变的原因；最后在第三步中，我（三）建立同实践的联系，这一联系是在扬弃由缺失的合理性所引起的社会痛苦这一目标中看到的。对此，这三个步骤中的每一步都需要发现一种新的语言，为的是能够向当代阐明批判理论意图的意义；然而在这里，我必须总是满足于仅仅简略提出那个必定会让彼时的诸多论据在当下得到现实化的方向。

31

一

　　尽管在众多形式的批判理论中也许难以发现一种体系性统一，不过，以社会理论的否定主义作为我们的出发点将有助于我们建立共同兴趣的第一个要点。[1]不仅内部圈子的成员，而且那些处在社会研究所[2]外围的成员，都将他们所试图对之施以影响的社会情境，理解为一种社会否定性状态；此外，达成广泛共识的是，这种否定性不应当在狭隘意义上衡量对社会正义原则的违犯，而应当在宽泛意义上衡量对一种好的或成功的生活的条件的违反。[3]圈子成员用来刻画现存社会状态的所有表达，都来自一个社会理论词汇表，它以"病理学"关系与"完好的"、非病理学关系之间的区分为基础：首先是霍克海默谈及社会的"非理性组织"，之后是阿多诺谈及"被管制的世界"、马尔库塞运用诸如"单向度的社会"或"压制性宽容"的概念，最后是哈贝马斯使用"社会生活世界的殖民化"的表达[4]——这些表述总是在规范上预设了社会关系的完好状态，即这些关系将保证所有成员都有成功的自我实现的机

32

[1]关于"否定主义"概念，最重要的是区分内容的否定主义与方法论的否定主义，参见迈克尔·托尼森（Michael Theunissen）的著作：*Das Selbst auf dem Grund der Verzweiflung. Kierkegaards negativistische Methode*, Frankfurt/M. 1991；ders., "Negativität bei Adorno", in: Ludwig von Friedeburg, Jürgen Habermas (Hg.), *Adorno-Konferenz 1983*, Frankfurt/M. 1983, S. 41—65。关于《否定的辩证法》，参见本书中我的文章："Gerechtigkeit im Vollzug. Adornos 'Einleitung' in die *Negative Dialektik*"。

[2]关于批判理论的核心与外围的区分，参见：Axel Honneth, "Kritische Theorie. Vom Zentrum zur Peripherie einer Denktradition", in: ders., *Die zerrissene Welt des Sozialen. Sozialphilosophische Aufsätze*, erw. Neuausgabe, Frankfurt/M. 1999, S. 25—72。

[3]关于这一区分，参见：Axel Honneth, "Pathologien des Sozialen. Tradition und Aktualität der Sozialphilosophie", in: ders., *Das Andere der Gerechtigkeit*, Frankfurt/ M. 2000, S. 11—87。

[4] Vgl. Max Horkheimer, "Tradtionelle und kritische Theorie", in: ders., *Gesammelte Schriften*, Bd. 4, Frankfurt/M. 1988, S. 162—166；Theodor W. Adorno, "Kulturkritik und Gesellschaft", in: ders., *Gesammelte Schriften*, Bd. 10.I, Frankfurt/M. 1977, S. 11—30；Herbert Marcuse, *Der eindimensionale Mensch. Studien zur Ideologie der fortgeschrittenen Industriegesellschaft*, Neuwied/Berlin 1970；ders., "Repressive Toleranz", in: ders., *Schriften*, Bd. 8, Frankfurt/M. 1984, S. 136—166；Jürgen Habermas, *Theorie des kommnikativen Handelns*, Bd. 2, Frankfurt/M. 1981, Kap. VIII.

会。但是，这种术语学的特殊之处，不是通过仅仅指出如下一点就能解释透彻的：它不同于道德哲学对社会不公的讨论；毋宁说，只有当被认为存在于社会病理学与缺失的合理性之间的稳固关联显明之后，这些被运用的表述的特质才会显示出来。上述提到的所有作者都是从如下这点出发的，即社会的否定性状态的成因，必须在社会理性的亏损中来发现；他们坚持认为，病理学关系与社会合理性状况之间存在内在关联，这种关联解释了他们对于实现理性的历史过程的兴趣。因此，任何要使批判理论传统对当代而言再一次是成果丰硕的努力，都必须从更新这种概念关系开始；它奠基在一种伦理理念之上，这种理念的根基存在于黑格尔哲学之中。

社会病理学应当被理解为缺失的合理性之结果，这一命题最终要归功于黑格尔的政治哲学；在他的《法哲学》中，他是由如下推测出发的：在他的时代，大量意义丧失趋势显现出来，这些趋势只能通过"客观上"已经可能的理性的不充分运用来解释。[1] 这一时代诊断的预设存在于一种大全式的理性概念当中，在该概念中，黑格尔建立起历史进步与伦理之间的关联：在历史进程中，理性通过在每一新阶段上更新普遍的"伦理"制度而在历史过程中展开，由于考虑到这些制度，个体能够根据社会中所承认的目标来设计他们的生活，并因此能将生活经验为有意义的；反之，任何不想让这些客观的理性目的规定其生活的人，都将会遭受"不确定性"的后果，并表现出丧失方向的症候。如果将这种伦理洞见转换到社会过程的框架上，那么，对于黑格尔《法哲学》而言具有奠基性意义的时代诊断的大体轮廓就呈现出来了：黑格尔看到，对于他那个时代来说，思想体系与意识形态占有统治地位，这二者会阻碍主体去感知一种已经建立起来的伦理生活，以至于意义丧失的症候似乎大规

33

---

[1] Axel Honneth, *Leiden an Unbestimmtheit. Eine Reaktualisierung der Hegelschen Rechtsphilosophie*, Stuttgart 2001; Michael Theunissen, *Selbstverwirklichung und Allgemeinheit. Zur Kritik des gegenwärtigen Bewußtseins*, Berlin/New York 1982.

模地显现出来了。因此，黑格尔相信，社会病理学应当被理解为一种社会无能性的结果，即社会不能将已内含于自身之中的理性潜能恰当地表达在制度、实操与日常惯例当中。

当这种理解脱离了黑格尔那里的特定语境时，它导致了如下一般命题，即每一个成功的社会形式，只有在保持各自发展最为充分的合理性标准时才是可能的。因此，在黑格尔那里，这一关系通过如下伦理前提得到了辩护：只有总是合理的普遍性，才能为社会成员提供方向视角，在这些方向视角中，他们能够有意义地引导自己的生活；并且，当批判理论家们以不同方式断言，正是社会合理性的缺失引起了资本主义社会的病理学之时，这一基本信念必须依然起作用。如果没有那种已经暗含在黑格尔那里的伦理类型的假设，就不能为确证如下这种关系奠基：社会成员必须能够说出来的是，只有当他们全都通过他们可以将之理解为自我实现的理性目标的原则或制度来确定方向时，共同引导一种成功的、未被扭曲的生活才是可能的；一旦偏离了这里勾勒出的理想则必然导致一种社会病理学，因为主体显然丧失了普遍的、共同的目的。

然而，对于绝大部分批判理论计划而言，它们共同具有的原初假设的这种伦理核心隐藏在人类学前提背后；合理普遍性应当为一种完好的社会性形式提供担保，它被理解为人的一种恒定行为方式的潜能。在霍克海默那里，这样一种要素包含在他关于劳动概念的理解中，按照这种理解，人对自然的掌控被"内在地"指向一种社会状况目标，在这种状况中，个人的贡献以显而易见的方式相互补充；[1] 在这里，也许有人会与马克思一样，认为社会病理学的产生依赖于如下这点，即实际的社会组织落后于已体现在生产力当中的合理性标准。在马尔库塞的晚期著作中，一种合理普遍性的权威逐渐被转移到一种似乎作为社会互动中介的审美实践的领域当中，在

[1] Horkheimer. "Traditionelle und kritische Theorie", a. a. O., S. 186 f.

这种互动中，主体能够在非强制合作中满足他们的社会需要；[1]因而在这里，当社会组织开始压制生活世界的想象力量之中的理性潜能时，社会病理学发生了。最后，在哈贝马斯那里，黑格尔式的合理普遍性理念保存在交往沟通概念当中，这种沟通的理想化预设应当满足如下关切，即在社会发展的每一新阶段，商谈的理性潜能都再次获得效力；当社会的符号再生产不再服从合理性标准时，我们就能够谈及一种社会病理学，这些标准内在于语言沟通的最发达形式当中。[2]在批判理论的所有这些方案中，黑格尔的理念——即为了主体能够在社会中完成自我实现，一种合理普遍性总是必需的——只是一再被吸收进关于人的原初行为实践的不同规定中：恰如霍克海默的"人类劳动"概念或马尔库塞的"审美生活"思想那样，哈贝马斯的交往沟通概念也首先用于确定如下这种理性形态，在其发展了的形式中，存在着一种不仅合理的、而且能够满足社会整合的中介。正是参考了这种理性实践的权威，批判理论家们能够将他们的社会分析作为理性理论上关于社会病理学的诊断提供出来：对理想——凭借合理普遍性的社会实现可以达成这种理想——的偏离，可以被描述为社会病理学，因为必然与之伴随的，是痛苦地丧失了主体间自我实现的机会。

当然，在从霍克海默到哈贝马斯的思想发展进路中，这种合理普遍性的观念不仅在内容上、而且在方法论形式上都发生了改变。霍克海默将他的劳动概念与一种理性潜能结合起来，这种潜能应当直接作为在"自由人的共同体"[3]中通过合作来实现自我这一

[1] Herbert Marcuse, "Versuch über die Befreiung", in: ders., *Schriften*, Bd. 8, a. a. O., S. 237—319; ders., "Triebstruktur und Gesellschaft", in: ders., *Schriften*, Bd. 5, Frankfurt/M. 1979, 特别是 Zweiter Teil。

[2] Habermas, *Theorie des kommunikativen Handelns*, Bd. 2, a. a. O., 特别是 Kap. VI. 1; 就此参见: Maeve Cooke, *Language and Reason. A Study of Habermas's Pragmatics*, Cambridge, Mass. 1944, 特别是 Chap. 5。

[3] Horkheimer, "Traditionelle und kritische Theorie", a. a. O., S. 191.

目标而服务于主体，而哈贝马斯则将交往共识理念不仅理解为理性目标，而且理解为一种成功的社会化方式的理性形式；在他那里，由于以沟通为取向的行为的理性，只应当依然确保独立自主的自我实现的条件，但不再保证其实现，所以如下观点被彻底程序化了：只有一种完全实现了的合理性，才能确保社会成员成功实现共同生活。[1]但是，这一表达也不能遮掩如下这点：在人类原初行为方式的人类学解读方式之下，隐藏着一种伦理理念；交往行为——它的合理性对人施加了一种不变的强制力——概念依然间接地包含着一种成功的社会性的理念，霍克海默的劳动概念与马尔库塞的审美实践概念中就已包含着这种理念。批判理论的代表人物与黑格尔一样持有如下信念，即只有当个体的自我实现在其目标中、借助于被普遍接受的原则或目的而与所有其他社会成员的自我实现交织起来时，它才是成功的；的确，人们甚至可以超出这一点并断言，在关于一种合理普遍性的观念中包含着一种共同善概念，一个社会的成员们必须合理地就这种共同善取得一致，为的是能够将他们的个体自由以合作的方式相互关联起来。因而，霍克海默、马尔库塞与哈贝马斯所提供的不同的实践模式，全都只是如下这种思想的代表而已，根据这种思想，人的社会化只有在合作的自由的条件下方能成功；不管他们的人类学理念如何各具特色，它们最终所代表的都是一种伦理理念，它突出一种共同的实践形式，在其中，主体能够共同地或合作地达成自我实现。[2]

---

[1] 这种将黑格尔的合理普遍性的理念程序化的意图，特别表现在 Jürgen Habermas, "Können komplexe Gesellschaften eine vernünftige Identität ausbilden?", in: Jürgen Habermas, Dieter Henrich, *Zwei Reden. Aus Anlaß der Verlebung des Hegel-Preises der Stadt Stuttgart*, Frankfurt/M. 1974, S. 23—84。

[2] 在我看来，正是这种伦理视角，扮演了批判理论与美国实用主义之间的一个确定的结合点。更令人惊奇的是，只有哈贝马斯才创造性地接受了实用主义，而第一代则在根本上质疑、拒斥它。关于这个接受的历史，参见：Hans Joas, "Die unterschätzte Alternative und die Grenzen der 'Kritischen Theorie'", in: ders., *Pragmaismus und Gesellschaftskritik*, Frankfurt/M. 1992, S. 96—113。

即便是那些似乎距离批判理论之伦理理念最远的文献，也反映了这个第一前提。在《最低限度的道德》中，阿多诺完全否认一种普遍的道德理论的任何可能性，因为社会生活的"毁灭"已经导致个人行为碎片化，以至于一种指向具有支配地位的原则的取向被普遍禁止了；取而代之的，应当是指明那些只存在于格言式的单个事件中的"反思"，它们保留了伦理的、理智的美德，为的是通过顽固地坚持非目的行为来抵抗工具性要求。但是，阿多诺在衡量社会互动形式所受损害时运用的标准，透露出他对一种合作的自我实现的理想的保留，只有在这种自我实现中，个人的自由才使得他人的自由得以可能；不仅如此，在这一文本的不同段落中，他通过直接指涉"善的普遍性"的丧失，解释了社会损害的历史起源。[1]阿多诺还将一种实践概念作为其观点的基础，以黑格尔为榜样，这一概念将伦理原则与合理性预设紧密联系起来：只有共同行为模式——它们被个体当作自我实现的合理目标接受下来——被建立起来的地方，才会涉及一种成功的社会化形式。阿多诺此时所主要想到的是"非目的的"或"无利害的"交往模式——如他以无私的、无目的的施予或爱为例阐述了这种模式，[2]这一点源自这样一种前提，在这前提中，他与马尔库塞共享了审美取向：最适合于自我实现的是这些共同行为形式，在其中，通过在与他人的互动中满足感性需要，人的本性以无强制的方式成功表达出来了。

关于一种合作的自我实现的合理普遍性的思想——根本上来说，批判理论的所有成员都共享了这种思想——对自由主义与那种今天被称为"社群主义"的思想传统都持批判态度。即便说，青年

37

38

---

[1] Theodor W. Adorno, *Minima Moralia*, Frankfurt/M. 1951, Aphorismus 11 (S. 42), Aphorismus 16 (S. 52).

[2] Ebd., 特别是 Aphorismus 11 (S. 40 ff.), 15 (S. 48 ff.), 21 (S. 64 ff.), 110 (S. 322 ff.); 关于这个主题，参见：Martin Seel, "Adornos kontemplative Ethik. Philosophie. Eine Kolumne", in: *Merkur*, H. 638, Jg. 2002, S. 512—518。

哈贝马斯因愈益重视个体的合法自律而曾明显地接近过自由主义学说，不过，他还没有走得那么远，以至于会认为自由主义与批判理论的社会本体论前提之间没有差别。毋宁说，他如马尔库塞、霍克海默或阿多诺那样，继续坚守如下信念，即个体自由的实现同一种共同实践的预设紧密相关，这种实践不仅仅是协调个体利益的结果。一种合理实践的所有概念——批判理论中所能运用的——是按其规定、为了行为之目的而设定的，这些行为的实现要求一种高于自由主义所允许之程度的主体间一致：为了基于平等的合作、为了以审美方式互动、为了能够无强制地团结，就需要共享如下信念，即在特定情况下为忽视个体利益进行辩护，这对各自的行动来说具有某种重要价值。就此而言，批判理论预设了一个规范上理想的社会，这个社会是不能与自由主义传统的个人主义前提相容的；相反，指向合作的自我实现观念的取向所包含的是，当主体不能获得一种成功的社会生活时，他们就不会承认关涉价值的信念的共同核心，这些价值是隐藏在他们各自的个体利益背后的。关于一种"自由人的共同体"的理念（霍克海默在其"传统理论与批判理论"[1]一文中已经表达出这种理念）也形成了批判理论的规范的指导性主旨，虽然在批判理论中，"共同体"概念本身因其意识形态误用而被严格地避免了。

当进一步探究这一思想理路时，人们可能会轻易地得出这样的印象，即批判理论的规范性关切与"社群主义"的规范性关切是一致的。[2] 但是，恰如批判理论因对一种自我实现的"普遍性"的取向而与自由主义区分开那样，它因这种"普遍性"与理性的关联而与社群主义的理念区分开。没有哪个批判理论家曾经放弃过黑格尔的如下理念：合作实践以及因此而共享的价值必须具有一种理性

39

---

[1] Horkheimer, "Traditionelle und kritische Theorie", a. a. O., S. 191.

[2] 关于"社群主义"，参见：Axel Honneth（Hg.），*Kommunitarismus. Eine Debatte über die moralishen Grundlagen moderner Gesellschaften*，Frankfurt/M. 1993。

特征；的确，批判理论的要点恰恰是看到个体的自我实现同一种共同实践的预设紧密相关，这种实践只能是实现理性的结果。批判理论家们是将一种合作语境的建立视为社会合理性的增长功能的实现，而远不是将与一种具有支配地位的价值的联系看作这种功能的自身目的——否则，将不能理解的是，各自确定下来的实践形式应当总是一种社会合理化的结果，也不能理解，为何当代的否定状态必然总是对理性欠缺的表达。与社群主义不同，批判理论使普遍性——它应当通过社会合作而具体化并实现出来——服从于合理奠基的标准；虽然在从霍克海默到哈贝马斯的批判理论中可能会有不同的理性概念，但它们最终都归结为同一个理念：向解放性合作实践的转向，不应当源自情感的约束，不应当源自从属或一致的感觉，而应当源自合理洞见。

因此，批判理论因一种特别类型的伦理完美主义而与自由主义和社群主义区分开了：不同于自由主义传统，批判理论认为，社会的规范性目标应当在于相互地使自我实现成为可能，但是，对这一目标的推荐应当被理解为对人的发展过程的一种确定分析的结果，这种结果是有根有据的。在这里，如在黑格尔那里一样，描述与规章（Präskription）之间、单纯叙述与规范性奠基之间的界限似乎也变得模糊了；对阻碍或歪曲理性实现过程的情况的阐释，就其本身而言应当具有一种理性力量，这种力量能够说服主体去开创一种社会性合作实践。根据所有批判理论成员的共同观点，他们所考虑的社会完善必须是一种通过分析而进行的启蒙的结果。然而，他们提供给这一目的的那种说明性解释，不再是以黑格尔精神哲学的语言来书写的；毋宁说，达成的普遍共识是，需要对范畴关联框架进行一种决定性的社会化，为的是能够执行这样一种分析。批判理论的第二个典型特征存在于以社会学方式解释理性病理学畸变的努力中；今天，

40

这一特征应当被继承，正如合作的自我实现的理念应当被继承那样。

二

今天，存在这样一种日渐流行的趋势，即以一种同社会学解释无关的形式来贯彻社会批判。这种发展源自如下这点：基于有充分根据的价值或规范来揭露某些社会不公，这被认为对于绝大部分情况来说是足够了的；相反，为何当事人自己不去质疑或抨击这样的道德恶，这一问题不再属于社会批判自身的职责范围。不过，当社会不公的存在与公众反应的缺失之间产生了一种因果关系，因上述情况而建立起的区分就被严重动摇了：社会不公具有直接地、基于自身引起沉默或冷漠的特性，这是由公众反应的缺失所表达出来的。

这样一种推测是绝大部分批判理论方法的基础。无论受到马克思的影响程度有何不同，在如下这一点上，几乎所有的批判理论方法都共享了马克思资本主义分析的一个核心前提：构成资本主义社会病理学的社会环境表现出一种遮蔽了那些事态的结构特性，在特别急迫的情况下，这些事态将会是公开批判的原因。恰如人们会在马克思关于"拜物教"的思考或其"物化"理论[1]中发现这里概述的假设那样，在批判理论家那里，这种假设表现在诸如"蒙蔽关联"（Verblendungszusammenhangs）、"单向度性"以及"实证主

41

---

[1] Karl Marx, "Das Kapital. Kritik der politischen Ökonomie", Erster Band, in: Karl Marx, Friedrich Engels, *Werke*, Bd. 23, Berlin 1971, S. 85—98；格奥尔格·罗曼（Georg Lohmann）提供了一项出色的分析：*Indifferenz und Gesellschaft. Eine kritische Auseinandersetzung mit Marx*, Frankfurt/M. 1991，特别是 Kap. V。

义"[1]这些概念中：这些概念不断刻画出一种信念与实践体系的特征，这个体系具有一种矛盾特性，即回避那种同时也在结构上产生了这种体系的社会环境。对于批判理论所实践的这种社会批判来说，这一论断要求对它所必须实现的任务做一扩展。不同于当今流行的方法，批判理论必须将对社会不公的批判，同对遮蔽这种缺陷的过程的解释结合起来；因为，读者借助于这样一种解释学分析而能够确信，在他们的社会条件的真实特征这一点上他们受骗了，只有此时，那些条件的不正当性才能有望一致地被公开证明出来。就此而言，由于在社会不公与否定反应的缺失之间建立起了一种因果关系，所以在批判理论中，规范性批判必须补充以一种历史解释要素：合理普遍性的失败构成了当代的社会病理学，这种失败的原因必须通过理性畸变的历史过程来解释，同时，这一过程也使得社会不公的非主题化（Dethematisierung）变得可以理解。

42

　　在批判理论中，从一开始就存在着这样一种共识，即理性畸变的这些历史过程，只能在一种社会学框架内来解释。尽管整个事业的伦理直觉最终依靠的是黑格尔的合理普遍性的理念，然而这项事业的支持者们同时也是经典社会学思想家的继承者，以至于他们在解释对那种普遍性的偏离时，不再能够依靠唯心主义的理性概念；毋宁说，导致社会合理性缺失、导致一种"个别合理性"（partikulare Rationalität）[2]形成的畸变过程，在这样一种范畴框架中得到了解释，从霍克海默到哈贝马斯，这一框架是从对马克思与马克斯·韦伯的理论综合中产生的。当马克思将得到辩护了的知识

---

[1] 依次参见：Max Horkheimer, Theodor W. Adorno, *Dialektik der Aufklärung*, Frankfurt/M. 1969; Herbert Marcuse, *Der eindimensionale Mensch. Studien zur Ideologie der fortgeschrittenen Industriegesellschaft*, a. a. O.; Theodor W. Adorno, "Einleitung", in: ders. u. a., *Der Positivismusstreit in der deutschen Soziologie*, Neuwied/Berlin 1969, S. 7—80; Jürgen Habermas, *Technik und Wissenschaft als "Ideologie"*, Frankfurt/M. 1968.

[2] Adorno, "Kulturkritik und Gesellschaft", a. a. O., S. 17.

的扩张同一种社会实践——借助这种实践，主体逐步改善其物质再生产条件——的执行结合起来时，马克思的确已经使黑格尔的理性概念"以脚立地"了；不再是精神的内在强制，而是自然的外在挑战将导致经验科学的学习过程，这个过程能够为谈论理性的实现做辩护。但是，对于批判理论家来说，马克思的知识人类学理念不足以对历史过程做出真正社会学的解释，而黑格尔在其哲学中，将这一过程描述为精神的自我展开过程；只有通过接受马克斯·韦伯的概念（Begrifflichkeit）——最初，这总是受到卢卡奇那独到的解读[1]的影响——才能补全如下图景：同实践相关的学习过程与社会制度化之间的关联能够得到更为清晰的阐释。在将韦伯和马克思融为一体的过程中，法兰克福学派的成员们达成了这样一个共同信念，即人的理性潜能在一个历史学习过程中展开了，在这个过程中，问题的合理解决不可避免地与围绕知识的垄断化展开的冲突交织在一起：虽然主体通过不断改善他们的行为知识来应对每一新阶段上的自然和社会组织所不断提出的客观挑战，但是，这种知识太深地卷入了围绕权力与统治的社会冲突，以至于它总是只有在排除某些特定群体之后，才能获得其在制度中的持久形态。因此，对于批判理论来说无可置疑的是，必须将黑格尔的理性实现理解为一种充满冲突的、多层次的学习过程，在这一过程中，可普遍化的知识要为自己开辟道路，只能通过改善问题的解决方法并反击统治集团的阻力来实现。

当然，在批判理论的历史中，这种基本理念也不断经历着变

---

[1] Georg Lukács, "Die Verdinglichung und das Bewußtsein des Proletariats", in: ders., *Geschichte und Klassenbewußtsein. Früschriften*, Bd. II, Neuwied/Berlin 1969, S. 257—397；关于卢卡奇物化分析之于早期批判理论的意义，参见：Jürgen Habermas, *Theorie des kommunikativen Handelns*, Bd. 1, Frankfurt/M. 1981, Kap. VI。同时也可参见我借助承认理论再次更新卢卡奇物化分析的努力：Axel Honneth, *Verdinglichung. Eine anerkennungstheoretische Studie*, Frankfurt/M. 2005。

化。最初，霍克海默只将这种充满冲突的学习过程与对自然的加工维度关联起来，以至于难以理解，在社会生活的组织中，合理的改善应当发挥什么作用。[1]阿多诺扩展了范围，因为他通过承认艺术材料安排中的合理化而继承了韦伯的音乐社会学，这种合理化用于将计算的至高无上性扩展到审美实践当中。[2]在马尔库塞的著作中，我们可以发现一些暗示，它们使得如下这一点显得有理有据，即凭借因权力形成而导致的相应反弹，在占有内在自然的领域中也要假设一个共同的学习过程。[3]直到哈贝马斯才第一次有条理地阐述了不同的学习过程，他凭借人的语言实践中的不同的世界关联的事实为这种阐释提供根据；由此他坚信，我们能够期望，人的理性潜能至少在两条道路上展开：一条指向关于客观世界的知识的增长；另一条则指向互动冲突的更为公正的解决。[4]不过在这里，为了获得这种分化所付出的代价是，再也不能将合理性的历史增长与那些社会冲突放在一起考虑了，跟随韦伯的统治社会学，这些冲突在批判理论的老一辈代表人物那里表现得更为清晰；在哈贝马斯的著作中，布尔迪厄（Bourdieu）对文化垄断形成过程的研究中的那种维度[5]与合理的学习过程之间存在着鸿沟，这一鸿沟根本不能与传统的最初关切相容。尽管如此，批判理论不能放弃哈贝马斯的合理性概念所具有的分化程度，因为对黑格尔在其理性实现观念中所概述出的命题，批判理论要求一种后唯心主义的版本；为

---

[1] Horkheimer, "Traditionelle und kritische Theorie", a. a. O.；关于这个疑难，参见：Axel Honneth, *Kritik der Macht*, Frankfurt/M. 1986, Kap. 1。

[2] Theodor W. Adorno, "Ideen zur Musiksoziologie", in: ders. *Gesammelte Schriften*, Bd. 16, Frankfurt/M. 1978, S. 9—23.

[3] Herbert Marcuse, "Triebstruktur und Gesellschaft", a. a. O., 特别是 Kap. VI。

[4] Jürgen Habermas, *Technik und Wissenschaft als "Ideologie"*, a. a. O., S. 48—103；ders., *Theorie des kommunikativen Handelns*, Bd. 2, a. a. O., Kap. VI。

[5] 就此参见：Pierre Bourdieu, Jean-Claude Passeron, *Grundlagen einer Theorie der symbolischen Gewalt*, Frankfurt/M. 1973。

了能够理解社会中制度化了的知识将自身合理化的方式，即它在克服社会问题时表现出何种程度的反思性，就必须在如此多的合理性方面之间做出区分，例如在依赖意见一致的社会再生产中存在着社会中可以感知到的挑战。不同于哈贝马斯的方式——它基于人类语言的结构特性而提出了这样一种区分，在此可能存在着这样一种概念，它将一种内在实在论意义上的社会合理化的诸方面与社会价值设定的解决问题力量更为紧密地结合起来；不是语言沟通的不变的有效性方面，而是历史地产生的社会价值领域的有效性关系，揭示出社会知识合理化的行进方向。批判理论借由试图掌握人类历史中的合理性增长的理性概念，被迫包纳陌生的、新的、非欧洲的观点；因此，并不奇怪的是，社会合理性概念也必须被不断扩展、不断区分，为的是能够思考社会学习过程的多样性。无论如何，正是黑格尔关于理性实现的思想的后唯心主义版本，现在为这样一种理念提供了必要背景，该理念也许正是从霍克海默到哈贝马斯的整个批判理论传统的最内在的核心：根据这个传统，以仅适合于资本主义的社会结构特性为依凭的社会合理化过程就以如下方式被中断或片面化了，即伴随合理普遍性的丧失而发生的这些病状是不可避免的。

　　一种由合理性理论所激活的资本主义概念构成了这一命题（在其中，所有一直被分别处理的要素被组合到一起了）的关键。不难看出，批判理论之所以得出这一概念，不是因为对马克思著作的接受，而是因为卢卡奇早期理论所提供的冲动。他的理念存在于《历史与阶级意识》[1] 中，这些理念第一次能够提出如下思想，即在现代资本主义的制度化现实中，一种社会组织形式在结构上与一种确定的、有限的合理性状态相关。对于卢卡奇（他自己承认深受韦伯和格奥尔格·齐美尔的影响）来说，这种合理性形式的特征在于，

[1] Lukács, *Geschichte und Klassenbewußtsein. Früschriften*, Bd. II, a. a. O.

主体被迫进入一种实践当中，这种实践使他们成为"不受影响的旁观者"[1]，他们所观察的是从他们的需要与意图中提取出的事件：机械化的劳动分工与商品交换要求一种感知形式，在其中，所有其他人都似乎是没有感情的、像物一样的实体，以至于社会互动不再关注那些自身有价值的特性。如果我们将卢卡奇的分析结果放在一种接近我们今天观念的术语中来描述，那么我们将可以说，凭借资本主义，一种实践形式取得了统治地位，而后者迫使人们对其他人的价值方面漠不关心：取代了相互承认之关联的是，主体将自己感知为只按照各自利益的尺度而被认识的客体。[2]无论如何，正是卢卡奇的这种诊断，为批判理论提供了一个范畴框架，在其中能够谈及理性实现过程的中断或片面化。随着将一种历史的学习进程视为基础，卢卡奇在现代资本主义中揭示出来的社会结构力量表现为对合理性潜力的阻碍，从社会角度来说，它潜在于现代开端之处：资本主义中的社会关联的组织形式所阻碍的是将合理原则成功地应用到生活实践当中，而这些原则已经按照认知可能性准备好了。

当然，我们必须一再做些限定地说，批判理论中的这种解释图式总是随着若干假设而改变的，这些假设是在涉及历史的合理化过程的方式与进程时被预设的。在霍克海默那里，可以发现基于他的前提的如下命题：资本主义的生产组织所带来的，是对个体利益的反对，这种反对"阻碍了自然统治的整个精神的与物质的手段的应用"[3]；后来，他与阿多诺一道，通过如下几乎难以置信的假设扩展了他的思考：在19世纪的资产阶级家庭的互动形式中，曾经存

46

---

[1] Ebd., S. 265.

[2] Axel Honneth, "Unsichtbarkeit. Über die moralische Epistemologie von 'Anerkennung'", in: ders., *Unsichtbarkeit. Stationen einer Theorie der Intersubjektivität*, Frankfurt/M. 2003, S. 10—27; ders. *Verdinglichung. Eine anerkennungstheoretische Studie*, a. a. O.

[3] Horkheimer, "Traditionelle und kritische Theorie", a. a. O., S. 187.

在一种情绪合理性，它的潜能不能通过竞争与垄断的日益激化发挥

出来。[1] 阿多诺的著作，特别是《最低限度的道德》，充满了这些
思考，它们总是具有一种诊断形式，这种诊断的内容是，那种能够
在家庭中实现个体与普遍之间无强制和解的爱是日益不可能了：资
本主义中的目的合理的、功利的观点的社会特权化所阻碍的，是合
理普遍性的那种非法律形态的发展，它以相互喜爱与宽宥的形式，
结构性地存在于私人关系中。[2] 马尔库塞在其思考中，粗略地以
席勒的《美育书简》为范导，将现代资本主义视为审美感性的增长
过程的终结，像卢卡奇那样（但是也仿照海德格尔），他将这一过
程描述为一般化了的支配知识的情势。[3] 最后，在哈贝马斯的理
论中，可以发现如下观念：在资本主义条件下，交往合理性的潜能
之所以不能产生出来，是因为经济开发的命令甚至渗透进了社会生
活世界当中；尽管家庭与政治公共领域早就摆脱了其传统的合法性
基础，然而在它们之中，合理交往的诸原则还是不能发挥作用，因
为它们逐渐被系统操控机制所渗透。[4] 这些解释方式也许的确是
十分不同的，不过为它们奠基的资本主义批判的基本图式却是一致
的：批判理论的作者们与卢卡奇没什么不同（尽管他们采取的是一
种更为精细的方式并且没有以历史哲学的方式提升无产阶级），他
们也将资本主义视为一种社会组织形式，在其中占据统治地位的实

---

[1] Max Horkheimer, "Autorität und Familie in der Gegenwart", in: ders. *Kritik der instrumentellen Vernunft*, Frankfurt/M. 1967, S. 269 ff.；带着一种无可置疑的宗教底色，霍克海默在如下这篇文章中提出了同样的主题："Die verwaltete Welt kennt keine Liebe. Gespräch mit Janko Muselin", in: ders., *Gesammelte Schriften*, Bd. 7, Frankfurt/M. 1985, S. 358—367。

[2] Adorno, *Minima Moralia*, a. a. O., Aphorismus 10（S. 39 ff.），11（S. 40 ff.），107（S. 313 ff.），110（S. 322 ff.）.

[3] Marcuse, "Triebstruktur und Gesellschaft", a. a. O., Kap. IV；就此参见：Johànn P. Arnason, *Von Marcuse zu Marx*, Neuwied/Berlin 1971，特别是 Kap. V。

[4] Habermas, *Theorie des kommunikativen Handelns*, Bd. 2, a. a. O., Kap. VII.

践与思维方式阻碍了已经由历史造就为可能的合理性的社会使用；48
并且，这种历史阻碍同时呈现出一种道德的或伦理的挑战，因为它使得对一种合理普遍性的指向成为不可能的，而这种指向的动力只能出自一种完全实现了的合理性。无疑，合理性理论中的资本主义概念——它是这里勾勒出的历史阐释的基础——在今天是否还能再次得到恢复，这是一个开放问题；将资本主义经济行为组织起来的可能性似乎太多了，同时它们也过多地被其他非目的合理的社会行为类型所穿透，以至于不能将被卷进来的行为者的观点还原为一种单一的工具合理性模式。不过，更新的研究也表明，在资本主义社会中，主要是如下这些观点或取向在社会上获得了成功，它们对个体利益的定位仅仅需要自己同其他主体的策略关联。[1]因而，不能排除的是，资本主义依然能被解释为一种文化生活样式的或一种社会虚构的制度性结果，[2]在其中，一种受限的、"被物化了的"合理性类型统治着实践。

但是，批判理论中的共同之处还不止这一点。它的核心代表们所共享的，不仅仅是将资本主义诊断为受阻的或被扭曲的合理性的一系列社会关系这一形式性图式，而且还有关于恰当的治疗方法的观念：有助于克服社会病理学的力量应当源于这样一种理性，它的实现恰恰被资本主义的社会组织形式所阻碍了。在这里，如在理论的其他要素中那样，关于现代思想的一种经典形象再次起到了一种塑形作用；弗洛伊德的精神分析之于批判理论的核心内容的意义，49堪比黑格尔、马克思、韦伯与卢卡奇。批判理论家们采取了如下思

---

[1] 例如参见：Anthony Giddens, *Modernity and Self-Identity. Self and Society in the Late Modern Age*, Cambridge 1991, 特别是 196 ff.。

[2] 关于这一关联中的意义，可以参见马克斯·韦伯的后继者（Wilhelm Hennis, *Max Webers Fragestellung*, Tübingen 1987）的研究，或科内利乌斯·卡斯托雅迪斯（Corelius Castoriadis）的著作（*Gesellschaft als imaginäre Institution*, Frankfurt/M. 1984）。更新的研究有：Luc Boltanski, Eva Chiapello, *Le Nouvel Esprit du Capitalisme*, Paris 1999。

想，即社会病理学必然总是在一种痛苦中表现出来，这种痛苦保持着对理性的解放力量的兴趣。

三

今天，一般而言，如何能够在实践上克服不公这一问题再也不是社会批判的任务了。随着对那样一些方法——它们指向福柯，并将一种个体自身关联的转换视作批判的前提[1]——的排除，关于理论与实践的关系问题被排除出了当代的思考；同对可能遮蔽社会不公的原因的解释一样，这里关于知识向实践之转换的透视性规定也几乎不是批判的事务。这样一种透视要求一种社会心理学或主体理论，它使得如下问题变得可以理解：在一种确定的思维与实践方式占据统治地位的条件下，为何个体应当进一步响应理论的合理内容；必须要解释的是，这些主体力量能够源自何方，它们虽然可能是盲目的、单向度的或碎片化的，但依然为认识向实践的转化提供了机会。今天，社会批判领域也许是如此异质，但有一点是典型的：几乎没有一种方式依然将这样一种规定视为自身任务的一部分；毋宁说，主体动机状态问题——在这里，它本应是中心——被大大淡化了，因为人们不再期望关于向实践转化的条件的反思能够成为批判的一部分。

与此相反，批判理论从一开始就深刻地受惠于左派黑格尔主义传统，[2]以至于它把开启一种能够有助于克服社会病理学的批判实

50

---

[1] 典范性的研究参见：Judith Butler, *Psyche der Macht. Das Subjekt der Unterwerfung*, Frankfurt/M. 2001, Kap. 2, 3 und 4。

[2] Vgl. Karl Löwith, *Von Hegel zu Nietzsche. Der revolutionäre Bruch im Denke des 19. Jahrhunderts*, Hamburg 1978, I. Teil, II; Jürgen Habermas, *Der Philosophische Diskurs der Moderne*, Frankfurt/M. 1985, Kap. III.

践视为其任务的本质性部分；即使在批判理论家普遍怀疑实践启蒙的可能性的地方，[1]问题的戏剧性也仅仅出自理论与实践之间的一种被预设了的内在关联。不过，批判理论不再将这种中介的规定理解为一种只能由哲学反思来解决的任务；不同于历史哲学的那些思考（对于马克思或卢卡奇来说，它们完全是理所当然的），批判理论依赖经验性社会研究这一新工具，为的是获知公众的批判性准备的情况。[2]方法论上的这种重新定位（这构成了批判理论的一个进一步的特征）的结果，是对无产阶级意识状况的清醒评估：工人阶级在执行机械化的劳动分工时，不再自觉地做将理论的批判内容转化为改变社会的实践的革命准备，[3]这不同于左派黑格尔主义的马克思主义阵营的假设。因此，批判理论取消了这种可能性，即仅通过诉诸一种先已确定的受众（Adressaten）来促成理论与实践的关联；取而代之的所有思考所导致的是如下期望，即向实践的转化只能指望那种被社会病理学扭曲了、但却并没有被清除的理性。现在，必须代替无产阶级（以前，其社会处境曾被视为响应理论的批判内容的担保）出场的，是一种被淹没的理性能力，对于它来说，原则上，所有主体都具有相同的动机能力。

51

　　无疑，这种视角改变需要另外一种思想进路，因为乍看之下并不清楚的是，为何批判实践的动机所应当指望的合理性，正是理论所认为的那种已被扭曲了的合理性——如果社会中所实践的理性应当是病理学意义上被片面化或被扭曲的，那么批判理论家们如何能够相信，他们将会发现一种对于向实践转化来说是必要的合理准备

---

[1] 例子参见：Theodor W. Adorno, "Resignation", in: ders., *Gesammelte Schriften*, Bd. 10. 2, Frankfurt/M. 1977, S. 794—799。

[2] Vgl. Erich Fromm, *Arbeiter und Angestellte am Vorabend des Dritten Reiches. Eine sozialpsychologische Untersuchung*, Stuttgart 1980.

[3] Vgl. Helmut Dubiel, *Wissenschaftsorganisation und politische Erfahrung. Studien zur frühen Kritischen Theorie*, Frankfurt/M. 1978, Teil A, Kap. V.

的程度？从批判理论内部来说，这一问题的答案处在这样一个理论域中，该理论域建立于精神分析与道德心理学之间的连续性上；也就是说，总是涉及对动机根源的揭示，这些动机维持着单个主体中的道德认知的准备，而不去考虑任何理性损失。将这一论证分为两步走是有意义的，尽管批判理论家总是未能在这二者之间做出清晰的区分。从如下事实——社会合理性的缺乏导致了一种社会病理学的若干征兆——出发，首先得出的是主体在社会状况中的痛苦：没有哪个个体可以不将自己视为或不被描述为是受到理性畸变之后果阻碍的，因为随着一种合理普遍性的丧失，一种成功的自我实现的机会也被削弱了。对于这第一步在缺失的合理性与个体痛苦之间建立一种关联所采取的方式来说，弗洛伊德的精神分析显然被批判理论家们视为方法论典范。虽然在黑格尔对浪漫主义的批判（它不可能对法兰克福学派的代表人物没有影响）中已经包含着一种类似的关联；但是，将“痛苦”范畴同社会合理性的病症结合起来的冲动的确最初源自弗洛伊德的如下理念，即每种神经疾病都源自理性“自我”的损害，并且必然导致一种个体的痛苦压力。[1]在方法论上，将精神分析的这一基本思想理念应用到社会分析领域，这不仅是哈贝马斯贡献给批判理论的一种理论动向。[2]在其早期文章中，霍克海默就已经在以弗洛伊德学说为范本的概念中来描述社会的非理性，因为这些概念通过异于自我的欲力力量的效果来衡量社会病理学的程度；[3]并且，在阿多诺谈及个体的或社会的痛苦的所有地方，都伴随着这样一种弗洛伊德式的观点：主体必然遭受到对他们的真正合理的能力的精神疾病式限制。因而在《否定的辩证法》

---

[1] 就此参见我收录在本书中的文章："Aneignung von Freiheit. Freuds Konzeption der individuellen Selbstbeziehung"。

[2] Jürgen Habermas, *Erkenntnis und Interesse*, Frankfurt/M. 1968, Kap. 12.

[3] Max Horkheimer, "Geschichte und Psychologie", in ders., *Kritische Theorie*, hg. von Alfred Schmidt, Frankfurt/M. 1968, S. 9—30.

中，他说到，每一种痛苦都具有一种"内在的反思形式"："肉体因素呈报了如下知识，即痛苦不应该存在，它应该改变。"[1]可惜的是，在批判理论对这种"痛苦"概念（在这里，它所表现出的是精神力量与物质力量的互动经验的一个实例）的接受中，对这一概念的应用直到现在都远远未被探明；[2]一种更为准确的分析似乎应当指明，如在弗洛伊德那里那样，在痛苦中应当能够表达出这样一种情感，即不能忍受"自我［能力］的丧失"[3]。因而，从霍克海默到哈贝马斯，如下观念一直引导着批判理论：社会合理性的病理学导致了若干损害，它们总是表现在丧失理性能力这一痛苦经验之中。最终，这一理念归结为如下强烈的、鲜明的人类学命题，即人类主体不能不去关心他们理性能力遭到限制这一点：因为他们的自我实现与关于他们的理性的一种合作活动的预设相关，他们不能避免遭受一种精神意义上的理性畸变。在精神完好性与未被扭曲的合理性之间必然存在一种内在关联，这一洞见也许是弗洛伊德提供给批判理论的最强有力的动力；当今凭借改善了的手段而指向同一个方向的每一项研究，都由此而迎合其关切。

但是，只有第二步（在批判理论中，它同样也仅仅是潜在地被执行着的）才能从这一命题中提取出一种手段，这种手段能够在思想上恢复那些被中断了的同实践的关联。正是弗洛伊德再一次提供了决定性的刺激，因而能够延续第一步而得出如下断言：推动痛苦压力追求治疗方法的，正是被病理学阻碍其功能发挥的那种理性力

53

---

[1] Theodor W. Adorno, "Negative Dialektik", in: ders., *Gesammelte Schriften*, Bd.6, Frankfurt/M.1973, S. 7—411, 此处所引见：S. 203。（中译参见阿多尔诺，《否定辩证法》，王凤才译，商务印书馆 2019 年版，第 229 页，译文有所改动。——译者注）

[2] 在此约瑟夫·弗里希特（Josef Früchtl）的著作是一个例外：*Mimesis. Konstellation eines Zentralbegriffs bei Adorno*，Würzburg 1986, Kap. III.2.

[3] Theodor W. Adorno, "Bemerkungen über Politik und Neurose", in: ders., *Gesammelte Schriften*, Bd. 8, Frankfurt/M. 1972, S. 434—459, 此处所引见：S. 437。

量。在这里，首先被假设的，是一般被视为运用一种精神分析方法的一个自明条件：主观上遭受一种精神疾病式限制的个体，也希望摆脱这种痛苦。在批判理论中始终不清楚的是，这种为一种治愈而奋斗的痛苦压力，是否只需要在一种主观经验意义上，还是也需要在一种"客观"事件的意义上来理解。阿多诺将痛苦视为一种"主观冲动"，因而他似乎选择的是前一种意义，而霍克海默经常运用这样一些表述，在其中，社会痛苦被当作一种客观上可归因的情感程度（Empfindungsgröße）。在哈贝马斯的"交往行为理论"中，可以发现他使用主观的言说方式的充分线索，[1]与之相反，马尔库塞则是交替运用这两种意义。

54   无论如何，批判理论预设了，社会成员中的这种主观上经验的或客观上可归因的痛苦，导致了治疗与摆脱社会之恶的愿望，精神分析师必须将这种愿望归因于他的患者；在不同情况下，对自身健康的兴趣都应当由如下这点来表明，即准备依凭抵抗来恢复理性力量，这些力量因个体的或社会的病理学而变得畸形了。所有属于批判理论核心圈子的作者们都指望他们的受众对合理阐释、合理解释有一种潜在的兴趣，因为只有通过恢复一种完好的合理性方能实现摆脱痛苦的愿望。现在，正是这一有风险的假设允许一种不同于马克思主义传统所提供的理论与实践关联：批判理论家们与他们的受众所分享的，不是共同目标的空间，也不是政治计划的空间，而是潜在共有的根据的空间，这个空间通过合理洞见，保持着改变已然陷入病理学的当代世界的可能性。当然，在

---

[1] 对马克思的思考，可参见：Habermas, *Theorie des kommunikativen Handelns*, Bd. 2, a. a. O., Kap. VIII. 不过在这里，哈贝马斯在社会病理学理念在生活世界意义上的运用与单纯功能性运用之间摇摆不定。关于这一困难，参见：Robin Celikates, Arnd Pollmann, "Baustellen der Vernunft. 25 Jahre Theorie des kommunikativen Handelns—Zur Gegenwart eines Paradigmenwechsels", in: *WestEnd. Neue Zeitschrift für Sozialforschung*, H. 2/2006, III. Jg., S. 97—113。

这里，也有必要考虑到法兰克福学派单个成员之间的差异；大多数情况下，这些差异在于，通过哪些社会—病理学或人类学假设来证实如下命题：无论社会生活变得如何畸形，个体都保有响应合理论证的能力。在这一点上，霍克海默有这样一种理念，即对情感安全（emotionale Geborgenheit）的早期儿童状况的回忆，保有克服那种服从于单纯工具性支配的合理性形式的兴趣；当然，关于他的思考依然不清楚的是，在何种程度上，这样一种精神的欲力力量应当也同时指向获得一种完好的、未被化约的理性能力这一点。如果将阿多诺的散乱思考汇聚起来，那么可以说，在"模仿的感官"中看到的，不仅仅是一种融化吸收威胁性客体的冲动；毋宁说，在这里，还必须设想一种愿望的取之不尽的残留，这种愿望指的是，在理智上，以一种能够使他者保持其单个实存的方式来掌握他者。[1] 众所周知，在马尔库塞的欲力理论中可以发现这些规定，这一理论涉及的是推动生命的爱欲冲动，这种冲动的审美实现也需要一种"自由理性的有意识奋斗"[2]；然而，这一计划经常遭到如下质疑，即它实际上是否也足够充分地保证一种扩展了的社会合理性概念。[3] 最后，哈贝马斯曾以一种关于人类种族的知识人类学的方式，提出一种"解放兴趣"，它所关注的是一种言谈实践的经验，这种经验在结构上指向无强制性与平等；[4] 之后，虽然这一概念让位于一种不再提出人类学要求的商谈理论，但是却保持了如下假设，即论证言谈实践总是允许个体去响应更好的理由。[5] 所有这些思考都是对如下问题的回答：哪些经验、实践

55

---

[1] Vgl. Früchtl, *Mimesis*, a. a. O., Kap. V, 3.

[2] Marcuse, "Triebstruktur und Gesellschaft", a. a. O., S. 191.

[3] Vgl. Jürgen Habermas, Silvia Bovenschen u.a., *Gespräche mit Herbert Marcuse*, Frankfurt/M. 1978.

[4] Habermas, *Erkenntnis und Interesse*, a. a. O., Kap. III.

[5] Jürgen Habermas, "Noch einmal: Zum Verhältnis von Theorie und Praxis", in: ders., *Wahrheit und Rechtfertigung*, Frankfurt/M. 1999. S. 319—333, 例如: S. 332.

或需要能够不顾社会合理性的畸变或片面化，一直保持对理性实现的兴趣；因为只要当理论能够有根有据地思考这样一种理性冲动，那么它将能够以反思的方式将自身同一种潜在实践关联起来，在这种实践中，为了摆脱痛苦，理论所提供的解释被转化了。因而，如果批判理论不放弃对这样一种兴趣的证明的话，那么它将来就只能以这样一种形式继续存在，从霍克海默到哈贝马斯，它都是以这种形式发展的；如果没有一种"解放兴趣"的现实概念，这种理论计划将没有未来，这一概念将不可根除的核心置于主体的响应能力（这对于批判来说很重要）当中。

凭借这最后的思想，构成了批判理论遗产之核心内容的那些主旨的展开，已经获得了一个实质性的结论。前面所展开的体系性理念的次序形成了一种思想上的统一体，我们不能简单地、不计后果地将某个单一环节从这个统一体中剥离出去；只要不放弃将批判理论理解为一种历史地发挥作用的理性的反思形式，那么也就不能轻易放弃一种合理普遍性的规范性主旨、一种理性社会病理学的理念以及一种解放兴趣的概念。不过，同时要指出的是，今天，在这三个思想环节中，没有哪个还能以法兰克福学派成员最初所提出的理论形式保持下来；如果它们依然应当发挥它们曾经试图发挥的作用的话，那么它们全都需要进行概念上的革新，并要与我们的知识现状相调和。因此，留给 21 世纪批判理论继承者们的任务领域就被勾勒出来了。

（侯振武　译）

谱系学条件下的重构性社会批判

——论法兰克福学派中的"批判"观念

　　强批判与弱批判之间的对置，在今天流行甚广，人们对此已习以为常；这种对置不过表现了某种无助的尝试，即将一个高度分散的讨论置于一个非常简单的"公分母"之上。多年以来，即自从马克思主义不再作为自主的理论以后，如下问题就从极为不同的视点而被讨论，即离开其历史哲学的"借贷"（Anleihen），马克思主义将如何可能为一种对自由—民主社会的批判性探究找到一个适当的立足点。在此，一方面是社会理论的质料性（materiale）问题扮演着很重要的角色，这些问题本质上与这样的尴尬处境相关，即在西方高度发达的社会的制度框架之外，很难给出一个可欲同时又高效的社会框架可供选择。但另一方面，在上述争论中，哲学问题也扮演着一个非凡的角色，这些问题似乎常常具有一种十足的方法论上的特征；也就是说，在此如下问题处于中心位置，即一个立足点应该如何描述并得到辩护，由这个立足点出发，社会及其制度上的实践才得到在理论上有意义的批判。

　　这个争论中的规范性部分的启发，已经由一系列的哲学出版物给出了，在那里，出于检验传统的社会批判模式之故，语言分析哲学的解释学转向也被采纳进来；只要回忆一下诸如理查德·罗蒂（Richard Rorty）、迈克尔·沃尔泽这些不同的作者就足以标明发生这样一种修正的大致潮流。尽管这两位作者的论证过程存在着巨大的差异，但是在他们那里都存在着同一种类型的根本论证：对制度秩序或者特定的社会实践的任何一种规范性批判，总是已经预设了被批判的那个社会中占统治地位的道德文化的某种肯定性的东西，这对于二者来说都是论证的前提；因为如果没有这样一种与向来先在的价值视野的认同，那么批判者便没有能力将某个可能被社会其他成员视作不公正的事物确定为社会的弊病。而那种试图将地方性习以为常的道德视域悬置起来或者试图将其超越的社会批判形式则相反，由于其基于激进的、普遍主义的道德原则，不得不采取一个过于疏远的视角，以使其受众（Adressaten）难以理解；从而它又总是陷入这样的危险之中，即抱怨一种精英的特别知识，说这些知识轻易就出于操纵的目的而被误用。从这个思考过程相应地得出的结论就是，只有一种与背景相结合着的"弱"社会批判形式才呈现出一种在哲学和政治上都合法的计划，而任何超越于背景的"强"社会批判类型则不得不带来家长制甚至暴政的危险。

现在当然可以说，在这里仅仅是概括性地复述出的争论必定给那些试图继续依托于法兰克福学派的遗产的所有思想进路提出了巨大的挑战。前面提到的这几位作家试图将马尔库塞的《单向度的人》或者《启蒙辩证法》阐释为一种在社会上变得毫无地位的强社会批判的范例，因此他们频繁地涉及了这个传统的代表人物；不仅如此，更为严重的是这样的情况，即这一学派的许多著作事实上都给人以这样一个印象：要远离当前社会的体制秩序，以至于他们的批判在规范性方面孤立无援，从而必然距陷入一种总体化的意识形态嫌疑只有一步之遥。因此，在今天几乎没有什么比尽快把这种过时的社会批判模式置之一旁，以进一步避免被抱怨为精英的特别知识的风险更为突出的了。但是在我接下来致力于为这种经典的批判模式做出一种捍卫的时候——在我看来这个模式当然在哈贝马斯那里还起着部分的作用——我还是有如下保留意见，在此我想先行点出来：首先我认为这涉及的是对这种批判类型的理想形式的重构，而非其在法兰克福学派的某一单本著作中的贯彻；我感兴趣的是这个问题：在其整个计划的实施在我看来已经意义不大的情况下，其背后的核心理念在今天是否还是可以得到捍卫的？这在某种意义上已经关联到我的第二点保留意见，即下面所做的这种捍卫无论如何不能作如是理解，好像它与对社会理论的质料性内容的认可是结合在一起似的；毋宁说我属于那种对法兰克福学派的历史哲学和社会学的基本假设已再也站不住脚了这一点毫不怀疑的人。我想在我的重构努力中采取如下步骤，首先第一步是通过对沃尔泽的图式做轻微的，但是关键性的修改，以区分出社会批判的三种类型；在这条道路上我将表明，只有也将由尼采实际提出的"谱系学"一并囊括进来，在今天对不同批判模式的比较才算是完备的（一）。在这个背景下，我接下来想阐明，与黑格尔左派传统之间的纽带从一开始使得法兰克福学派成员理所当然地走上了一条内在的、阐释性的道路，或者如我所说，一条"重构的"道路；当然，这里需要超出沃尔泽关于规范性地重构既定社会的不同方式之间的区分，以能够标示出批判理论代表人物的特殊意图（二）。但是直到我的这个简短评论的最后一步才表明，社会批判模式的真正关键点在何处——法兰克福学派成员至少都追随这一模式的理念；也就是说我打算在这里表明，在处理国家社会主义的经验的过程中，一种元批判的视点被嵌入到重构行纲领之中，这个视点得益于其对尼采谱系学的包容。黑格尔与尼采的这种融合的结果是这样的社会批判观念，在其中对既定社会关系的内在批判被置于谱系学保留的前提下，就是说其曾主张的规范或者原则可能早已失去其原初的意义内容了（三）。

60

一

在其著作《批判与常识》中，沃尔泽在社会批判的诸多模式之间做了区分，这个区分为我们的提问提供了一个理想的入口。[1]沃尔泽确信，不同进路之间的差异可以就此得到衡量，即它们各自是借助何种运作来获得其关于基础性规范和原则的主张的；基于这样一个标准，那么我们应该可以举出三种界限分明的社会批判形式，它们依次对应着三种运作："启示"（offenbarung）、"发明"（Erfindung）和"阐释"（Interpretation）。这其中的第一种类型指的是所有这样的社会批判进路，它们基于某种宗教或者认知上的明证性的经验，以能够突进到一种当今社会难以接近的有普遍约束力的价值的领域；因此它显而易见地是一种柏拉图主义，它分别为各种理想或者原则给出哲学史的背景，从这些理想和原则出发社会状态就应当受到一种已得证明的批判。或许今天的知识界还会呈现出这样的趋势，即重新推动这样一种柏拉图主义，但接下来我将不再考虑这种社会批判类型，因为它在哲学上对我来说无关紧要。相反，意义最为重大的是第二种社会批判模式，沃尔泽用"发明"这一名称来刻画其奠基性的论证方法；它指所有这样的进路，即以一种普遍有效的运作的设计为出发点，这种运作现实的或虚拟的实施据说会导向获得证成的规范。为了使用一个不太有争议的名称，我接下来打算将这种运作称作"建构"，并且将它作为当今最具影响的社会批判模式来处理。在与这种进路的对照中，沃尔泽提出他的排序中的最后一个模式，即"阐释"的运作；当然，在他本身的预设前提的背景下，这必定被他解释为社会批判的坦途（Königsweg），从而被称为某种无异于一度被叫做"内在批判"的东西，即使现在它大力加重强调的是对一种预先给予的价值或理想的创造性开拓的解释学维度。由于某些在我的下一步论证中将得到阐明的原因，这样一种批判运作在我所偏好的术语表中将不是被称为"阐释"，而是被称为"重构"（Rekonstruktion）；并且正如在沃

61

---

[1] Michael Walzer, *Kritik und Gemeisinn*, Berlin 1990；另外参见：ders., *Zweifel und Einmischung. Gesellschaftskritik im 20. Jahrhundert*, Frankfurt/M. 1991。

尔泽那里一样，它指的暂时仅仅是这样一种努力：在对被固定在既定社会的社会实践中的道德规范进行重构的道路上，获得社会批判的规范性基础。

从而，我们从对沃尔泽的建议的这种思考中得出的，是对两种社会批判模式的暂时性区分，这两种模式在今天传播范围相对广泛，并且似乎占有着某种特定的合法性。当前占统治地位的无疑是这样的进路，它们选取"建构"的途径作为其论证的手段；若只举出当代最为显著的例证，那么就指向罗尔斯的早期正义理论，在这个理论中，在一种理想的初始状态的虚拟条件下，一系列能获得普遍赞同的原理被证明了，接着它们便被运用于对一个社会的制度秩序的批判之中。[1]第二种进路，即"重构"的进路与第一种批判模式相区别，这在本质上是由于，只有在既定的社会秩序中已然以某种方式获得了其形态的原则或者理想，才被视为一种社会批判的合法性资源，它们在既定的社会秩序中已然以某种方式获得了其形态；所以，规范性要求或者理念在这里就应该在社会现实自身的内部得到重构，这些要求或者理念的超越性特征从而就允许先在的社会秩序受到一种得到证明的批判。即使沃尔泽在刻画这种进路的特征时专注于阐释的解释学维度，也不应该忘记，马克思的意识形态批判恰恰属于它在历史上的先行者；受黑格尔的康德批判的触动，马克思通常也借助于这样的观念来运作思想，即既定社会关系的坏的现实必须能够在规范性的主张上得到衡量，这些要求同时作为理想已经在这个社会的制度上有所体现了。如果一种"重构"的社会批判进路包含这一系列不同的版本，那么它们之间的区别必须进一步才能阐明。

现在看来，要将当前思想中碰到的社会批判的所有实际模式都包括进来，"建构的"和"重构的"运作之间的这种区别无论如

---

[1] John Rawls, *Eine Theorie der Gerechtigkeit*, Frankfurt/M. 1975.

何都是不够的。在此我根本没有注意到这种思辨的进路，它试图通过展开一种彻底新的、至今尚未成型的价值视域来达到对社会的批判；或许在这类情况下所涉及的的确仅仅是沃尔泽所谓的"启示"的更加世俗化的版本。不，我首先想起的是在福柯的著作中发现的那种社会批判运作，在其中他直接以实证主义的方式，揭示了一种规范性理想变迁为侮辱人格的规训的社会实践的过程；[1] 我们在这里并不涉及观念与现实之间的意识形态批判上的对峙，而是将社会暴露为这样一种社会性的发生过程，它从来都缺乏那种纯粹通过可信赖的理想来进行的规范性辩护。在我看来，将这样一种运作作为社会批判的第三种模式来处理并将其回溯到尼采，称其为"谱系学"，是有意义的；它指的是以这样的方式来批判社会秩序的努力，即历史地证明，社会秩序决定性的理想和规范在何种程度上已被培育成了一种规训和压迫实践的合法化。[2] 当然，后一种表述已经表明，谱系学的暴露这种运作往往需要一个附加的步骤，在其中一般的社会规训或者政治压迫为何会呈现出一种道德上的恶，这一点会得到规范性地证明。在这个意义上，谱系学在某种程度上是一种寄生性的批判运作，因为它依存于一种它自身不能给出或者无能力完成的规范性证明的前提。

63

　　如果从这个导引性的思考引出结论，那么我们就获得了对社会批判的三种不同模式的区分；按照在这些模式中分别优先采取的运作方式，它们可以以这几个概念来依次标示，即"建

---

[1] 例如参见：Michel Foucault, *Überwachen und Strafen. Die Geburt des Gefängnisses*, Frankfurt/M. 1976。

[2] 关于这种批判模式的讨论，参见：Samantha Ashenden, David Owen（Hg.）, *Foucault contra Habermas. Recasting the Dialogue between Genealogy and Critical Theory*, London 1999；Axel Honneth, Martin Saar（Hg.）, *Michel Foucault. Zwischenbilanz einer Rezeption*, Frankfurt/M. 2003, v. a. Teil III；Matin Saar, *Genealogie als Kritik. Geschichte und Theorie des Subjekts nach Nietzsche und Foucault*, Frankfurt/M./New York 2007。

构"、"重构"和"谱系学"。我们已经看到，建构的进路涉及的是这样的努力，即借助于一种能获得普遍赞同的辩护性运作（Rechtfertigungsverfahren）来获得规范性原理，从这些原理出发，一个社会的制度秩序就可以得到有根据的批判；相反，在重构的进路中进行的是这种努力，即在社会现实的制度和实践本身中揭示其规范性理想，它本身就能够适用于对现存的现实进行批判；最后关于谱系学的进路则可以说，社会现实在这里应该得到批判，是因为它的规范性理想被证明是必然会转化为巩固统治的实践。在我看来，以这种系统性区分为背景，就有可能在下一步涉及这个问题，即哪一种社会批判理念是法兰克福学派的基础。

二

64

依据前面所述的内容，粗略一瞥就足以确定，批判理论的代表人物自始至终所遵循的是何种社会批判类型。他们的哲学来源太过扎根于黑格尔左派传统，以至于他们未能参与可追溯到康德的程序性的规范论证思路，霍克海默、阿多诺和马尔库塞一直致力于在一种重构的途径上来对他们的社会批判进行论证；马克思的意识形态批判这个主导典型从一开始就说，在社会现实本身中必定能够找到规范性理想的踪迹，借助于这个规范性理想，资本主义的现实就能够得到有根据的批判。早在霍克海默于1937年用以区分传统理论与批判理论的那篇纲领性文章中，其方法原则已经被确凿无疑地提出来了，从此开始这个原则将规定着研究所的工作：既然必须意识到批判理论与传统理论进路之间不仅在社会产生背景而且在政治运用背景上的差异，那么它应该代表某种历史过程的自我反思，而且被酝酿为批判的规范和原则只能是这样的规范和原则，即它们已经以某种方式被固定在历史的现实之中了。[1]法兰克福学派的成员们也再没有脱离过这条方法上的定理（Lehrsatz），尽管后来陆续发生过转向和历史哲学的修正；包括哈贝马斯，即使他有意识地靠近康德主义，直至今天他还是保持着对这条定理的忠诚，与罗尔斯不同，他努力将程序合理性作为话语性的论证实践转移到社会的再生产之中来。当然，哈贝马斯的证明策略恰好表明，批判理论进路中的"重构"所指的内容要比在沃尔泽那里表现为一种地方性（lokal）操作的社会批判的理想要丰富；这种批判的运作恰恰应该是左派黑格尔主义的，而不仅仅是解释学的。由此提示的差异稍后必须得到阐明，以突出时至今日仍标志着法兰克福学派的批判模式的第一种独特性。

　　社会批判的任何重构性运作自然都要面对这个问题，那就是它由自身出发不可能证明，是什么使得在本身的文化中被选为参照点的诸多理想在规范性上是值得捍卫和希望的；也就是说，那些在一个既定社会的价值视域中被偶然发现的道德原则，最初缺少任何的保证，以对所有的社会成员都同样有效。在这个意义上，在这样一种内在运作的情况下——与谱系学那里无异——总是还需要一个补充的步骤，通过这个步骤才能够证明，为何本身文化中培育出的理想会拥有规范上的有效性。这是一个关键点，就此在重构性模式内部就出现一系列的可选项，从而其各种不同的版本就成为可能：沃尔泽信赖解释学的阐释，想在任何人类文化中找到一个人们总是能够与之创造性地建立联系的交互性规范（Reziprozitätsnorm）的道德最低限度，[2]而批判理论则利用一种理性概念，这个概念被认为

---

[1] Max Horkheimer, "Traditionelle und kritische Theorie", in: *Zeitschrift für Sozialforschung*（reprint: Muenchen 1980）, Jg. VI/Heft 2, 1937, S. 245—294；另外参见：Max Horkheimer und Herbert Marcuse, "Philosophie und kritische Theorie", ebd., S. 625—647。

[2] Walzer, *Kritik und Gemeinsinn*, a. a. O., S. 37.

能够为内在地培育出来的理想在规范上的有效性奠定基础。这里这个出发点展示了左派黑格尔主义的前提，按照这个前提，社会的再生产被贯彻为社会实践的诸多形式，在这些实践中，人类的理性成就得到了体现；关于这个理性成就，还要进一步假设，它们就是根据在社会行动的关联下的一个学习过程逐步实现的进步而展开的；从而，在社会再生产的任何一个阶段上，人类的合理性都预设了一个更高的、发展了的形态，以至于人类历史在总体上能够被说成是理性实现的一个过程。这个仍然不完全错误的基本设定现在构成了一个理论背景，在这个背景下，批判的重构性运作就获得了一种完全不同于沃尔泽的阐释的意义：因为现在规范性的重构必须意味着，在既定社会的社会现实中揭示出规范性理想，由于这种规范性理想扮演着社会理性的化身，因而提供了一种得到论证的批判的参照点。在法兰克福学派的左派黑格尔主义中，任何社会批判的内在形式都会提出的论证问题通过插入一种社会合理化概念而得到解决：一旦能够表明，现在的理想体现了理性现实化过程中的一种进步，那么就可以得出一个得到证明的、用来批判既定社会秩序的尺度。

现在有一点是毫无疑问的，即法兰克福学派第一代将这种极端苛刻的批判纲领付诸实施的尝试已经失败了；在劳动行为类型上的片面倾向阻碍了他们提出一种社会合理化的构想，这种构想能够将道德有效性构件以有说服力的方式包摄进来。[1]但是这里所涉及的并不是黑格尔左派的批判模型的各个特殊版本，而是其方法结构。我们已经看到，对此起决定作用的，是内在批判运作与超越语境的合理性概念之间的一种特殊的连接：对社会批判可以以那种内在于既定社会秩序的理想为支撑，同时可以合理地证明这些理想是

---

[1] Vgl. Axel Honneth, *Kritik der Macht. Reflexionsstufen einer kritischen Gesellschaftstheorie*, Frankfurt/M. 1985, Kap. I.

社会合理化过程中的进步的表现。在这个意义上，法兰克福学派的批判模式即使不是预设了一种历史哲学，也是预设了人类合理性的一种定向发展的概念；[1] 在这样一个苛刻的理论纲领下，我认为几乎无法谈论批判理论的具体的同一性，一种能够将其与社会批判的其他进路区别开来的同一性。但无论如何，目前为止所说的黑格尔左派的遗产从未穷尽法兰克福学派的批判模式；毋宁说，它又加入了一个可以被理解为谱系学装置的理论构件。借此我们就进入我的思考的第三点，也就是最后一点。

三

的确，在根本上是德国纳粹主义的令人崩溃的经验使得法兰克福学派的成员产生了怀疑，怀疑那种为批判而召唤来的理想是否还在实际上拥有其最初被理解的那种意义内容。在此之前他们都坚信不疑，以规范的方式重构的社会现实原则同时拥有一种坚固的意义内核，这个内核也决定着这些原则的实践运用关系；但现在，国家社会主义统治体系的建立表明，在这同一种理想的社会有效性之下，也可能发展出一种社会实践，其偏离这些理想最初的道德意义内涵已经非常遥远。为了理解这种必然在历史影响下产生的怀疑在方法上的地位，我们需要在此对黑格尔左派的批判纲领的前提进行简短的回忆：我们已经看到，在其中一个既定的社会秩序应该受到规范性原则的批判，这种规范性原则一方面是作为理想预先内在于社会现实的，但另一方面它也呈现为社会合理性的化身；然而，这里往往预设了，这些原则拥有一种意义内涵，它足够固定以至于不

---

[1] 关于我在这样一种进步观念方面的思考，参见收入本书的文章：Axel Honneth,
"Die Unhintergehbarkeit des Fortschritts. Kants Bestimmung des Verhältnisses von
Moral und Geschichte"。

会受到社会误用的侵害。为了公正对待国家社会主义的历史经验，现在这第二个前提必定会遭到批判理论的怀疑：规范性理想和原则的意义内涵被证明要比其在最初的批判纲领中看起来那样要疏松得多，不确定得多，脆弱得多。其相应的后果是，一个道德规范也许并非是从自身出发来规定它可以如何运用；毋宁说，其意义内容也很可能由于一些无法觉察的含义偏移而发生转变，即它最终失去了当初为其产生奠定基础的规范性内核。

考虑到这个推论，在 20 世纪 30 年代末，批判理论内部发生了一种向尼采谱系学的系统性靠拢，这点就不再有什么奇怪的了；[1]因为在尼采道德心理学著作的最好的部分，他准确预见到了法兰克福学派成员在流亡期间提出的理论顾虑。尽管如此，霍克海默、阿多诺和马尔库塞并非简单地用我在第一部分提纲挈领地勾勒出的那种谱系学批判理念来替换黑格尔左派的批判纲领；如果我的所见是正确的，那么他们毋宁说是将谱系学作为一种元批判视点嵌入他们的重构性模式。从黑格尔与尼采的这种综合所得出的一种社会批判模式，或许可以用极其简要的语言来做如下描述：任何在一个社会合理化过程的前提下进行一种社会内在批判的努力，都包含着研究道德规范的实际的运用语境的谱系学计划；因为离开这样一种历史性检查的附加环节，批判就不能保证，被其培育出的理想在社会实践中是否还拥有最初曾经作为其标志的规范性含义。在这个意义上，启蒙辩证法所教导的那种社会批判就从两个方面同时将它所使用的规范包摄进来：一方面，它们必须符合作为体现在社会中的理想的标准，这些理想同时也是社会合理化的表达，另一方面它们必须在这方面也是经过检验的，即它们在一般的社会实践中是否还拥有其原初的含义内容。因此在今天，若不同时也在一种探测器的

---

[1] 典范性的例子参见：Theodor W. Adorno, Güenther Anders, u. a., "Diskussionen aus einem Seminar über die Theorie der Bedürfnisse" (1942), in: Max Horkheimer, *Gesammelte Schriften*, Bd. 12, Frankfurt/M. 1985, S. 559—586。

意义上使用谱系学的研究，以探测其主导性理想在社会上的含义转移，那么就没有任何一种社会批判是可能的。

在我的思考结束时，出现的是这样一个具有刺激性的事实状态，即批判理论将前面的所有三种不同的模式以某种方式统一起来：一种批判性立足点的构成性奠基应该由一种合理性观念来做出，这个观念在社会合理性和道德有效性之间产生出了一种系统性的连接；对于这种合理性潜力，则应该以重构的方式来揭示，即它以道德理想的方式规定了社会现实；而这种道德理想又应该反过来受制于谱系学的保留条件，即其原始的含义内容很有可能在社会上发生了甚至不可察觉的转移：我担心，在其非常非常高的要求标准的下面，批判理论的社会批判理念曾经所指的东西在今天恐怕得不到捍卫了。

（谢永康　译）

资本主义生活形式的面相学

——阿多诺社会理论概要

那些为了把握阿多诺的资本主义分析，而仅仅局限于其社会理论文章和论文的人，从一开始就被误导了；而如果相信阿多诺的社会概念要素一般而言只能在一种描述性和说明性的理论形式下才能获得，那么这些人也同样是错误的。的确，阿多诺自身一再地着迷于用这种方式来言说资本主义社会的结构变迁，即似乎事情涉及的是一种说明性理论的部分；关于"晚期资本主义还是工业社会？"的报告，以及写于 20 世纪 40 年代早期的"对阶级理论的反思"，[1] 就是这种倾向的例证。但是，阿多诺的这些文章中所包含的所有内容，不仅信息贫乏，而且特别没有启发性，从而简直就是独断的；这首先给人一个印象，似乎一种功能主义的说明取代了清晰的分析，在这种说明中，个人的精神、文化或者法权仅仅承担着执行资本主义应用命令（Verwertungsimperative）的功能。[2] 若被

---

[1] Theodor W. Adorno, "Spätkapitalismus oder Industiegesellschaft？", in: ders., *Gesammelte Schriften*, Frankfurt/M. 1997, Bd. 8, Frankfurt/M. 1997, S. 354—370; ders., "Reflexionen der Klassentheorie", ebd., S. 373—391.

[2] 这样一种批评是我在《权力的批判》（Axel Honneth, *Kritik der Macht. Reflexionsstufen einer kritischen Gesellschaftstheorie*, Frankfurt/M. 1989, 2. Aufl., Kap. 3）中提出的。虽然我确信，这个最初的批评在对一个特定的、当初对我而言关键性的视角奠定基础的过程中是需要全面维持的，但我们在本文中将提供一种替代性的阐释，因为我已经不再将阿多诺的社会理论解释为一种说明性的理论，而是一种解释学性质的规划；由于这样一种看法的改变，旧的责难就失去了其有效性基础，因为其理论的要素必定不能再被理解为社会学的说明进路，而必须被理解为对资本主义生活形式进行一种理想型的解释的微小部分。

理解为某种说明性理论的要素，那么这些社会学论文缺乏对社会行动领域的本来意义的任何关注，缺乏对价值的革新力量的任何觉察，缺乏对亚文化的阐释模式的阻力（Widerständigkeit）的任何敏感。从而，阿多诺的社会理论在学生运动销声匿迹之后很快就决定性地失去了其影响，这就毫不奇怪了；在法兰克福纪念阿多诺诞辰 80 周年的学术会议上，关于其社会学著作的论文就已得出了相对怀疑的结论，[1]紧接着在由后马克思主义和系统理论影响的理论景观（Theorielandschaft）的防滑细沙*中，这些论文便销声匿迹了。

　　当然，这种误解是从出发点上就埋下种下了的。将其著作的社会学部分视为一种被分选出的说明性社会分析理论计划，不仅仅意味着祛除了其与哲学和美学之间的内在关联；这导致的后果不仅仅是，通过暗示了阿多诺的社会学与复杂得多的社会理论之间的可比较性，从而产生了二者之间的虚假竞争。人们甚至忽视了如下情况，即前后一贯的阿多诺也打算将其社会学分析仅仅理解为关于一种社会历史灾难的解释学的一部分，在 1933 年的入职讲座上，阿多诺已明确看到这种解释学是其自身理论的目标。[2]通过社会学分析的应用，解释性地（deutend）揭示历史现实中物化的第二自然中规定性的行动和意识的形象，以揭露这个物化的自然，这是从

---

[1] Ludwig von Friedeburg, Jürgen Habermas（Hg.）, *Adorno-Konferenz 1983*, Frankfurt/ M. 1983, Kolloquium Gesellschaftstheorie（mit Beiträgen von Helmut Dubiel, Hauke Brunkhorst, Christoph Deutschmann, Alfons Söllner）, S. 293—350.

　*　原文为 Streusand，是撒在冰面（Glatteis）上的防滑细沙，这是作者的一个比喻。作者认为阿多诺的社会理论难以切中现实社会，所以就如同在冰面行走，难免滑倒，并在冰面上留下痕迹（Spur）。后马克思主义和系统理论意识到了这个问题，并撒上防滑细沙，但作者认为这样非但没有解决问题，反而掩盖了阿多诺滑倒（失败）的"痕迹"，所以作者主张要回到阿多诺的社会理论本身来为其寻找出路。——译者注

[2] Theodor W. Adorno, "Die Aktualität der Philosophie", in: ders., *Gesammelte Schriften*, Bd. 1, a. a. O., S. 325—344.

一开始就与阿多诺的工作紧密相连的核心意图；并且之后再没有放弃这个解释学的意图，即使在他后来迫于学科归类的压力去撰写社会学或者社会理论的论文的时候也是如此。因此，他的资本主义分析并不是说明性的理论，而是关于一种错误的生活形式的解释学；然而，在说明性要素的方向上指出的东西，例如精神分析理论或者文化工业论题，仅仅具有这样的功能，即以假设的方式说明那种规定性的行为和意识模式的发生，社会学分析本质上涉及的就是对这些模式的精确把握。

₇₂

　　如果将这个意图置于阿多诺社会理论的中心，那么其著作的个别部分之间的关联就一下子改变了：传统上被解释为一种形而上的历史哲学的残余的东西，承担着对那种第二自然的产生进行一种谱系学阐释的任务，资本主义中物化的、固化的生活关系即被描述为第二自然；几乎所有一切都要归功于就此勾勒出的资产阶级社会的发病机理，如阿多诺也愿意承认的那样，即卢卡奇的物化分析（一）。相反，用作者的话说，那些社会学论文必须被理解为一种社会现实的"面相学"的贡献；阿多诺将这个反复出现的主题词式的表达联结到如下意图之上：对社会现实的规定性的行动形象进行这样的解释，使它们可以被理解为资本主义生活形式的深入其身体—姿态之中的表达形态（二）。最后，阿多诺的社会分析包含着第三个层次，它的艰巨任务是，对这个固化的、物化的现实的一种转变的可能性保持意识："紧接着现实形象的构建的"，阿多诺在就职演讲中已经说过，"总是对其进行真正改变的要求"。[1] 阿多诺借助弗洛伊德的精神分析以表明，在精神的痛苦和冲动的反应中，总是有一种不受限制的理性活动的兴趣沉睡着，这种兴趣的现实化指向一种人性的生活形式（三）。下面我将依次重构其社会理论著作的这三个层次；我的兴趣焦点是，试图检验在当下对阿多诺的资本主

_____

[1] Ebd., S. 338.

义分析进行捍卫的可能性。

73　　　　　　　　　　　　　一

　　阿多诺毕生从未放弃的一种自然历史的唯物主义解释学的理念，是在与本雅明的思想交流中获得的；[1]但是与本雅明不同，他早就为这个理念给出了一个合理性理论的转折，决定性地指向德国唯心主义的理性概念。[2]在这两位作者看来，正如他们的许多同时代人一样，卢卡奇的《历史与阶级意识》[3]中关于物化分析的报告是知识分子的一种关键体验；这篇不到一百页的文章对这一代人——他们处于一战的阴影之中，面对着资本主义社会瓦解的影响——哲学思想的形成的影响，怎么估计都不为过。[4]商品交换的社会扩展必定会导致人类实践的一种扭曲，因为它迫使主体不仅对自然，而且对自身和其互动的伙伴采取一种对象化的态度，这个思想使本雅明和阿多诺都清醒过来；从此开始，他们两人都将现代的历史—社会世界理解为一个固化为"第二自然"的空间，在其中人的关系失去了其透明的、通过实践的理由中介的意

---

[1] 另外参见：Walter Benjamin, "Über das Programm einer kommenden Philosophie", in：ders., *Gesammelte Schriften*, Bd. II. 1, Frankfurt/M. 1977, S. 157—179。

[2] 关于这个差别，另外参见：Jürgen Habermas, "Walter Benjamin. Bewußtmachende oder rettende Kritik", in：ders., *Philosophisch-politische Profile*, Frankfurt/M. 1981, 3, erweitere Aufl., S. 336—376。

[3] Georg Lukács, "Die Verdinglichung und das Bewußtsein des Proletariats", in：ders., *Werke*, Bd. 2, Neuwied/Berlin 1968, S. 257—397.

[4] 就此另外参见：Martin Jay, "Georg Lukács and the Origins of the Western Marxist Paradigm", in：ders., *Marxism and Totality*, Cambridge 1984, S. 81—127。现在也可参见我的一个现实化尝试：Axel Honneth, *Verdinglichung. Eine anerkennungstheoretische Studie*, Frankfurt/M. 2005。

义，因为它们已经融化为了单纯的"自然事件"[1]。关于哲学从这个历史性的境况出发而引出的方法论后果，本雅明和阿多诺仍然是一致的：如果借助于商品形式的蔓延，当代世界沦为了物化过程的一个部分，那么"唯心主义的危机"[2] 就不能通过齐美尔的生命哲学，也不能通过胡塞尔的现象学，不能通过海德格尔的此在分析，也不能通过舍勒的质料的价值分析来克服；因为，上述思想潮流的基本概念中（如果允许这样简化的话）本就缺乏历史性的事实，由于它们没有考虑到那种作为社会结构转型的核心后果的意义丧失（Sinnentleerung）。为了足以应对这种社会事物向自然的回归，反而需要的是一种哲学方法，它首先将社会事件作为其所曾是的那样来观察：它是一种盲目的、已变得不可理解的事件关联（Ereigniszusammenhang）；本雅明和阿多诺在这一点上是一致的，资本主义的这个扭曲原意的（sinnenstellte）"自然"唯有通过一种特别形式的解释学才能被破译出来，它使既定的经验材料变化为可能的星丛（Konstellation），直至在由此产生的思想形象中展示出一个与客观意义内涵相连的代码。

　　当然，关于这个解释学观念具体指的是什么，这两位作者从一开始就在争论。众所周知，本雅明青睐这样一种观点，即那种有意义的思想形象的产生本身可能是集体无意识的一个产物，在这个状态中包含着一种图像性想象的远古的（archaische）潜能；从而在他看来，只需要对这种梦一般的图像进行方法上的重构，以获得那种引起了资本主义社会生活中的商品拜物教的晦暗秘密的踪迹。[3]

---

[1] Adorno, "Die Aktualität der Philosophie", a. a. O., S. 355.

[2] Ebd., S. 326.

[3] 典范性的表述参见：Walter Benjamin, "Charles Baudelaire. Ein Lyriker im Zeitalter des Hochkapitalismus", in: ders., *Gesammelte Schriften*, Bd. I, 1, a. a. O., S. 509—690；总体上参见：Axel Honneth, "Kommunikative Erschließung der Vergangenheit. Zum Zusammenhang von Anthropologie und Geschichtsphilosophie bei Walter Benjamin", in: ders., *Die zerrissene Welt des Sozialen*, erw. Neuausgabe, Frankfurt/M. 1999, S. 93—113。

相反，在阿多诺看来，解释的哲学任务则完全是另一种情况，他与
75　解释学方法的距离既近又远。阿多诺比本雅明更加接近解释学，是
因为与本雅明不同，他更倾向于这个观点，即对于被歪曲、被掩蔽
现实的解释完全是阐释者的一个理论任务：就像其后来的批判的前
奏一样，他在就职演讲中已经这样说："历史图景并不是单纯的自
身被给予性。它们并非已经有机地处于历史之中；它并不需要任
何直观和直觉才能被觉察到，它们并不是神秘的历史神性。毋宁
说：它们必须是被人生产出来的并且最终只有这样才能合法化，即
现实以无可辩驳的明见性凝结出这些历史图景。"[1]然而，最后一
句话中的"产生"（Herstellung）概念，也已经揭示了阿多诺与同
时代的、很大程度上与狄尔泰有关的解释学之间的整个距离：因为
在普遍化的商品交换的压力下，社会现实已经大范围地变成了无意
向的事件关联，也就不再可能有任何历史地中介了的意义，研究
者能够模仿性地介入其中；毋宁说它要求对"分析性地孤立的要
素进行组合"[2]，以在"不完整、充满矛盾和支离破碎的"[3]社会
文本上最终产生出这样的思想形象，这些形象能够成为历史状态
的客观含义的指示标。阿多诺用以更加切近地标明"解释的编组"
（Gruppierung）[4]这个观念的特征的许多方法论表述，都停留在含
混的状态（indes vage）并因此少有助益；但是他在这个背景下一
再谈论起开创性的"关键范畴"，这个事实可能是一个暗示，表明
韦伯的"理想型"范畴在他的思考中曾起到了作用。

　　其实只需对马克斯·韦伯相应的文本简单一瞥事情就会清清楚
楚：在阿多诺的就职演讲中几乎找不到一个方法论思想不是在《经
76　济与社会》的作者那里已经表达过的。韦伯在"客观性"论文中

---

［1］Adorno，"Die Aktualität der Philosophie"，a. a. O.，S. 314.

［2］Ebd.，S. 336.

［3］Ebd.，S. 334.

［4］Ebd.，S. 340.

表达的内容与阿多诺几乎逐字逐句地吻合，即理想型必须被理解为将大量"散乱、个别的，这儿多一些，那儿少一些，甚至有些地方根本没有的，现存的单个现象……联合为统一的思想图像的东西"[1]；韦伯继续说，这个概念上的建构仅仅具有工具性的功能，因为它通过对"现实的特定要素的思想提升"[2]，也就是对所谓"客观的可能性"的思想提升，旨在让一个过程的"文化含义"成为可直观的。除了文化的含义这个概念之外（对此我们马上还会谈及），韦伯的方法建议与阿多诺的思考完全吻合：包括被后者设想为哲学解释工作的目标的那些"思想形象"，也是那种在经验材料的基础上对现实进行一种夸张的（übertreibend）建构的结果；在他那里，"一种社会分析的要素"，必须以这种方式被编组，以使其关联构成一个形象，在其中任何单个的因素都被扬弃。[3]如阿多诺用与韦伯相同的话说，一种"精确的想象"是这种形象或者"理想型"的概念性建构所必需的，这种想象在这种意义上"超出"了既有的经验材料，即它强调或者忽略置于这些材料中的"特征"，并在总体上重新规整它们；[4]在韦伯那里，相应的思想是这样表达的，即理想型的建构需要一种"想象"[5]，后者将被编组的要素充分地设置在现实中，让这些要素显现为"客观上可能"的东西。并且最后这两位作者在关于研究的实践目标的规定上也是一致的，这个目标应该与这样一种理想型或者形象相关：正如在韦伯那里读到的那样，这些理想型本身并不是"假设"，而是应该仅仅为"假设

[1] Max Weber, "Die 'Objektivität' sozialwissenschaftlicher und sozialpolitischer Erkenntnis", in: ders., *Gesammelte Aufsätze zur Wissenschaftslehre*, 3. Auflage, Tübingen 1968, S. 146—214, 此处所引见：S. 191。

[2] Ebd., S. 190.

[3] Adorno, "Die Aktualität der Philosophie", a. a. O., S. 337.

[4] Ebd., S. 342.

[5] Weber, "Die 'Objektivität' sozialwissenschaftlicher und sozialpolitischer Erkenntnis", a. a. O., S. 192.

的形成""指明方向"[1]，在阿多诺这里关于建构地形成的思想形象是这样说的，它们呈现了这样一些"模式"，"借助于这些模式，理性以检查和实验的方式来接近一个抗拒法则的现实"[2]。后来，在科学理论讨论的背景下，在阿多诺那里出现了许多表述，它们甚至更加强烈地指向了韦伯说过的东西：即对现实的理想型的建构形成了这样一种主导思想，经验的假设的计划必须对准这个主导思想。

但是在阿多诺的方法论思考中，何者是在韦伯"理想型"的论证中扮演着中心角色的"文化含义"概念的对等概念呢？借助于这个问题，我们才挺进到了阿多诺在其就职演讲所阐述的纲领的核心，这个纲领旨在勾勒出一种关于资本主义生活形式的唯物主义解释学的观念。众所周知，韦伯信奉新康德主义，主张理想型的概念服务于对特定进程或现象的文化含义的阐明；"文化含义"在这个背景下指的是超个人的、历史地被给予的价值视点，借助于这个视点，大量混沌的单个资料才以这种方式被组织起来，以这种方式研究，相关的结果束（Ereignisbündel）与行动链条才能被呈现出来。[3]韦伯为了解释的目的而举的例子仿佛直接针对阿多诺后来的例子，韦伯说："人们能够……进行尝试，描绘一种资本主义的，也就是仅仅通过私人资本的使用兴趣所统治的文化的乌托邦。它已将现代物质文化生活本身的单个零散的现成特征组合提升为一种对我们的思考而言没有矛盾的理想图像。这就将是一种对资本主义文化的一种'理念'进行描绘的努力。"[4]如果拟订这样一种广泛的

---

[1] Ebd., S. 190.

[2] Adorno, "Die Aktualität der Philosophie", a. a. O., S. 341.

[3] Vgl. Dieter Henrich, *Die Einheit der Wissenschaftslehre Max Webers*, Tübingen 1952; Michael Schmid, "Idealisierung und Idealtypus. Zur Logik der Typenbildung bei Max Weber", in: Gerhard Wagner, Heinz Zipprian (Hg.), *Max Webers Wissenschaftlehre*, Frankfurt/M. 1994, S. 415—444.

[4] Weber, "Die 'Objektivität' sozialwissenschaftlicher und sozialpolitischer Erkenntnis", a. a. O., S. 191 f.

理想型在 1931 年已无疑是阿多诺的意图，那么他为其给出的有效性基础肯定不是单纯的资本主义使用的文化含义；毋宁说，他在那些年已经大大地确信卢卡奇的物化分析在事实上的正确性，而非基于韦伯的科学理论的文化透视主义（Perspektivismus）。阿多诺对他关于资本主义"第二自然"进行的建构的、理想型的解释纲领所做的辩护，与此完全不同，并且是基于黑格尔式的前提的：借助卢卡奇，他确信，人类的理性教养过程被商品交换的普遍化以如此深刻的方式打断了，以至于资本主义下的生活关系整体上采取了在所有方面都物化了的形式；主张这样将社会事物回溯到似自然的关系，不是接受某种价值视角的结果，而是由所有其他的传统理论进路的失败这一事实得出的。正如卢卡奇或者霍克海默一样，在阿多诺看来，同时代的哲学和社会科学危机的主题扮演着一个辩护机关的角色：因为所有历史上既有的思想构想都被认为在把握现代生活方式的独有特征这一点上系统性地失败了，那么我们便以排除法表明，只有对物化现象的解释学进路在理论上是合适的。所有后唯心主义理论在这种同样地涉及当代任何主体的现象上的必然失败的证据，为阿多诺从其本身立场的优越性出发提供了一个充分的理由。

但在他的解释学进路的黑格尔主义前提中，首先有一点意义重大，即这些前提迫使他走向一种社会状态与理性把握之间直接的平行主义。这种等同并非轻率的冒险，因为他必须表明，物化的社会病理学与人类理性能力的扭曲是内在关联着的。尽管卢卡奇在他自己的研究中已经在这个方向上做出了推进，因为他打算将客观化行动理解为对全面的实践的一种破坏，通过这种实践，人类作为具有理性天赋的存在物被内嵌在一个本身是合理的现实之中；[1]但是基于其理性唯心主义的前提，阿多诺的确从未实际地同意这个观念，

[1] Lukács, "Die Verdinglichung und das Bewußtsein des Proletariats", a. a. O., S. 301, 307, 327, 338, 385 f.

因此他总是一再地尝试进行一种独立的奠基。在其著作中的很多地方，阿多诺提供一些进路来说明，为何商品交换的普遍化同时应该意味着人类理性的一种扭曲，在我看来那些借助于"模仿"概念的操作仍然是富有成效的。在《最低限度的道德》（"黄金鉴定"）的第 99 节的长格言中，有一个简明扼要的句子，可以发挥相应理论的钥匙这个功能："人类不能摆脱模仿：一个人只有在其模仿另一个人的时候，才成为人。"[1]另外，这个地方与新近的社会人类学的观察是相符合的，在社会人类学中，模仿同样地被赋予了一种对人类精神发展而言的核心意义；[2]由这个地方出发，就可以重构出阿多诺为何将商品交换的物化同时视为理性扭曲的原因：只有通过模仿性的行为，通过这种被阿多诺回溯到最初的亲切关照这种情感行为的行为，[3]我们人类才获得理性能力，因为我们是在我们的互动伙伴的逐渐被当下化（vergegenwärtigten）的意向性上学会这种能力，也是从他人的视角出发来与这个世界发生关系的；对我们而言，现实性不再仅仅呈现为对适应性反应来说的单纯挑战性领域，而是越来越多地负载着大量的意图、愿望和态度，我们学会将这些视为我们行为的根据。对这种同时从"内部"出发来认识世界的能力，阿多诺并不打算局限在人们之间的行为的领域；相反，他看到了我们特别的、在模仿中奠定基础的理性能力恰恰在于，将没有语言的存在物（也就是物）的适应性目标也作为意图来认识，这些意

---

［1］Theodor W. Adorno，*Minima Moralia. Reflexionen aus dem beschädigten Leben*，Frankfurt/M. 2001，Nachdruck der Originalausgabe von 1951，S. 292.

［2］例如参见：Michael Tomasello，*Die kulturelle Entwicklung des menschlichen Denkens*，Frankfurt/M. 2002，特别是 Kap. 2 und 3；Peter Hobson，*Wie wir denken lernen*，Düsseldorf/Zürich 2003，特别是 Kap. 3 und 4；关于人类思想总体上的这种"模仿的"或者情感—主体间的前提，可参见：Martin Dornes，"Die intersubjektiven Ursprünge des Denkens"，in：*WestEnd. Neue Zeitschrift für Sozialforschung*，H. 1/2005，S. 3—48。

［3］Adorno，*Minima Moralia.* a. a. O.，S. 292.

图要求得到合理性的考虑。从而他确信，任何真的知识都必须将升华为充满爱的模仿的源始冲动保存在自身之中，以能够从我们的合理性结构的视角出发来公正地对待世界。阿多诺现在看到一种行动图式的蔓延与商品交换的制度化紧密相连，这种图式支配着我们人类，具有让我们对他人的意图的合理尊重的能力萎缩的倾向；在他看来，物化意味着人的一个"再中心化"（Rezentrierung）的过程，因为按照交换的尺度，人忘记了从那些意图和希望的角度出发来认识世界，对他来说，这些意图和希望的意义已在模仿之中本源性地升起了。在这个意义上阿多诺有权主张，商品交换的扩张同时呈现出了一个理性变得畸形的过程：在越来越多的行动空间中强制按照交换的行动图式来行动，这种强制要求人们将其理性能力集中到对可利用的给予性的自我中心的计算上来。

　　这是一种理性的社会病理学的观念，它现在就说明阿多诺在其资本主义分析框架之中所进行的理想型的解释运作所应该采取的方法上的切入点（Einsatzort）。[1] 社会关系的再度自然化，也就是那种据说存在于我们的模仿天赋消失过程中的物化，禁止了从参与者的视角通达社会现象领域的内在通道；毋宁说研究者必须满足于一种观察者的视角，社会世界被作为一个意义空洞的事件关联而被给予他，这个关联被进行着有用性计算的单个主体所充满。尽管如此，研究者也知道，陌生的事件被赋予何种历史性的意义，那是客观的意义，因为他能洞察到社会事物退化过程的社会原因；从而他便要争取获得一种适合于简洁地说明社会行为过程的客观意义的方法。这就是阿多诺那里理想型的建构所承担的任务；这些建构通过社会现实的特定要素的概念性提升而产生这样的思想形象，在其中那些通过普遍化了的商品交换而产生的理性病理学被典型地反映出

81

---

[1] 就此参见收入本书的文章：Axel Honneth, "Eine soziale Pathologie der Vernunft. Zur intellektuellen Erbschaft des Kritischen Theorie"。

来。阿多诺在他的著作中执行这一纲领时所采取的名称，是一种资本主义生活形式的面相学。

二

按照前文所述，在阿多诺那里，甚至在社会理论的背景下被称为一种"夸张的艺术"[1]的东西，仅仅归功于一种理想型的概念构造：既定现实的某些特定的特征，通过某种形式的重组以风格化（stilisiert）的方式总结出来，以让理性的社会病理学获得简明的陈述。这样的概念建构所涉及的乃是"解释"，也就是涉及理解的特殊形式，这一观念在这个关联中也获得了一种简洁的意义：一旦借助于相应的阐释功能成功地产生出一个特定的"形象"，同时也就成功地实现了一种解释，因为方法、观点和规则的整个合奏被理解为教养过程失败的征兆。阿多诺的资本主义分析的中心思想中没有一个概念不具有这样一种解释性的特征：社会现象的复多性往往被概括为一个封闭的统一体，一个"形象"，借助于重组，这个形象能够表明，在那些社会现象中总是也涉及我们的源始理性能力的一种畸变的显现方式。阿多诺的资本主义分析无论是在其原理上还是执行上都是一种人类理性的社会病理的深度解释学；那些以理想型的方式纯化和提升了的行为模式（它们使一种纯粹追求交换价值的行动得到陈述），旨在使人们理解资本主义生活方式在多大程度上强迫我们的合理性能力进行一种单纯工具性的、自我中心的运用。就社会分析与理性诊断之间这种极度紧密的结合而言，阿多诺的资本主义理论大概是独一无二的。

---

[1] Vgl. Bert van den Brink, "Gesellschaftstheorie und Übertreibungskunst. Für eine alternative Lesart der 'Dialektik der Aufklärung'", in: *Neue Rundschau*, 1/1997, S. 37—59.

尽管如此，这一特征还没有得到说明，为何阿多诺本人并没有将其资本主义分析理解为真正的解释学，而是理解为我们的生活形式的面相学。"面相学"或者"面相学的"概念在阿多诺的著作中是极其广泛的，它们出现在文学作品阐释中的显著位置，当然也决定性地规定着音乐分析，但是恰恰又有规律地在社会学著作之中重复出现。[1] 起初，这些范畴并没有比迄今为止借助于"客观的"、"唯物主义的"或深度解释学等概念所阐明的内容更多：也就是说，阿多诺的资本主义分析在本质上乃是这样的努力，从那些借助于理想型的建构而风格化的我们生活形式的表面现象推导出其基础特性，即我们的理性天赋的社会扭曲。但是"面相学"这个概念也拥有超出于此的意义，这与阿多诺的信念有关，即精神活动的类型也会在人的身体自然中表现出来：一个人的姿态、表情和他在世界中以及与这个世界在实践上打交道的方式，恰好总是对其理性活动的特殊外形的一种表达，正如理性活动反过来呈现出了针对自然强制的一种反应形成（Reaktionsbildung）一样。因为自然与精神以这样一种方式相互交叠，阿多诺认为社会分析需要扩展其传统的对象领域；不仅是语言表达或者书写文本，而且整个生活形式的物理形态也必须成为那种理想型化的解释的客体，这种解释想要从浅层现象出发穿透到我们的理性的一种畸形的决定性特征之中。从而，将阿多诺的社会分析限制在狭窄意义上的社会学著作上，是错误的；对建筑学中装饰图案的往复的诊断，[2] 以及在《最低限度的道德》

83

[1] 例如参见：Theodor W. Adorno, "Aufzeichnungen zu Kafka", in: *Gesammelte Schriften*, Bd. 10, a. a. O., S. 279；ders., "Karl Korn. Sprache in der verwalteten Welt", in: ders. *Gesammelte Schriften*, Bd. 20, a. a. O., S. 517；ders., "Mahler. Eine musikalische Physiognmik", in: ders., *Gesammelte Schriften*, Bd. 13, a. a. O., S. 193；ders., "Anmerkung zum sozialen Konflikt heute", in: ders., *Gesammelte Schriften*, Bd. 8, a. a. O., S. 194。

[2] Theodor W. Adorno, "Funktionalismus heute", in: ders., *Gesammelte Schriften*, Bd. 12, a. a. O., S. 375—395.

中对姿态片面化的观察，[1]均属于这种社会分析。正如传统的面相学家借助于一种类型化的模版，从一个人的面部特征推出其决定性的特有品性一样，社会分析家同样从社会生活的物理外表出发，借助于理想型的建构，来突出那些让我们能够倒推出生活形式的特征的"形象"。

对阿多诺来说，比其资本主义分析的这种"面相学"特征要关键得多的，当然是这样的意图，即以这样的方式来安排理想型的概念形成，使我们的理性能力的畸形状态从根本上在过度风格化的现象中暴露出来。在阿多诺的社会理论中，在核心的结构概念（资本主义、交换、使用）之外使用的所有支撑性范畴，都是这样构成的，即通过它们捆扎个别现象的方式去认识，相应的现象在多大程度上涉及使得模仿的理性不再可能的情况；而且，阿多诺的资本主义分析极有可能无非是尝试拟定这样的理想型化的范畴的一个整体网络，引用韦伯的话说，这个网络通过其相互作用而使"一个资本主义文化的理念"可被直观到。当时阿多诺是如何成功地将他的社会学关键范畴扩张到理性诊断的论点，这可以举"组织"（Organisation）和"集体自恋"（kollektiven Narzißmus）的例子来说明。

在建构"组织"这个在阿多诺的资本主义分析的范畴网络中占据关键地位的概念的过程中，首选进入眼帘的是一个至今仍极少得到关注的特征：被概括入理想型的"形象"的局部现象被引入某种经验的指南之中，当这种经验仅仅具有对于当代或者近代的意义的时候，那么它就内涵着一种不可化约的历史性特征。这个看出了资本主义的自然关系的社会分析家，因此并没有与他的社会疏远到不知道它的特殊历史条件和期望；毋宁说，一种仅仅是可以以历史

---

[1] 这里典型的应该只是《最低限度的道德》中第 18（"无家可归者的避难所"）和 19（"不叩问"）这两节箴言。

的方式解释的出发点经验，往往也属于他为了阐释社会的病理学而
必须收集的诊断结果。就"组织"来说，阿多诺对这个概念的构
成是从观察开始的，即当下"对越来越多的生活领域的组织化掩
盖"[1]首先释放出一种无力的感觉，因为它与在历史上日益增长的
个人自由的期望是相冲突的；他几乎逐字逐句地赞同黑格尔说，只
有在这样一个社会化的时代，个体自律的"潜力"普遍地变得"可
见"，[2]官僚主义组织的扩张才能够由一种逐渐增长的无力的感觉
所伴随。然而，现代组织的两个发展趋势对这种不明确的心理状态
（Befindlichkeit）——作为必须进入理想型之构成的本质性现象——
产生了影响，它们只有借助合理性理论的概念才得到了解释：一方
面，一个组织作为"自觉地形成的"、技术性的"目的联合体"，[3]
其建制服务于一个理性的目的；在单纯的"功能化"的过程中，这
个理性的目的变得越来越不透明，以至于它最终开始脱离其原初
的"合法性基础"；[4]阿多诺在他的概念建构中是这样把握这种现
象的，即它如今已经从组织的器具性的"工具"变成了一种"自身
目的"（Selbstzweck），而主体则绝没有发生影响的机会，更别说操
控的机会了。[5]但是，是这个独立过程的背面才让阿多诺走向这
个诊断结果；这个诊断结果处于他的范畴构成的中心，以借助于此
来完善其通向理性诊断的桥梁：目的在组织内部的独立越是强烈，
以至于其为了单纯的功能性之故而进行程序性的运作，那么它就越
是清晰地呈现出这个趋势，即特定群体的成员就会被任意地排除出
去。阿多诺说，"正是囊括一切的组织，悖论性地内涵着排除性和

[1] Theodor W. Adorno, "Individuum und Organisation", in: ders., *Gesammelte Schriften*, Bd. 8, a. a. O., S. 440—456, 此处所引见：S. 440。

[2] Ebd., S. 443.

[3] Ebd., S. 441.

[4] Ebd., S. 442.

[5] Ebd.

特殊性的特征……人们可能从一个组织中被排除出来，这本身就属于组织的概念，恰如排除运作就带有通过群体意见来彻底实施统治的痕迹。"[1]正是这后半句话解释了，为何"合法则的组织中"的行政性"武断"被认为呈现出一种畸形化了的理性的征候；因为在阿多诺看来，排除是基于这样的原则，即总是要阻止那些与"占据统治地位的群体意见不相等同的东西"[2]。排除不等同的东西，这个趋势是让阿多诺将其"组织"范畴的建构尖锐化为一种理性诊断的遁点（Fluchtpunkt）：不能模仿最邻近的陌生者，从而也不能放弃其本身的、特殊的立足点，这恰恰标志着占统治地位的、工具性的理性与其原初潜力之间的距离。从而在阿多诺的"组织"概念中，无处不在的无力感、手段颠倒为目的以及日益增长的专横地排除"不等同物"的趋势，这三种现象被归纳为一个单一的形象，意在通过过度风格化来说明我们目前的生活形式在多大程度上归因于人类理性的病理学畸变。

阿多诺的意图，即通过理想型的尖锐化将资本主义分析贯彻为一种理性诊断，在他的社会心理学诸范畴上体现得更加明显；在此，所有基于弗洛伊德精神分析的核心概念都以这种方式来编制，即它们将多样的行为方式和性格特征归纳为一个单一的类型，以在其中表明被应用强制（Verwertungszwänge）限定的视角选取（Perspcktivübernahme）能力的衰退。对此可以举"集体自恋"的概念为例做简短解释，这一概念在阿多诺晚期的社会心理学中扮演着一个本质性的角色。[3]正如在"组织"概念那里一样，阿多诺在这里也是从一个单纯的心理状态的现象出发的，对此他又重新

---

[1] Ebd.

[2] Ebd.

[3] 接下来我将基于阿多诺写于1954年的"关于政治与神经症的评论"一文："Bemerkungen über Politik und Neurose", in: ders., *Gesammelte Schriften*, Bd. 8, a. a. O., S. 434—439。

使用"无力性"（Machtlosigkeit）或者"无力"（Ohnmacht）等表述。[1] 这种不明确的情绪状态发源于现实的自主性丧失的具体经验，这一点在"集体自恋"的语境中变得十分清楚，而且比在阿多诺著作的其他任何地方都要简明扼要："技术性失业"的有迹可循的困境，正如"关于政治与神经症的评论"中所说，是"凭自身的力量主宰生活的经济上的不可能性"[2]，也就是"在占统治地位的社会运转中成为多余"[3] 的与日俱增的感觉，在相互作用中导致了个人巨大的无力感。如果说这种集体的心理状态是"集体自恋"概念的建构中被纳入的第一个现象，那么第二个现象就发源于这个社会心理学发现，即今天儿童的社会化过程中，对一种持续的客体联结（Objektbindung）的培育越来越不成功：力比多的能量不是流入"对他人之爱"，而是转向了"本人的自我"。[4] 无论这些概念构件能否承受经验的检验——这里肯定引起了巨大的争议——在阿多诺看来，这构成了现象出发点与其社会心理学范畴的第三个要素之间必然的，也就是因果性的连接件：因为本人的自我在教育过程中被体验为过于虚弱和无力，个人寻求"在一种全能的、膨胀的，且又与本人虚弱的自我在深层次上相似的集体形象中"寻求自恋性质的"补偿"。[5] 对阿多诺来说，这最后一种现象所指的当然并不仅仅是一种极权运动中对权威领袖的臣服，而是一般地指通过一个"内群体"（in-group）所进行的一种"固执的认同"机制。[6] 因此在"集体自恋"概念中，这些部分现象（Teilphänomene）又以这种方式结合了起来，即它们作为整体形象，让人们认识到特定行

87

---

[1] Ebd., S. 438.

[2] Ebd.

[3] Adorno, "Individuen und Organisation", a.a. O., S. 446.

[4] Adorno, "Bemerkungen über Politik und Neurose", a. a. O., S. 437.

[5] Ebd.

[6] Ebd., S. 436.

为方式与我们理性的畸形之间的固有关联：通过对他人的"冷酷无情"，来加固自己群体的信念体系，这一趋势采取集体自恋的形式，同时也表达了模仿的理性的退化。

现在，似乎可以轻而易举地表明，资本主义分析的其他关键概念在多大程度上呈现了作为我们理性的一种社会病理学之说明指南的理想型建构；例如，不仅是"文化工业"[1]，而且也包括"伪教养"（Halbbildung）[2]的概念，都以如下方式来设计，即它们所概括的现象在建构的最终点上都作为模仿性行为的不可能化的显现方式而出现；并且每一次理想型的形象都是作为可以被用作经验性的假设形成的探向器来构想的。但是，我们不再详细讨论其他的案例，在最后一部分将简短地探讨这个问题，即阿多诺是如何将其理想型的运作方式与对一种不可废除的反抗潜力的证明结合在一起的。

三

这个问题从未真正地淡出阿多诺的视线：尽管有理性的种种限制，但在他的建构方法的帮助下变得清晰可见的我们生活条件的病理学，是否可以被克服？诚然，他对关于现实历史的改造力量的任何思辨都报以最大的怀疑，因为他在某种程度上看到，所有形式的实践都已经被工具性的态度所渗透[3]；并且，在其社会学著作和时评

---

[1] Theodor W. Adorno, "Résumé über Kulturindustrie", in: ders., *Gesammelte Schriften*, Bd. 10 a. a. O., S. 337—345.

[2] Theodor W. Adorno, "Theorie der Halbbildung", in: ders., *Gesammelte Schriften*, Bd. 8, a. a. O., S. 93—121.

[3] Theodor W. Adorno, "Marginalien zu Theorie und Praxis", in: ders., *Gesammelte Schriften*, Bd. 10, a. a. O., S. 759—782.

著作中扮演着核心角色的"蒙蔽关联"（Verblendungszusammenhang）范畴，明白无误地表现出他对资本主义现实获得一种集体知识的机会报以怀疑。无论如何，我们在他的著作中总是会碰到一些地方承载着这种信念，即主体总是能够以自身的方式体验到他们的理性能力的畸形这个事实。对"物化"在根本上的可经验性（Erfahrbarkeit）的这种确信，其关键存在于阿多诺的"痛苦"范畴之中；这个范畴也不是一个单纯经验性的观察概念，就像之前阐述的那些理想型建构运作的诸多"形象"一样。阿多诺使用的"痛苦"概念，意指的并非是对一种明确的、以语言的方式表达出的经验的断言；毋宁说，在猜想得到论证的地方，这个概念处处都是被"先验地"假设的，人们必定通过其合理性能力的限制而体验到其完好无损的自我实现和幸福的一种损失。任何理性的限制，我们的合理性潜力的任何损失，客观上都内涵着一种精神上的痛苦，阿多诺的这个命题要归功于弗洛伊德学说所隐含着的人类学；阿多诺与弗洛伊德一道确信，我们人类都倾向于以一种对痛苦在身体上的感受来对我们合理性的阻碍（Hemmung）做出反应。[1]这种感受作为无意识的感觉或者"冲动"，具有一种微弱的认知内涵，这种感受支持着阿多诺的一个信念，即对主体来说，资本主义生活形式的过错是可以被体会到的。

89

　　尽管如此，人们还是徒劳地努力在阿多诺的著作中寻找对这个思想过程的一个明确的辩护；尽管在无数地方都出现关于身体的痛苦冲动之不可避免性的线索，但是对其规范性或者社会批判的提升的论证却通常是缺乏的。从而，一个补充性的阐释的任务便是事后贡献出一个论证，以能在阿多诺的资本主义分析内部为痛苦概念的系统角色辩护。在此可取的办法是，引入逐渐复杂的前提，直至最

---

[1] 就此参见收入本书的文章：Axel Honneth, "Eine soziale Pathologie der Vernunft. Zur intellektuellen Erbschaft der Kritischen Theorie", S. 172 ff.; ders., "Aneignung von Freiheit. Freuds Konzeption der individuellen Selbstbeziehung"。

终预期的痛苦的冲动与反抗性之间的关联进入视野。

阿多诺的资本主义分析中的理想型形象，总是非常有规律地一再地因指向主体的痛苦反应而被打断；的确，按照直到目前为止提出的解释，这种提法甚至看起来也属于以如下方式被建构的现象的内涵，也就是说对阿多诺而言，若不引入这种痛苦的冲动，那么对资本主义生活形式的一种理想型的陈述根本就是不可能的。从方法上看，这意味着，阿多诺在其对诸多个别的现象群的剪辑中想要避免这样的印象，即资本主义的生活组织似乎能够在某个时候联合为一个顺利地再生产的功能关联体；对特定的资本主义现象来说，它们的功能正如它们的痛苦一样是"典型的"，这个事实说明了相反的东西，即这个社会的再生产总是不可避免地产生防御反应和不适。但是，为了能够从这个发现过渡到断言主体的一种反抗性，阿多诺必须为他的"痛苦冲动"概念附加上一些绝不属于习惯的语言用法的含义；也就是说，这样一种冲动必须能够被表明，它拥有一种认知的内涵，其内核存在于克服既有的、病理学的生活关系的意图或者希望之中。我确信，由于阿多诺不知不觉地为其"痛苦"概念赋予了弗洛伊德精神分析的成分，他成功地丰富了这个概念：借助于这个范畴的充实（Aufladung），从作为一种冲动的痛苦——主体借助于这个冲动而对资本主义生活条件做出反应——中产生出了这个前反思的希望，即从那种为我们在模仿的理性上的潜力套上镣铐的社会关系中解放出来。

为了实现这样的推导过程，阿多诺必须对"痛苦"概念进行两种以分析的方式区分开的意义深化。首先他不得不赋予冲动的反应（他将痛苦描述为这种反应）一种认知的内容，这个内容包含着对一种理性限制的知觉：正如弗洛伊德所认为，神经性的症候[1]这

[1] 例如参见：Sigmund Freud, "Zur Einleitung der Behandlung", in: ders., *Gesammelte Werke*, Bd. VIII, Frankfurt/M. 1969, 5. Auflage, S. 454—478。

类痛苦冲动，必须整个地被赋予一种前反思的意识，一种对合理性
运作受到抑制或者阻碍这个事实的觉察。阿多诺将这第一步以这种
表述方式表达出来，即任何身体的冲动都具有一种"内向"的反思
形式："[痛苦的——霍耐特]身体因素呈报了如下知识，即痛苦不
应该存在，它应该改变。"[1] 在这个句子之中，已经预先进行了阿
多诺为了在"痛苦的冲动"与主体的反抗性之间生产出内在的结合
而必须执行的第二个步骤：对痛苦的感觉必定不仅仅初步地包含着
这种知识，即本身的理性潜力只能够获得受限的发展，而且同时包
含着这种希望，即从这个借此被觉察到的畸形中解放出来。在此，
阿多诺也是隐蔽地跟随弗洛伊德，因为他接受了后者的观念，即精
神性的痛苦驱动着一种"康复的需要"[2]。被转译到资本主义批判
的坐标系中（阿多诺在其中谈论"痛苦"），这个思想过程就得出
了，对一种理性畸形的否定性体会往往也引申出对一种从社会病理
学中解放出来的希望；在这个意义上，说尖锐一些，痛苦的冲动保
证了主体反对资本主义生活形式的工具性苛求的反抗性。

　　或许，阿多诺在他的资本主义解释的这个位置还提出了另外一
个思想，它出现在阿多诺强调儿童的所有地方。我们已经看到，人
类理性是在一条以儿童的方式模仿亲人的道路上形成的；只有对他
人视角的模仿性领会，才给予幼儿以机会，将其本身看问题的方式
置于中心，以至于能够推进一个关于事态的经过权衡的，从而也就
是理性的判断。关于幼儿的这种经验状态（在其中我们的思想是通
过爱而形成的），阿多诺似乎预设了，它们作为回忆的踪迹，在我
们的精神被以社会的方式强制工具化的过程中仍继续存在着；即使

91

---

[1] Theodor W. Adorno, "Negative Dialektik", in: ders., *Gesammelte Schriften*, Bd. 6,
a. a. O., S. 7—412, 此处所引见：S. 203。（中译参见阿多尔诺，《否定辩证法》，
王凤才译，商务印书馆 2019 年版，第 229 页，译文有所改动。——译者注）

[2] Sigmund Freud, "Abriß der Psychoanalyse", in: ders., *Gesammelte Werke*, Bd.
XVII, Frankfurt/M. 1972, S. 63—138, 此处所引见：S. 107。

是成年人，他们的行为符合资本主义生活形式的工具性强制，也保
存着关于其思想起源于早期的移情和关照的微弱回忆。这样一种经
验的残余，正是阿多诺在不同的地方用来支持他的信念的东西，他
相信主体尽管受诸多蒙蔽，但会继续具有一种对其理性解放的兴
趣：对童年的回忆将在所有工具性的生活过程中重新唤醒从那些加
诸我们精神活动之上的社会限制中解放出来的愿望。如果这就是阿
多诺的固执信念背后的决定性思想，那么他的资本主义生活形式的
面相学就是维系在童年之上的。[1]

（谢永康　译）

---

[1] 就此另外参见：Adorno, *Minima Moralia*, a. a. O., Aphorismen 2, 72, 79, 146。

运作中的公正性

——阿多诺的《否定的辩证法》"导论"

凡是读过《否定的辩证法》"导论"的人都会非常快地确定，当阿多诺把他的文本说成是一张"织物"（Gewebe）或一段音乐般的"组合物"（S. 44；中译本第 39 页）[1] 时，这究竟是怎么一回事：这大约 50 页长的一章，没有对论题的推导，也没有对论题按部就班的阐述和论证，相反，它把自己呈现为一张由少数几个不断变化的思想动机以一种富有艺术性的方式编织而成的网络。这里显得缺乏任何上升的论证路线，不仅如此，文本之流也很难以图解的方式被截断；总共只有三个地方，在内容总是非常丰富的段落之间留下了较大的间距，以暗示某种新的开始。从外观上看，与其说这则"导论"是一个学术文本，不如说是一篇现代散文；这些句子不断重复着仅有的几个相同的基本思想，在新的细微之处变动它们，而不去论证一个论题或对一个论点加以推进。

对评论者来说，具有如此这般特性的文本意味着一个几乎无法克服的挑战。一旦人们试图从这乐曲般的织物中剖出一个论点，那么，所呈现内容之实质中并非微不足道的部分就随着表达特征一起遗失了；反之，每一次在评论中公正对待文本风格的尝试，到头来

---

[1] 本文在括号中包含的所有页码均引用以下著作：Theodor W. Adorno, "Negative Dialektik", in: ders., *Gesammelte Schriften*, Bd. 6, Frankfurt/M. 1979, S. 7—412。（中译参见阿多尔诺，《否定辩证法》，王凤才译，商务印书馆 2019 年版，译文有所改动。——译者注）

都会通向单纯的改写。鉴于这种困难的局面，明智之举似乎是放弃对"导论"的美学性质的任何尊重，而像对待任何其他哲学著作一样，以冷静的和推理的方式来对待它。这种做法有意识地冒着某种解释学疏忽的危险，因为这是不顾一切地把阿多诺先前在每一段中以富有艺术的方式综合起来的东西彼此划分开。以这种方式，我们可以在阿多诺的"导论"中区分出三个相互分离的论题，这些论题在不同的地方被不同的论据所论证。第一，阿多诺声称，今天有必要从黑格尔式的"辩证法"转向一种新的、他称之为"否定的"辩证法形式；第二，他假定，有了这种新的、历史地必然的辩证法运作形式（Vollzugsform），"认识的客体"以及"认识的主体"同时都将被赋予更大的权利；第三，他认为只有这样的哲学思维方法，才能承担起批判地超越当下社会状态的功能。当然，这种排列次序并不符合各论题在逻辑上相互依赖的顺序；向"否定的"辩证法过渡的必然性这一论题，虽然从"导论"的氛围和篇幅上来看有着最重的分量，但对它的理解却以最后一个关于批判哲学在当下的功能和任务的论题为前提。因此，在我的重构中，我遵循这一"逻辑的"排列次序，（一）首先介绍阿多诺对哲学在当下的任务的规定，然后（二）转向他对"否定的"和与之相对的"肯定的"辩证法的描述，以便最后（三）勾勒出来自新的辩证法概念的本质上、风格上的（stilistischen）进一步后果。

一

在开始剥开"导论"的各个论证层次之前，我们需要在总体上对《否定的辩证法》的背景和目的做一个简短的回顾。20世纪50年代初流亡归来以后，阿多诺必须致力于为他自己工作的方法上的操作方式撰写哲学辩护的计划；对此，他显然看到他的许多材料性文字引发了理解上的困难，因为这些文字强调主观感受在分析文本或具体的事态时是理所当然的。通过澄清纯粹个体的经验来获得关于事实和规范的普遍有效的陈述，这种尝试对于阿多诺来说可能从一开始就是他自己的哲学方法的总概念（Inbegriff）。当阿多诺在50年代末开始将诸多概要和草案汇编为一本名为《否定的辩证法》的书时，他眼前就有一个目标——为这一独异的操作方式提供一个全面的理由。在最终于1966年出版的成稿中，他用三个各自涉及传统的经典问题的部分来阐明，哲学中必要的"具体化"在多大程度上只能由一个被理解为"否定的"辩证法来实现。

现在，就这本著作中这篇50页长的"导论"而言，要想获得关于它的意图或目标的清晰想法，一点也不容易；尽管简短的"前言"声称它是要阐述"哲学经验"的概念的（S. 10；中译本第2页），但这远远没有涵盖大量的主题和思考，它们在此只是以一种独特的省略方式被谈及。如果人们不考虑阿多诺的这种任务规定（这种规定似乎有点刻意），那么就会不由地产生出这样的印象：在这里，对"否定的"辩证法的意图和意义的预先把握（Vorbegriff）绝对在其具体实现之前就已经被提供了。支持这一点的不仅是这一文本在其纠结缠绕的道路上，已经收集了为新的操作辩护所必需的所有要素，而且，在某种程度上，它本身已经以其陈述（Darstellung）形式实践了这一操作。就此而言，将"导论"同时理解为阿多诺哲学方法论的证明和呈现，可能是有意义的。

阿多诺在他的行文中提出的关于这种新操作的必然性的所有论点，最终都根植于对哲学的现实任务的特定理解。当然，他远未系统地对这一任务进行规定，更不用说将它作为进一步论述的基础来阐释；但"导论"的第一个句子就已经触及这种思考，这一事实的确表明它们应当具有一种论证的优先性。阿多诺在谈到哲学在当下转变了的角色时，将"社会历史"（sozialgeschichtlichen）的根据与哲学历史的根据（philosophiehistorischen Grund）结合起来。如前

95

96

所述，在第一版中就已经出现在文本开头的历史性思考，借助对马克思的众人皆知的暗示，谈到了一种哲学"实现"的被错过了的时刻（S. 16；中译本第 4 页）；在这里，阿多诺虽然让究竟该如何理解这种"实现"保持开放状态，但整个语境清楚地表明，这里是指社会革命的缺席，这一社会革命本可以将马克思描述的没有统治的社会的理想转换成社会现实。从这一落空中，仍处于同一情境的阿多诺得出了这样一个结论：哲学就此而言必须改变自己的角色，因为它现在不再能够主张对世界的合理化做出贡献了；在"与现实相一致或直接地接近现实生产的许诺"未被兑现之后，正如阿多诺所说的那样，它必须"无情地批判自身"（S. 16；中译本第 4 页）。

然而，对于这个重要的结论来说，所列举的论证的基础肯定是过于狭窄了。这是由于以下这一问题：为什么这一历史事实——一个单一的哲学规划（左派黑格尔主义）在实践上将理性现实化的尝试的失败——会使整个哲学在未来必须把自己限制在纯粹的自身批判上呢？阿多诺似乎想把一个至多只适用于黑格尔的左派学生的、关乎个别传统的结论强加给整个哲学学科。也许是为了填补这个明显的论据上的缺陷，在与他的第一个、历史的论据相联系时，阿多诺总是引入另一个思考，这个思考最好被称为是哲学史的。这一思路的实质早在他 1931 年的就职演讲中就已经可以找到，[1] 但在那时它是作为对同时代的（德国）哲学的批判性概述，在如今某些场合则呈现为对众所周知的哲学发展逻辑的单纯回忆。依照这种思考，黑格尔的体系既代表着哲学的理论建构史的最高点，又代表其转折点，因为它一方面代表着以最大胆和最清晰的形式对整个现实进行概念穿透的内在诉求，而另一方面，在这一点上它又如此戏剧般地失败了，以至于后来的所有进路都不得不被理解成"唯心主义

[1] Theodor W. Adorno, "Die Aktualität der Philosophie" (1931), in: ders., *Gesammelte Schriften*, Bd. 1, Frankfurt/M. 1973, S. 325—344.

危机"的出路。如果把"导论"中大量有关哲学史的插曲放在一起，它们恰巧会共同得出一幅图景，这幅图景呈现了在黑格尔失败的节点上进行的自我转向运动，这一运动如今追求尽可能精确地揭露出具体现象，而非追求更广泛的总体性认识；从而阿多诺在文中详细地介绍了柏格森（S. 20；中译本第 10 页）、胡塞尔（S. 21；中译本第 11 页）和萨特（S. 59 f.；中译本第 57 页），他们的哲学进路在阿多诺看来是一些失败的尝试；它们在对理性唯心主义的回应中，力图赢得一个直接的、尽可能未被概念扭曲的通达现实的入口。

　　这一碎片化的哲学史速写与第一个社会历史的论点在一定程度上是相关的，因为它使马克思式的革命理想的落空成为所有需要认真对待的哲学努力的命运因素：革命的缺席不仅在任何一个改善世界的规划的后面，而且在迄今为止内在于所有哲学的、按照理性认识的观点去塑造现实的愿望的后面画上了句号。从根本上说，阿多诺甚至没有让黑格尔和马克思之间出现系统性的空隙（Lücke），因为后者的革命意图无非是让理性在现实中呈现其身形的目标付诸实践。因此，革命的落空封杀了所有汇入黑格尔体系的、以概念的方式涵纳整个世界的抱负的命运。

　　现在，在"导论"中，所有这些零散的思考——根据这些思考，哲学的真正的、经典的观念在黑格尔和马克思那里否定地达到了完成——的唯一功能是允许阿多诺得出从一开始就在追寻的结论。如果理性现实化的哲学规划在实践和理论上都失败了，那么按照文中多次重复的思想，哲学今后必须把自己限制在单纯的自身批判上，因为只有这样才能忠于自己的概念。当然，在这样概要式的步骤中也隐藏着本质主义的特征，这标识出阿多诺对哲学整体的理解；谁如果不相信所有的哲学努力最终都是围绕着使概念与现实、精神与实在的同化（Angleichung）而展开的，那么相应地也就不会分享从它的失败中得出的结论，即它必须把自己限制在对那个概

98

念主张的批判性考察上。但阿多诺相信,自从黑格尔因马克思的盖封消杀而垮台后,除了对以前的预设进行自身批判之外,哲学再也别无它途;阿多诺既没有将黑格尔或康德后形而上学地自然化,[1]又没有重建一个简单的合理性概念,[2]而是认为,在理性唯心主义失败之后,在哲学上仍然可能的仅仅是对所有概念努力的原则性界限进行揭示。

然而,这个纲领看起来似乎并不像"自身批判"这个范畴一样显得那么狭隘和单向度。与其说阿多诺打算对所有以概念的方式把握的总体性知识在原则上的失败的认识论根据进行简单直白的调查,不如说是自身批判本身应该通过颠倒黑格尔的程序,实现为一种"否定的"辩证法,以再次获得一个系统性的最终效果。以上勾画出的这一理念的概要代表了《否定的辩证法》"导论"的核心。

二

阿多诺力图以"否定的"辩证法的形式施行已然成为当务之急的哲学自身批判。这一策略的前提是,假定黑格尔的体系代表的不仅仅是任何一个顶峰或高潮,而是所有哲学努力的真正完成;因为如果没有这样的前提,他就完全无法证明为什么哲学的自身批判偏偏要采取被否定地倒转的辩证法的形态,而不是某种从禁锢着我们的虚假图像中解放出来的治疗形式(维特根斯坦)或对一切不可证实的陈述的批判(维也纳学派)。阿多诺完全意识到了如此这般的邻

---

[1] 例如参见:Richard J. Bernstein, *Praxis und Handeln*, Frankfurt/M. 1975; Sami Pihlström, *Naturalizing the Transcendental: A Pragmatic View*, New York 2003。

[2] 例如参见:Herbert Schnädelbach (Hg.), *Rationalität. Philosophische Beiträge*, Frankfurt/M. 1984; Jürgen Habermas, *Nachmetaphysisches Denken*, Frankfurt/M. 1988。

近方案，[1] 他想要寻求辩证法的自身批判的转向，因为对他来说，这在某种程度上构成了所有哲学的本质，构成了所有把现实作为一个合理的关联体来把握的努力之本质。但是，这样一种自称是所有哲学自身批判之恰当形态的"否定的"辩证法，其特性又在哪里呢？

阿多诺为了呈现否定的辩证法的纲领而采取的第一步只具有间接的特征，它尽可能精确地标识出所有"肯定的"辩证法的体系性质；这种规定黑格尔哲学最终的、封闭自身的形态的尝试，像一条红线一样贯穿了阿多诺的全部作品。[2] 在"导论"中，阿多诺只是重复了他先前在其他地方已经解释过的绝对唯心主义的体系特征：一旦辩证的方法——即证实其把握的对象的"概念规定的不充分性"——的运作带有演证整个现实的合理性状态（die rationale Verfaßtheit）的目标，那么它就不得不排除"所有质上不同的东西"（S. 17；中译本第 7 页），成为一个封闭的体系。有鉴于此，阿多诺并不相信这种体系的磨圆（Abrundung）和封闭的倾向是这种辩证法运用中的固有因素；相反，正如他所言，只有当运用辩证法的目的是"思维"、是为了把握现实时，它才会被推动或激发，因为那样"同一性的显像"才会伴随"思维的纯粹形式"而来（S. 17；中译本第 6 页）。在这个程度上，阿多诺区分了他常称之为"肯定的"或"唯心主义的"辩证法的成问题运用，以及恰当的、"否定的"运用：以现实的合理性规定性为目的而进行的利用是肯定的，而否定的使用则摆脱了此种"同一化"的目标设定。

在继续追问以这种方式被规定的辩证法程序之下可以设想出什么之前，我们首先应该提到阿多诺就"肯定的"辩证法所进行的两个进一步的思考。从迄今为止所讨论的情况来看，已经很清楚的是，他的这种肯定的辩证法的概念是非常宽泛的，决非仅仅局限于

100

———————

[1] 例如参见：Theodor W. Adorno, "Die Aktualität der Philosophie", a. a. O., S. 327 ff.。

[2] Theodor W. Adorno, "Drei Studien zu Hegel", in: ders., *Gesammelte Schriften*, *Bd. 5*, Frankfurt/M. 1971, S. 247—380.

黑格尔的体系；对他来说似乎是这样的：凡是辩证方法的使用，如果不是基于概念规定的不充分性，而是作为不断推动概念与现实达到等同化的场所，就可以称之为是肯定的。因此，阿多诺在辩证法的"唯物主义"转向中看不到其唯心主义形态之外的另一种方案，这并不出人意料，因为这两类情形都试图对世界进行合理性的穿透；正如他在一段话中直率地说的那样，辩证法的"非唯心主义形态在此期间堕落为了教条，正如唯心主义堕落为教养的代币"（S. 19；中译本第 9 页）。

　　但是，阿多诺的另一个考察涉及肯定辩证法的体系特征，这对于后来被称为"否定的"辩证法尤其有着特别的意义。在"导论"的一个核心段落中（S. 31 ff.；中译本第 26 页以下），阿多诺尝试从谱系学上说明对构筑体系的偏好，从而说明对现实的辩证穿透；在这里，阿多诺简要地援引了尼采（S. 31；中译本第 27 页）并给出建议：如何从某些古老的驱动力出发来理解对辩证法的这种总体性使用。在这里，令人感兴趣的不是这个说明的内容——最后归结于《启蒙辩证法》中已经提出的论题，[1] 即对现实的完整认识的体系性需要是由于一种返祖式的"对受害者的狂怒"（Wut aufs Opfer）（S. 33；中译本第 27 页）——而是它长篇累牍地详细述说的事实。或许我们有理由从这一情形中看到这样的迹象：阿多诺把这种谱系学式的详细论述视为他自己的操作程序的一个内在组成部分；从而，与它的肯定形式不同，一种"否定的"辩证法就必须坚持努力使一切精神现象的前精神的、欲力性的（triebhaft）或实践的根源大白于世。[2]

101

---

[1] Max Horkheimer, Theodor W. Adorno, *Dialektik der Aufklärung. Philosophische Fragmente*, Frankfurt/M. 1969, S. 188 ff.

[2] 关于这样一种针对黑格尔辩证法的谱系学上的对立纲领（Gegenprogramm），可比较：Christoph Menke, "Geist und Leben. Zu einer genealogischen Kritik der Phänomenologie", in: Rüdiger Bubner, Gunnar Hindrichs（Hg.）, *Von der Logik zur Sprache. Stuttgarter Hegel-Kongreß 2005*, Stuttgart 2007, S. 321—348。

当我们现在转向阿多诺致力于其中的否定的辩证法程序本身的思考时,这一猜测得到了证实。到目前为止,我们只能根据肯定辩证法的对立面推论出,在这里,对概念规定的不充分性的证实不能作为一种可以克服的缺陷,而必须作为真实的后果来评价;在某种程度上,思想不应该试图排斥对这种类型的"非一致性"(Mißverhältnisses)的确证,相反,它必须努力深究后者对自己在世界中的位置所产生的后果。当然,这个出发点预设了某种关于语言上或精神上无中介的"被给予物"之实存的假设——如果没有这样的前提,阿多诺就无法宣称我们对概念与对象、思想与事物之间不可逾越的不一致性有所认识。诚然,人们在"导论"中徒劳地寻找这个论点,这是自康德以来一再被讨论的意义深远的话题;我们倒不如说阿多诺似乎相信这样一种直觉:如果我们不以某种方式预设一个独立世界的被给予性,那么我们就必然陷入一种语言或精神运作的彻底内在的处境。[1]这还不够,阿多诺通过反复插入有关直接的被给予物的基本性质的提示,甚至超出了对它的断言:在关于这个对象性世界的认知把握上,概念被证明是不全面的或"不充分的",它应具有在质上的(qualitativ)"个别之物"、"特殊之物"或"异质之物"的总和这一特征(如 S. 20、S. 23、S. 25;中译本第 10、12、16 页)。

当然,阿多诺足够谨慎,没有对这些预设的被给予性作出进一步的规定;但在他的论证中仍然不清楚,他是想把对它们的标识理解为在认识论层面不可避免的界限规定的意义上的质的个别之物,还是理解为一种本体论的刻画。无论何种情况,这种预设的"非—同一物"(S. 24;中译本第 15 页)或"非概念物"(S. 23;中译本第 12 页)构成了阿多诺正面诠释其否定辩证法理念的第一个基准点,用他自己的话来说就是这一思想:一旦放弃了合理性与现实之间的

———————

[1] 有关这个疑难,可参考:John McDowell, *Mind and World*, Cambridge, Mass. 1994。

同一性的哲学前提，与"客体"的关系就会发生彻底的改变。

阿多诺在这一背景下所完成的很多工作已被间接地提及，抑或是作为直接的结果出现。如果说否定辩证法的出发点是"把个体对象视作是比任何一个它的潜在概念都要无限多地复杂和异质的"这一理念，那么，对阿多诺来说，思想相对于其客体的位置就发生了变化：后者再也不能在思维中被纳入一个唯一的"图式"（S. 25；中译本第16页），也不能在范畴上根据某一特定的角度被裁减，而是恰恰在不可或缺的"概念反思的媒介"（S. 25；中译本第16页）的许可下，尽可能多地检测它的诸多方面和性质。更准确地设想这种变化会给我们认知态度带来何种改变，这并不容易。然而，如果把阿多诺在"导论"中的不同表述汇集在一起，并考虑到他有时对规范性的措辞（"公正地对待"，S. 53；中译本50页）有多么强烈的倾向，那么我们首先会不由地产生这样的印象，即对他来说，这关乎一个智性上的或认识论上的德性规定：不应该在认识过程本身的实质上有所改变，也不应在认识过程对语言媒介的依赖性上有所改变，而是应该改变我们进行认识时的取向或态度；这敦促我们要把我们的认知注意力用于对每一个质的特性（qualitativen Eigenschaften）的尽可能充分的精确把握（否则，这些特性可能仍然掩存于对象之中），而不是目的导向地去获取什么成果。阿多诺在专注于客体的认识论德性上所使用的有规范性色彩的表达包括"差异性"（Differenziertheit，S. 55；中译本第52页）、"非暴力性"（Gewaltlosigkeit，S. 53；中译本第51页）、"准确性"（Präzision，S. 62；中译本第61页），以及在文中反复出现的"精神的经验"（geistige Erfahrung）。

这样一个建议，即希望我们把与客体的转变了的关系理解为一种更有接受能力的、向多个面向开放的态度之德性，是与阿多诺在批判所有尝试——这些尝试企图把认识过程本身置于另一个完全独立于语言的基础之上——时所呈现出的那种激烈态度相一致的。不仅在"导论"这里，而且在他的著作中的各种不同的地方，他都把柏格森的直觉主义作为错误地扬弃了古典知识模式的最显著的例子来阐释：柏格森的确已经正确而巧妙地勾勒了始终依赖于抽象的概念性认识的不足之处，但他却从中引申出了完全误导性的结论：不是把认识交付给抽象，而是把认识交付给非理性的源泉——直觉；因为每一个"认知"，正如阿多诺以极大的决心接着说下去的那样，"当它应该被具体化时，都需要柏格森所鄙视的合理性"（S. 20；中译本第 11 页）。但是，如果真是如此，如果每一个认知成就仍然依赖于语言合理性的媒介，那么，转变了的与客体的关系在这点上只能存在于为概念知识的实现带来更高程度的响应性（Responsivität）、差异性和精确性之中；与此相应，阿多诺在否定的辩证法中所说的"非同一物"的角色，导致了对一种智性态度的推崇，这种态度对任何客体的质的视域都投入了更多的注意力。

　　不过现在，阿多诺从辩证法的否定转变中得出的结论，不仅关乎对客体的关系，而且也关涉认识主体；由于洞察到概念知识在原则上的不充分性，不得不改变的自身关涉的方式成为了他阐述的第二个正面主题。无疑，阿多诺心目中的这个转变比他所描绘的认识客体的转变要全面和复杂得多；可能是由于个体自身经验的更好的通达性（Zugänglichkeit），这里得出的分析成果是如此充满差异、丰富多彩。首先，由于用概念穿透现实的前景被放弃了，主体性去中心化的倾向就随之产生：不再相信自己能够在概念上占有世界的主体，反过来也知道自己被世界所规定，因此必须丧失一部分迄今为止所假设给自身的统治权（Souveränität）。阿多诺为勾画出来的这种主体性的结构转变找到了一系列不同的表述（S. 38、S. 49、S. 52；中译本第 33、46、49 页），但这些表述都流向这样的理念：随着转向否定辩证法，主体失去了自主设定意义的能力；取而代之的是，由于主体始终预设存在一块未被概念化的现实，主体必定会"意识到它自身是被中介的东西"（S. 49；中译本第 46 页）。因此，

104

"去中心化"——这个阿多诺在"导论"中没有使用过的表述——在这里有两层意思：一方面，主体不再从它的概念构成的意义上把自身把握为现实的中心；另一方面，这种丧失所带来的是，主体必须学会更多地从外部、从没有被概念中介的世界来理解自己。

上文已经提到过的那种思想——在阿多诺看来，根据这种思想，谱系学上的反思层面总是属于否定的辩证法的运作——也归于"去中心化"的第二种含义的语境之中。也就是说，一旦主体被敦促更多地从其概念上未阐明的环境的外围出发来把握自己，它就必须同时也将它自己的思想在"前精神"（S. 33；中译本第 26 页）中的起源当下化（vergegenwärtigen）；因为我们所有信念和理念的真正源头，如阿多诺在拼合尼采和弗洛伊德时反复声称的那样，[1]位于欲力投注、幼年焦虑和渴望等构成的前理性层次中。就此而言，谱系学的直觉——根据这种直觉，我们的精神成就的源头寓居于我们生命的更深的、欲力动力学（triebdynamischen）的层次中——是如下洞见的内在组成部分：所有概念操作在原则上都是不充分的。

然而，只有下一步的论证，才呈现了阿多诺关于主体在世界中转变了的地位的思考的真正爆炸性核心。迄今为止，他的观察仍然完全在为人熟知的领域中运动：在阿多诺之前，主体去中心化的思想已通过精神分析和语言理论渗入世界良久，而对我们的理性成就进行谱系学检验的理念则可以追溯到尼采。[2]阿多诺如今之所以远远超出这些思潮的洞见，是因为如下听起来颇为矛盾的主张，即正是从主体的去中心化出发，我们必须将主体重新评价为一切客观知识的决定性媒介：按照这一思路，被褫夺权力的主体的感受性（Empfindlichkeit）是客体的质的性质得到感知的认识论保证。阿

[1] Theodor W. Adorno, *Minima Moralia*, Frankfurt/M. 2001, S. 224 ff.
[2] Axel Honneth, "Dezentrierte Autonomie", in: ders., *Das Andere der Gerechtigkeit*, Frankfurt/M. 2000, S. 237—254.

多诺显然以如下方式运思这一关联，它构成了他对主体转变了的地位的解释的核心：一旦主体看清它无法合理地穿透现实，它就会通过失去它的赋予意义的统治权而同时赢得一种新的"不偏不倚"（Unbefangenheit），即对它自己的经验的信任；因为现在，它的知识统一化强迫被扬弃了，它就可以以一种开放的、差异化的方式，追踪所有在它之中通过最终无法控制的对象和事件的世界所触发的感觉冲动（Empfindungsregungen）；差异性和敏感性的这种增长，导致主体发展出记录其感知的精确性，这种精确性是获得所有客体的"非同一的"和质的视域的经验的前提。从而，向否定的辩证法的转向带来了主体统治权的丧失，而由此导出的则是将它的主体经验重估为一种核心性的知识媒介。

很显然，阿多诺现在正是引入这一论点来为自己那体系地运用主体经验的程序的正确性辩护。如果说，现实的质上的、本质的性质在个体感觉中检测到的共鸣越强烈，就能越被清晰地领会，那么，一切严肃的知识都需要在方法论上将主体性包含在内。"在与流行的科学理想的尖锐对立中，辩证认识的客观性不是更少地而是更多地需要主体。否则，哲学经验就枯萎了。"（S. 50；中译本第47页）相应地，除了谱系学上的反思层面，否定辩证法的程序也总是包括一个论证层面，在此层面上，要处理的现象是根据其对个体研究的主体感受性（Empfindlichkeit）的影响来展现的；阿多诺深信，只有通过主体经验的这种主题化，相应的对象才会以其事实的客观性呈现出来，因为那些质上的性质也属于这种经验，而这些性质只有由差异化的经验，而非图式性的概念才能通达。

不言而喻的是，随着这样将个体经验包含在内，主观任意的可能性移入了认识过程，阿多诺也清楚其危险性。科学客观性的理想似乎有充分的理由以主体性的中性化（Neutralisierung）为前提，因为只有这样的防范措施才能保证陈述的普遍可证实性；如果我们不去限制个体印象和感觉的添加，按照传统的理解，知识就失去了它的真理主张，因为它变成了主观意见的纯粹玩物。阿多诺通过将认识论的和道德的考量相结合，使反对这一科学理想的论点生效（S. 50 f.；中译本第 47 页）。我们刚才了解了更有分量的认识论上的思考；这个思考是说，任一客体在认识主体中引发的主观印象和感觉，必然属于这一客体的一个相称的表征。尽管如此，我们也看到，阿多诺只有在这种主体经验充分地差异化、精确和明晰时，才会赋予其认知价值；相应地，他只能把真实的、全面的知识能力归于那些拥有与符合这种尺度的感觉感受力（Empfindungssensorium）的主体。可能会有异议说，随着这种社会的限定而来的，是"非民主的"精英主义的危险（S. 51；中译本第 48 页），针对这种异议，阿多诺用道德论证为自己辩护：那些拥有充足的差异化经验能力的人，有责任或使命作为"代表"（S. 51；中译本第 48 页），为那些只是主观地被给予的对象性质命名。在某种"风格化"（Stilisierungen）的意义上，这个论点可以理解成为一种倡议性（advokatorische）认识论所做的抗辩：

> 那些有意外好运，即他们的精神成分不完全适应现行规范的人［……］，他们应该准备道德地，仿佛是代表大多数人说出这些人没有能力看到，或者现实的司法机构禁止他们看到的东西。对每个人的直接的可交流性并不是真理的标准。（S. 50；中译本第 48 页）

当然，这条思路取决于一个在此无法进一步检验的前提，即如下社会学断言：大多数主体由于人格丧失的倾向，不再有能力拥有质的、专注的经验；如果认可这个隐含的预设（尽管在经验上很难说明这一点[1]），那么如下这一点才显得是彻底有意义的：只有足够

---

[1] 就此参见：Axel Honneth, *Kritik der Macht. Reflexionsstufen einer kritischen Gesellschaftstheorie*, Frankfurt/M. 1989, Kap. 3。

敏感的人才有权利代表性地表达只有差异化经验才可通达的现实情境。

在提到有特权的经验的认识论价值时，我们已经走出了阿多诺所看到的与否定的辩证法的转向相联系的影响范围。一旦我们完成了对概念规定的不充分性的洞察，伴随着客体观念的转变和主体的去中心化，认知关系就会同时在整体上发生变化：意识到自己的"前精神的"、自然的起源的主体，将带来对自身环境经验的信任，这种信任是如此之多，以至于它能够觉察到对象的多重意义之维，而这些维度在肯定辩证法的统治下至今仍然黯淡地隐藏在概念的片面化之后。

108

三

阿多诺从否定辩证法的转向中引出的后果，不仅仅关系到认知关系的重新规定，而且也涉及整个哲学的陈述形式；他对这种哲学论证风格的复合体的考虑，概括性地呈现了"导论"文本中可被找到的第三个论题。阿多诺在相关段落中首先讨论的主题有两个：他所关注的问题，一方面是必须选择哪种语言来描述具有"否定的辩证法"形态的哲学自我批判，另一方面是以什么形式来完成这种理论。对于每一个问题的解决，在"导论"的文本中都有相应的、使概括成为可能的关键概念：为"否定的辩证法"的语言所引来的标题叫做"表达与严密论证"（Ausdruck und Stringenz）（S. 29；中译本第 22 页），而其陈述形式则被命名为"模式分析"（Modellanalyse）（S. 39；中译本第 34 页）。

将"表达"和"严密论证"这两个对立的概念联系起来，就已经可以清楚地看出，阿多诺试图从指导他思考认识的那同一个原则出发来确定他的哲学语言的特征。正如任何现实的认识都必须包括客体在主体经验中的共鸣一样，在他看来，哲学语言也不能缺少主体性的要素；当它"在最密切的接触中"（S. 29；中译本第 21 页）被体验到时，对象就会迫使主体产生一种情动反应（affektive Reaktion），从而实现在语言的表现层面上，即在"表达"中的陈述。当然，这种表达的因素不能在哲学语言中占据统治地位，因为那样的话，按照阿多诺的说法，它会沦为"世界观"的单纯载体；相反，它的表现性要素总是需要通过一种理论上的精确性的努力来控制，在文中以"严密论证"的概念作为担保。由此，阿多诺深信，当主观感觉还能在所选择的概念中产生共振，而不损害其精准地规定事态的能力时，哲学就能找到合适的语言；而他为这一风格理想所引入的表述也相应地谈到了"表达与严密论证"的综合。这里我们不是要去讨论这个问题：阿多诺自己在他的"否定的辩证法"的语言中是否满足了它所概述的这些要求，也就是说，在他自己的术语中，他事实上是否能够将表现的内涵和事实性的规定性融合在一起；然而，毫无疑问的是，在接下来的文本中，他总是努力揭示哲学传统的中心概念的表达内涵，这些内涵证实了涌入诸多概念的是哪些情感激动（emotionalen Affekte）。

在某种程度上说，这最后一个提示已经说明了阿多诺想要以什么样的陈述形式来呈现他的否定辩证法的发展。迄今为止，我们只从"导论"中知道，一个如此转变的辩证法应该能够包括哪些反思层次；而在阅读的过程中，我们自然也对此有所经验——"导论"不是以通常的论证的线性呈现形式、而是以椭圆形的独特形式进行的，因此，所有被提出的思考似乎同样都位于一个精神的中心附近。但是，"导论"也只是提前传达一种"否定的辩证法"的理念，相较于本书的主体部分，即纲领的展开所依据的原则而言，它所适用的可能完全是另外的陈述原则。那么，阿多诺是如何展示具有"否定的辩证法"形态的哲学自身批判的运作的呢？

阿多诺在回答这个问题时遵循的理念是"模式分析"，或者说是"思维模式"（S. 39；中译本第 33 页）。这两个概念首先表明，否定辩证法的进程是如何运作的，这一点将在"模式"中得到阐明；"模式"在这里大概是指，在有关哲学核心理念的典型案例的阐明中，当这些理念不是从概念的总体中介的角度，而是以概念的不充分性为指导来被展示时，它们所把握的现象呈现得多么不同。尽管如此，在这个文本中，我们仍然相对不清楚是如何在细节上设想实行这种模型分析的；阿多诺只给出了一些可以理解为对一个具体操作程序的注释的线索（S. 39 f.；中译本第 35 页以下）。可能在这里，阿多诺也坚持着黑格尔的准则，根据这一准则，基本方法的原则只能在自身实现中显露出来。如果我们回顾一下到目前为止所讲的内容，我们总还是可以大致看出这种作为"否定的辩证法"的运作形式的模式分析作出了什么贡献。作为哲学的一种自身批判，模式分析从来不是从某一种现象本身着手，而只从它以哲学的方式被传承下来的表述着手；由于某一特定事态在体系思维中被概念所中介的方式沉淀在这类理念中，所以，它们构成了一种否定地进行的辩证法的典型出发点。领会了哲学体系中相应事态被规定的概念综合，批判程序就必须至少要在两个地方超越传统的规定，向概念之外的成分——非同一物——的方向发展：首先，否定地应用的分析可以顺着一个现象的概念中介进行回溯，暴露出其在"前精神"的反应形成（Reaktionsbildungen）和欲力投注（Triebbesetzungen）的谱系学根源；以这种方式我们就可以清楚地看到，哲学理念并不属于人类理性成就的一个自给自足的、独立的领域，而是要归于人类自然冲动的至今无法捉摸的动力之中。其次，批判程序可以追问一种现象的概念中介，直到它的质的性质开始在主体经验的共鸣中映现；这样一来，过去的规定在多大程度上通过将事态还原为概念之物而裁剪了不可中介的边缘区域，也就清楚了。

这两个超越运动大概共同构成了阿多诺所说的"模式分析"的

110

111 基础组件：它要在哲学传统的核心理念这一特定情形下范例性地阐明，概念规定在多大程度上不能公正地达到所意图的事态，因为它们不仅否认了它们源始的欲力满足的状况这个出身，还否认了只有以主体的方式才可通达的质。因此，在其运作中，"否定的辩证法"只是将这类思想模式彼此排成一列；正如阿多诺所说，它是"模式分析的总和"（S. 31；中译本第 34 页）。尽管如此，通过进行这样的分析，一个规范性的意向就同时被展开了，阿多诺在"导论"中用"和解"这一概念描述了它的内容："否定的辩证法"间接地实施在现象上，试图将那些"在被制备成客体的过程中"（S. 31；中译本第 23 页）失去了的东西，那些遭受了同一性思维不公正对待的东西，"以片断的形式重新挽回"（S. 31；中译本第 31 页）。在这个意义上，在此阿多诺或许必须被如此理解，哲学辩证自身批判的运作始终也是在施行一种偿还性的公正性。

（金翱　译）

神圣物的历史哲学拯救

——论本雅明的"暴力批判"*

　　如同本雅明的许多文本一样，"暴力批判"这篇文章也极其令人恼火地精妙，因为他从冷静的、直截了当的学术性重点问题出发，在论证过程中不知不觉地过渡到宗教性的思考。这篇文章写于1920—1921 年[1]之间，在这个时间点上，这位年仅 28 岁的作者还深受其阅读布洛赫《乌托邦精神》的影响；[2]这篇论文看起来是在探讨一个在俄国和德国革命的直接影响下，让许多同时代人都为之烦恼、苦苦思索的问题：那种暴力要求的正当性超出了所有国家法的论证背景而在革命暴动中产生出来，它会是何种正当性？这就是魏玛共和国初期法权理论和政治哲学所面临的核心挑战。但是本雅明没有拘泥于这里涉及的、或多或少具有法哲学意义的问题这个狭窄范围，而是在几页之后便跨越到了一个完全不同的、他称之为"历史哲学的"(S. 182)[3]问题领域的那个方向。其真正的主题显然并不是暴力在现代法中的地位问题，另外他致力于探讨的也不简单

---

　　* 本文由蒋迪翻译初稿，后由谢永康彻底修订和校对，在校订过程中，西南政法大学朱学平教授就法学术语提出了若干有益的建议，特表示感谢。——译者注

[1] 关于其形成史，参见：Walter Benjamin, *Gesammelte Schriften*, Bd. II.3, Frankfurt/M. 1977, S. 943—945。

[2] Walter Benjamin, *Gesammelte Briefe*, Bd. II (1949—1924), Frankfurt/M. 1996, S. 44; S. 46 f.; S. 57; S. 62; S. 67; S. 72 f.; S. 74 f.

[3] 接下来的页码标注参考 Walter Benjamin, "Zur Kritik der Gewalt", in ders., *Gesammelte Schriften*, Bd. II.1, Frankfurt/M. 1977, S. 179—203。

地就是法之暴力的问题，对这一问题他认为无疑可以做出肯定的回答；归根结底他思考的是暴力的源泉和形态，这种暴力是如此颠覆性的类型，以至于它可以造成法权的暴力机构在整体上的终结。正如这个文本随即显露出的那样，本雅明认为适合作为这种变革性暴力的基础和起源的，只有一神教的，确切说就是犹太—基督教传统的上帝；因此"暴力批判"一文，与其前后的许多著作并无不同，也是一篇宗教哲学论文。

这篇文章在智识上发端于这样一段时间，那时本雅明在成功完成博士论文之后，急切地忙于在德国文化生活中谋求一个适合自己的位置。不仅是居所频繁地变换——1919 年他还住在伯尔尼，接下来的冬季住在维也纳，1920 年又从维也纳搬回柏林——还因为工作的不稳定使得这个刚获得博士学位的年轻人的工作规划并没有让人看出清晰可辨的突破方向。从而，相应于其极为分散的教育印迹（他一生中常常如此），本雅明创作了关于《乌托邦精神》的一篇详细书评，但很遗憾这篇文章遗失了，在卢加诺（Lugano）的短期旅行中，他写下了关于"命运与性格"[1]的论文，并且可能产生了关于创办一份杂志的最初想法。[2]尽管如此，从这大量的活动中还是显露出了一个全面的、紧凑的规划，其根本主题应该被阐述为政治；无论如何本雅明在给他的朋友肖勒姆（Gershom Scholem）的通信中告知了对方这样的工作计划，还提到了最初的文字草案，并通过不时地提及其正在阅读的著作而让人可以了解其整体思想轮廓。[3]然而本雅明向肖勒姆告知的有关这个规划的三份手稿中，唯独只有一份，即"暴力批判"这篇文章由于发表而得以留存；其他两份，第一份据说是简述"生存与暴力"之间的关系，第二份据说致力于对"政治"的更为广泛的探讨，都可以被视

---

[1] Benjamin, *Gesammelte Schriften*, Bd. II.1, a. a. O., S. 171—179.

[2] Benjamin, *Gesammelte Briefe*, Bd. II, a. a. O., S. 182 ff.

[3] Ebd., S. 109；S. 119；S. 127.

为遗失了。[1]

　　要回答本雅明在写作时带有怎样的理论兴趣这个问题，就有
必要简短地检视他在那个时间点上对自身理智的理解。早在一战
之初，这位学生便出于政治的原因与古斯塔夫·维内肯（Gustav
Wyneken）这个青年运动时期的榜样和教师决裂了；之前这位教育
改革家在本雅明的精神交往网络中拥有的核心位置，这时无疑被肖
勒姆这一强有力的形象所占据。然而，由此带来的转而走向政治左
翼的态度，并没有像导致与维内肯决裂那样导致本雅明脱离深刻
影响了他青年精神生活的那种 "宗教犹太复国主义"[2]；他继续相
信，只有在无目的的、神性的存在物在内心世界的出场能够以可信
的方式被演示出来以后，当前向单纯的目的思维的衰落才会得到反
抗。这两个动机汇流到了这个以宗教为底色的文化批判之中，它
们尽管在本雅明的学习岁月进程中频繁地被重新强调，但是其本
身始终保持为本雅明思维的支点。对社会现实的研究，尤其紧迫
的是对文化状况的研究，一方面已让他确信，同时代社会将其所
有的事情都从目的—手段的计算角度来处理，已经病入膏肓。而
另一方，治疗性的直觉却与这个诊断性的发现是相对立的：只有
通过诸文化形象（Gebild）的同一化，炸开工具化的关系才有可
能，而这些文化形象在其反思性的自身关涉中，在有把握祛除目的
性这一点上是与上帝相似的。[3]正是这第二重动机说明了这种显
著的不连续性，本雅明那处于成熟过程中的思维，其特征通过这
种不连续性而得到刻画，这远超出了其学习岁月。唯有自身为目
的的、在这一意义上就是神圣的领域，才能被期待超越固结硬壳的
当下；固着于（Fixierung）这一思想，必定已经驱使本雅明一再

[1] Benjamin, *Gesammelte Schriften*, Bd. II.3, a. a. O., S. 943.

[2] Margarete Kohlenbach, *Walter Benjamin. Self-Reference and Religiosity*, Basingstoke, Hampshire 2002.

[3] Ebd.

地重新尝试，去攫取具备这类特性的领域。在以上描述的道路上，这位年轻的作者首先将语言视为能够承载上帝自身启示特征的媒介，后来他就专心研究文学和文学批评，以期在其中找到类似的特性（Charakteristika）；而且这不仅仅是单纯的揣测（Spekulation），即去猜测本雅明在这条智识道路上停留的第三站是在政治领域中。

　　如果我们注意到本雅明一战后潜心研究的科学文献的话，那么这个模糊猜想的范围还可以进一步廓清。在本雅明于1918—1921年之间写给他朋友肖勒姆和恩斯特·肖恩（Ernst Schoen）的书信中，除了文学著作和布洛赫的《乌托邦精神》之外，还首要地提到了三位作者，他们的影响范围都涉及政治理论领域，或近或远：查尔斯·佩吉（Charles Péguy）[1]、格奥尔格斯·索莱尔（Georges Sorel）[2]和艾里希·温格（Erich Unger）[3]。如果说最后一位今天已被完全忘掉了的话，那么另外两位在今天则不能说仅仅具有历史的意义。佩吉，最初是社会主义者，后来是一个有爱国主义情怀的天主教徒，他甚至在最近才获得其晚到的声誉，因为他的有关贡献被视为宗教的公共意义理论的富有价值的基石；[4]在整个20世纪，人们对索莱尔的著作的兴趣是稳定不变的，本雅明与他保持了一段时间的活跃联系，这是基于他们对大众的英雄活力的共同热忱。[5]本雅明怀着热情去了解的这三位作者的著作的范围，是与如下这种倾向相统一的，即让政治的概念尽可能远离任何利益服从（Interessenbefolgung）的思想，以能够赋予其激进地产生新思想和道德秩序的潜能。不过关于什么是政治事物的这样一种爆破力

---

[1] Benjamin, *Gesammelte Schriften*, Bd. II, a. a. O., S. 45；S. 94 f.；S. 101.

[2] Ebd., S. 101；S. 104.

[3] Ebd., S. 127.

[4] A. E. Pilkington, *Bergson and his Influence*, Cambridge 1976, S. 27—90.

[5] Marjorie Villiers, *Charles Péguy. A Study in Integrity*, New York 1965, Kap. X.

的源泉的问题，这三位作者之间呈现出了决定性的差别：在索莱尔那里，它是关于公正的未来的一些图像性表象，赋予政治行动以革命的能量，[1]而佩吉则在神秘宗教的体验中看到这种资源。[2]按照以赛亚·伯林（Isaiah Berlin）的一个出色表述，我们可以断言，这三位作者尽管有其他所有的差别，但他们在"反功利主义"立场上是一致的，[3]这种功利主义试图将政治事物更坚定地理解为一种虚幻道德的表达，也就是理解为一种目的的手段；而且必定正是这个统一的意图，即从目的—手段图式这个框架出发来解决政治问题，唤起了本雅明在第一次世界大战结束之后的强烈兴趣。当然，本雅明对这些政治学著作的热忱不能仅限于它们针对功利主义的共同的敌对姿态（Frontstellung）。在本雅明于1918年底在"未来哲学纲领"中所作的一系列苦苦思索中，[4]毋宁说还存在着这三位作者将政治事物的非目的性特征放置于一种明显具有形而上学特点的经验领域的尝试。无论是索莱尔的神秘意识，佩吉的魔法体验，还是温格的"形而上学的氛围"，[5]他们所有人都认为政治行动的本真形式植根于一种经验，这经验通过让某种至今未知的东西显现出来而突然之间打破了社会生活的连续性。这三位作者在如下这点上也还是一致的：他们确信，这个新鲜事物必须拥有一种彻底改变过的道德和政治秩序的思想竞争者的角色。人们几乎不能想象，本雅明并未认识到这种非凡事物的政治概念是一个也用宗教的自身目的性模型来探究政治领域的机会；打破任何目的设定这个理念，与

116

---

[1] Georges Sorel, *Über die Gewalt*（1920），Frankfurt/M. 1981，4. Kap.

[2] Villiers, *Charles Péguy*, a. a. O.

[3] Isaiah Berlin, "Georges Sorel", in: ders., *Wieder des Geläufige*, Frankfurt/M. 1982.

[4] Benjamin, *Gesammelte Schriften*, Bd. II.1, a. a. O., S. 157—171.

[5] Erich Unger, *Politik und Metaphysik*（1921），Würzburg 1989，S. 38；也可参见：Margarete Kohlenbach, "Religion, Experience, Politics: On Erich Unger and Walter Benjamin", in: Margarete Kohlenbach, Raymond Geuss（Hg.），*The Early Frankfurt School and Religion*, Hampshire 2005，S. 64—84。

展示世界的经验之间的再联结（Rückbindung），历史连续性的废
除，所有这一切都汇聚到政治事物这个形而上学概念之中，在此
意义上本雅明必定将这种政治事物视为其关切的事实性扩展的适当
基础。

不过与上述三位作者的交流（Engagement）只能说明，本雅
明在他的规划中想专注于何种类型的政治概念，但是不能说明在第
一次世界大战结束后的这段时间之内，本雅明为什么认为他必须转
向政治事物的领域。或许可以说，无论是对语言的宗教启示特征的
探讨，还是对文学批评的自身关涉结构的研究，至今都没有达到一
个令人满意的，也就是适当的（glücklich）终点；从而，在战争年
月刚刚结束时所写的信件中，本雅明偶尔让人们清楚地看到了他想
尽可能快地对这两个研究分支中的一个进行进一步研究的意图。尽
管本雅明看起来将这些计划大大地搁置了 2 年的时间，以能够急切
地首先实施其政治研究规划。无论如何，这个学科以及他在这个新
的研究领域中投入的精力已远远超出了他在这同一个时期搁置的两
个旧的研究领域所投入的精力。要解释这个研究重点的急剧转换，
或许只能去参考其思想传记的情况，当然按照传记的性质，其中肯
定会留下一个很大的推测空间：人们可以设想，由于 1918 年革命
的爆发和失败的经历，由于通过肖勒姆推动并且后来愈发增强的对
巴勒斯坦问题紧迫性的意识，最终是对资本主义经济方式的贫困化
后果不可避免的体验，让本雅明萌生了这样的确信，即只有专注于
对政治行动彻底的重新规定，才有可能从显得病态的当代社会突
围；简而言之，本雅明的研究重点向政治领域转移，是因为只有在
这个共同体的领域中才能看到足够的可调用的力量，让炸开这个僵
固的生活境况变得大有希望。

检验这一解释是否成立的试金石，无疑是这样一个问题，即
本雅明早年是否已经在事实上获得了这样一个信念，即以宗教
的方式来滋养世界革新这个决心需要与集体行动的媒介进行再联

结（Rückbindung）。虽然他的青年时代满脑子是共同体实践的概念，因为他持有维内肯的那种观点，即只有受过艺术宗教教育，从而也就是受过一种"社会运动"洗礼的青年才有能力推翻现存的目的思维；但是这个集体的概念如此明确地带有精神贵族的特征，以至于这一概念不能严肃地接近政治行动理念惯常的联合视野（Assoziationshorizont）。但是本雅明研究主题向政治的转向，表明了他突然之间脱离了这种文化精英主义的所有倾向；此时应该在他认识阿西亚·拉西斯（Asja Lacis）的 5 年之前，也是他结识贝尔托·布莱希特 10 年之前，此时他在共同体实践的概念中看出的想象世界中立即住满了无产阶级大众。对于本雅明思想的这个骤变，可以提炼出众多外在的和内在的动因（Anstoß），而首要的是布洛赫《乌托邦精神》的影响；无论本雅明对这本出版于 1918 年的书反应多么矛盾——很遗憾那篇书评的稿件据说已经遗失了——依据现存的证据，该书给本雅明留下了的印象如此持久，以至于不能说他的观念世界没有因此被触动过。这本思想丰沛的、以表现主义论调来撰写的著作可能给 26 岁的本雅明留下特别印象的众多理念中，应该说处于首要位置的大概就是对马克思主义革命概念的末世论填充；伴随这种重新阐释而来的，是宗教希望和精力的一种社会定位（Verortung），这就让无产阶级表现为复归上帝的内在世界的先锋队。[1] 这种工人大众的神圣化在当时可能对本雅明造成多强烈的影响，从他一生从未放弃这种神圣化的核心内容这一点就已经足以说明了；当他后来谈起无产阶级的阶级意识的觉醒时，总是带有他在《乌托邦精神》中首次碰到的那种宗教式论调。无论如何这个布洛赫式的思想都似乎在本雅明那里得到了如此狂热的赞同，以至于它将为本雅明社会的感知领域的偏移（Verschiebung）奠定基石：在此之前，本雅明可能只是将其文化批判的宗教冲动的实践转化理

119

---

[1] Ernst Bloch, *Geist der Utopie*（1918, 1923²）, Frankfurt/M. 1964, S. 293—317.

解为教育学上的改造和教育改革的一种形式，而现在一种社会意义伴随着无产阶级进入他的思想中，让他以强烈得多的方式来思考改变制度的政治实践。必定是由此导入的这个转折呼唤本雅明去投身于政治主题的研究计划；本雅明借助于佩吉、索莱尔和温格等人的著作确保他能够在政治事物中发现一种宗教性的自身目的结构。

不过"暴力批判"一文现在让人意外的是，本雅明似乎对于整个政治现象本身只给予了极少的重视。争辩的前突位置毋宁说被这样两个概念所规定，这两个概念在传统的思维方式下处于任何有意义的政治分析中相互对立的两端：按照近代的传统，任何理性的政治在"暴力"那里发现它的边界，而相反在"法权"中则发现其合法的出发点。本雅明在他的文章中无非是要实现将这两个概念就其意义内涵作一个精确的换极，从而使得"暴力"作为源泉和基础，而"法权"则相反作为政治的终结在现象中出场。这个有意的重新阐释，其功能是能够将政治阐释为一种自身无目的的、脱离所有人类目标设定的事件，在这个意义上也就是阐释为宗教性的事件。

批判的方法与设计（Anlage）

为了在目下这项研究中破译出本雅明异常艰深和复杂多层的论证而呈现出的诸多可能性中的一种，存在于这篇文章的最后段落的开始处。尽管作者本雅明可能远离了传统的风格，但是按照传统的文体这里应该是一个总结，就目标设定和实施而言，这个段落的确提供了某种概括性的结论。"暴力批判"最后一段的导入句十分直白地说道，"就是关于其历史的哲学"（S. 202）。这里的每个单词，就像本雅明一贯的做法，都具有同等重要的分量。在研究中应该带着批判性的意图来探讨暴力现象，整篇文章的标题已经道出这点了；本雅明喜欢用"批判"这个概念来标记他著作的特征，这在他的一些纲领性片段的突出位置也并不罕见，[1]在这些地方他肆无忌惮地使用着康德批判哲学的遗产。诚然，本雅明与康德的不同之处在于，他从一开始就觉察到康德为其知识批判裁剪的经验的光谱太过狭窄了；他的视野也向那种并未被安置在认知主体与认知客体相对立的贫乏图式中的经验开放，意味着对知识批判的对象范围进行扩展，也将交往性的，甚至宗教性的意识内涵计算进来。[2]对"暴力"的批判的规划首先仅仅意味着，批判分析不能被误导到将现象仅仅放在允许突出康德的狭窄的经验概念的视角下来判断；在这个意义上也必定会尊重那样一个不适合经典的主—客体图式的经验层级，毋宁说它在这个或那个方向上炸开了这种图式的工具主义。当然，在这个背景下，本雅明在"暴力"概念中想把握的东西是什么，还是不清楚的。只是在他这份研究的开头，即第二句话中就已经给出一个简短的限制性定义，这个定义大概对整篇文章其余的地方应该都是有效的；那里的原文如下："始终有效的原因"，"只有当它干涉伦理关系时"，"才会变成确切含义上的暴力"（S. 179）。本雅明在此将这个概念的使用与人类生活实践的改变这一前提最紧密地结合起来：只有借助于强制性权力影响到人类的互动关系，使其在道德上受到损害的东西，才会被"视为"暴力。乍看起来，本雅明用这样一个定义去精确地勾画出的界限在何处是不完全清楚的：虽然他看似将男性暴力从他的文本中排除，至多也只是停留在私人家庭关系的界限之内，但是它还是会通过改变性别间的道德关

121

[1] Uwe Steiner, "*Kritik*", in: Michael Opitz, Erdmut Wizisla（Hg.），"*Benjamins Begriffe*", Frankfurt/M. 2000, S. 479—523.

[2] Benjamin, *Gesammelte Schriften*, Bd. II.1, a. a. O., S. 157—171; Steiner, "Kritik", a. a. O., S. 480—489; Axel Honneth, "*Kommunikative Erschließung der Vergangenheit. Zum Zusammenhang von Anthropologie und Geschichtsphilosophie bei Walter Benjamin*", in: ders., *Die zerrissene Welt des Sozialen. Sozialphilosophische Aufsätze.* Neuausgabe, Frankfurt/M. 2000, S. 93—113.

系来产生影响；同样成问题的是自然原因引发的事件，如地震或火
山喷发，这些自然原因能够以相应的数量级对共同体的道德关系彻
底施加强制性的影响，但本雅明并没有在他的文章中将以上这些包
括在内。鉴于上述弊端，本雅明的概念界定显然要在如下意义上被
更狭义地理解，即"暴力"仅仅应该被理解为那种不仅影响到"伦
理关系"，而且其本身就被赋予伦理效力的强制性权力；本雅明在
他的研究中也相应地将对暴力解释限制在某些特定形式之上，这些
暴力形式拥有充分的道德合法性，以让其本身就能够在一个社会中
强行做出伦理上的改变。

不过借助于这个概念说明，当然还不能说明对这种以道德方式
表述的"暴力"的"批判"在方法上应当如何执行；因为偶尔间接
地提及康德——让人更容易想起康德之前撰写的关于"未来哲学"
的著作甚于单纯的"批判"概念，[1]在此处也没有更多帮助，因为
康德的批判事实上针对的仅仅是认识领域，而不是针对社会机构
（Gebilden）而言的。本雅明对这个关于暴力批判方法的问题的勉
强回答言简意赅，那就是"暴力之历史的哲学"（S. 202）。

在最后一段的第二句话中，本雅明就已经简短地解释了暴力
批判只有以历史哲学的形式才能执行这个想法意味着什么；如果这
个简短的证明还让我们想起本雅明在之前的文章中指出过的历史哲
学思考的必要性，那么就会得出如下并非没有说服力的论证：似乎
本雅明首先想接续康德说，任何"批判"都必须确立一个任务，即
去评价那些在其研究的对象领域中具有决定性的"尺度"或"区
别"（Unterscheidung）的"价值"；但是只有当它不是简单领会对
这种类型的尺度或者区别在相应领域中的历史性使用（"应用"）
（S. 181）时，它才能够形成这样一种"区分性的"，或者也可以说
是"决定性的观点"（Einstellung）（S. 202）；也就是说，如果批判

[1] Benjamin, *Gesammelte Schriften*, Bd. II.1, a. a. O., S. 157—171.

将自身限制在仅仅掌握一个领域特殊的尺度之应用的"非永恒数据"，那么它尽管能够对这种应用的内在"意义"（S. 181）有所贡献，但却不能够推进到对其价值的评价。毋宁说，对既有尺度的这样一种评价，要求获得这个尺度的"应用领域"之外的某个"立足点"（S. 181），由此出发便可"概观"（Licht）那个领域的整体（S. 181）。唯有历史哲学才能提供这个立足点，它能够跟这个领域的"诸形态的此消彼长"（S. 202）保持距离，以将这些形态的变迁透视为单个"历史时代"（S. 202）的原则；也就是说，特定的尺度是一个被限定的时代的表达和产品，随着这一思想便出现了既定物可超验化的前景，也就是某种"新事物"（S. 202）的前景，由此出发，领域特殊的（sphärenspezifisch）划分和标准的价值就应该可以得到适当的评价。

在将结尾段落主导思想中的这个论证应用到暴力的特别领域之前，将目前为止所重建的对历史哲学思考的总结性概述再次脱离原文来进行检查，看起来是富有意义的。本雅明让评价特定领域中占统治地位的尺度和区别这个任务指向历史哲学，在此他借助的自明性似乎得益于卢卡奇的《小说理论》这个榜样；[1] 但是当然，谢林和费希特的诸多历史哲学思辨也影响到了本雅明的表述，卢卡奇曾经拥护过这些思辨，那时他曾经将小说刻画为"彻底的罪恶时代"在类型学上的表达形态。[2] 对这种类型的历史哲学而言在方法上意义重大的是，它似乎允许对当代进行负面评价，而无须用明确的价值判断来支撑；建立在规范性尺度上的依赖关系，在这里被对过去或者未来的建构所替代，这个未来被刻画为在如下程度上是成功或者是远离罪恶的，即它会提供一个特权化视角，在这个视角下他们各自本身的时代"真实的"、否定的特征就会被认识到。在本雅

123

---

[1] George Lukács, *Die Theorie des Romans. Ein geschichtsphilosophischer Versuch über die Formen der großen Epik* (1920), Darmstadt/Neuwied 1988.

[2] Ebd., S. 12.

明论证中公开支持的历史哲学传统中，将历史划分为不同时代这个做法通过对上帝的假设而成为可能，这个上帝据说已经从人类世界隐退或者离开，以在一个不能进一步确定的将来再返回来；在此，当前被理解为一个中间的时代，在其中因为上帝的缺席而为"堕落"（谢林）和"罪恶"（费希特）所统治，当然这些都是人类主体本身所不能够看穿的。[1] 在这个意义上，对历史上处于这个蒙蔽关联之外的立足点在方法上的采纳，是能够对当代所有体制和实际做法的实际"价值"进行评价的认识论前提。

这些历史哲学的背景假设在今天也可能让我们感觉到是成问题的，而对本雅明而言，它们在其论文中无疑是让暴力批判建立于其上的理论基础。对那个为了能够评价特殊领域尺度的价值而应该被采纳的外部立足点的参引，包含着如下要求，即让自己置身于一个处于当代蒙蔽关联之彼岸的历史性的时间点之上；因为只有从这样一个立场出发，才能实际地认识到，当今被施行的尺度和区别放弃或错失的是什么。既然本雅明想要研究的领域正是那些暴力领域，那么他就必须尝试从这样一个外在视角出发，去标记在当下这个领域的框架中占统治地位的尺度的特质；在紧接着前面那些包含着方法前奏的段落的句子中，本雅明就告知了主导着他研究的预设前提：今天规定着他关于暴力的论文的诸多尺度和区别，统统都起源于那本身被嵌入手段和目的的概念图式之中的法权制度。

不过对于这个根本陈述本应该详细说明的内容，本雅明的文章的最后一段只是对少数几个核心概念进行了澄清；当然，这里使用的诸多规定对于整个分析来说是如此关键，以至于它们大可被用作进一步重建的主导思想。一开始，本雅明为他那个时代只能以一般的伦理因素（Größen）被主题化的两个暴力形

---

[1] 关于这个传统可参见：Jürgen Habermas, "Dialektischer Idealismus im Übergang zum Materialismus-Geschichtsphilosophische Folgerungen aus Schellings Idee einer Contraction Gottes", in: ders. *Theorie und Praxis*, Frankfurt/M. 1963, S. 108—161。

态命名，从而强调了他确信的暴力在当代社会只能以法权形式被主题化这个事实："仅仅对紧邻之物的注视就能够最大程度地保证（Gewährleisten）在暴力作为立法的（rechtssetzend）暴力和护法的（rechtserhaltend）暴力这两种形态中的辩证来回（Auf und Ab）。"（S. 202）这里已经可以发现（就像支撑柱那样）支撑起本雅明整个论证的三四个概念中的两个：在当今"时代"似乎只存在暴力的两种形式，它们都是与法权体制紧密相连的，也就是说，一个是立法，一个是护法。我们将会看到，这个论题对本雅明来说既是关于当代社会法权的结构特性也是关于当代社会暴力的限度的陈述：关于法权应该可以说，它与自身呈现（Selbstdarstellung）相对，在结构上听命于强制性权力的使用，因为它的体制化（"设立"）和再生产（"持存"）只有通过恫吓或者暴力的行使才能得到保障；关于暴力现象本身，这个论题正说明了，具有暴力形式的行为在当今时代被思考为狭窄意义上的法权功能。

在这个规定的仅仅几句之后，最终出现了以一种基础性方式支撑着本雅明的分析的第三个概念。这个思想开始于对当今时代的超验化（Transzendierung），也就是参引打破法权统治的可能性；本雅明在此暗示道，在这样一种状态中，暴力将不再被嵌入法权的目的—手段图式，而是占据一种"神性"创作的"纯粹"形式。包括这第三个概念，即"纯粹"暴力的概念，当然也只是在最后一段的语境中对前面提出的分析进行回顾，从而也就只用寥寥数语来再次进行阐明；我们由此得知，这里纯粹性这个属性应该被描述为所有目的—手段关系的对立面，因此一种纯粹的暴力必须是脱离所有目的设定和工具性权衡的。此外具有重大意义的是，本雅明在他这份研究的最后几句话中在"纯粹"暴力的"神性"形态之外引入了第二种形态即人类形态，他将其描述为"革命的"形态（S. 202）；对此他以最晦涩的方式断言，这种形态的"可能性"只有当一种超越法权的纯粹暴力的"存在"必须被视为"确定的"（S. 202）时才会得到"证实"。

借助于这三四个暴力的范畴，本雅明的研究赖以建立的概念网络就被勾画出来，以能够提供一种对暴力的历史哲学批判。似乎对诸区别的分析构成了它的出发点，借助于这个分析，当今时代中的暴力现象就成为可把捉的；这样一来通常所谓"暴力"的东西就分解为立法的和护法的暴力这两种形式，它们的合法性都得益于法权那种不可置疑的统治。本雅明以不完全明确的方式进一步断言，法权的特性在于它严格地按照目的和手段的图式来操作；在这个意义上，他认为包括这两个被主题化的暴力形式，也必须在这个图式的坐标系内部得到把握，要么作为目的，要么作为手段。但现在本雅明认为，唯有置身于一个另外的、新的时代这个视角之中（这个时代最重要的特质在这里首先被称为废除法权），才有可能达到对这个区别的"价值"的实际评价。尽管在这最后一段中也多次出现了对这个未来时期做出的"神性的"这个表达，但是对于规范性意图来说具有决定性意义的却是如下状况，即接下来同时就有权废除目的—手段图式的统治地位。这首先在如下这点上变得清晰起来，即本雅明交替着用"神圣的"和"纯粹的"这两个词来描述对新的时代将会产生深刻影响的两种暴力形式；这两个表达被本雅明无可置疑地使用，以至于它们借助强制性效果将行动（Akt）的那种非目的论的、最初似乎是表现主义的特征突出出来。在这篇文章的最后两句话中，本雅明采纳了关于暴力的非纯粹的、当前的形式与纯粹的、新的形式之间彼此对立的思想，因为他进行了一种让人联想到青年海德格尔为此造就古德语概念的尝试：在那里立法的暴力被描述为"转换的"（schaltend）暴力，护法的暴力则是"行政的"（verwaltend）暴力，而新时代的纯粹的暴力则被称为"统治的"（waltend）暴力（S. 203）。但是，在对这三个概念依次作进一步说明之前，首先确保（versichern）眼前这篇文章中"法权"的重要性，是有必要的；因为本雅明想要对在当下占据统治地位的暴力划

126

分（Unterteilung）的价值进行的整个批判，的确是建立在一个固着于"法权"制度的前提之上的。

本雅明的"法权"概念

127

在这份关于"暴力批判"的研究中，"法权"承担了确保据说彻底影响着当今时代的精神结构的功能；本雅明先行说出了 3 年之后在卢卡奇那里出现的评价，后者在他的文集《历史与阶级意识》最著名的那篇文章中将现代法权阐述为资本主义物化的产物。[1]即使本雅明还远未用马克思的"物化"概念来规定近代思维的形式法则，但是他对法权规治的特性的刻画首先与卢卡奇存在很大程度上的重合：两位理论家最终都确信，法权领域构成了一个纯粹的"形式上的计算体系"，"借助于此，一定行为的必然法律后果就被尽可能精确地计算出来"。[2]当然，不同于卢卡奇的批判性论证赖以建立的那组概念，本雅明在对这种法权抽象性做更为确切的规定时使用了另外一组概念：《历史与阶级意识》的作者立足于"形式"与"内容"的对立，来谴责现代法权逐渐"远离"社会生活条件的"物质基础"，[3]而本雅明则将同一事态叙述为现存的社会关系配合目的和手段的图式的后果，——卢卡奇认为构成那种有利于法权形式的内容空洞化的东西，在本雅明看来则是法权目的思维侵入到了伦理生活（Dasein）的无目的领域。随着对功利主义难题的尖锐

---

[1] Georg Lukács, "Die Verdinglichung und das Bewußtsein des Proletariats"（1923）, in：ders. *Geschichte und Klassenbewußtsein*, Bd. II, Neuwied/Berlin 1968, S. 257—397.（中译参见卢卡奇，《历史与阶级意识》，杜章智、任立、燕宏远译，商务印书馆 1992 年版，第 143—304 页。——译者注）

[2] Ebd., S. 284.（中译参见卢卡奇，《历史与阶级意识》，第 174 页，译文有所改动。——译者注）

[3] Ebd., S. 285.（中译参见卢卡奇，《历史与阶级意识》，第 175 页。——译者注）

化，"暴力批判"的作者在其法权理论中表明自身为索莱尔的忠实
学生；他抓住后者对现代法权的挑衅性攻击，通过调整同时代法权
理论来让他自己的意图富于成果。

　　我们已经看到，本雅明在他研究的准备阶段就对索莱尔的《论
暴力》一书深信不疑；[1]他不仅熟知后者那种以道德方式论证的、
无产阶级的暴力的理念，这个理念流入了后来变得著名的总罢工这
个庄严结局（Apotheose），而且还熟知其针对法权体制的极端尖
锐的论战，这在这部著作中的影响并非无关紧要。但是本雅明是
否还知道这个柏格森的学生其他清晰得多地论证了法权批判的著
作，很遗憾我们不得而知；无论如何索莱尔可能就是那个将本雅明
引向法权体系与当代意识状态的平行化的那个作者。在索莱尔的著
作《论暴力》中，法权只是扮演着形式性的合法性媒介这个角色，
诸统治阶级分别操纵它来确保和扩建为它们所用的社会秩序：将
权力兴趣翻译为看上去中立的法律（Gesetzesformeln）语言，这
意味着为这种兴趣配置道德上普遍有效性的僭妄要求，这恰恰让
他们在受压迫阶层那里被赋予声望和说服力。[2]与任何作为价值
和（社会化的童年时期所需要的）尊敬观念之表达的真正道德相对
立，法权在索莱尔看来不过是服务于非道德的权力持存兴趣的工具
而已。[3]如果说，就此已经暗示了在此进行的崇高道德和服务于
目的的法权之间的区别，那么索莱尔在更简短的，尤其是在其代表
作之前撰写的著作中对这个对立进行了显著得多的塑造；在这些著
作中，他突出了如下这个事实，即整个法权体系仅仅被用来维护社
会秩序，而被压迫大众的道德则拥有革命的力量，以打断政治统治
的历史连续性，并开启一个现实自由的时代。对这个从 20 世纪初

---

[1] Georges Sorel, *Über die Gewalt* (1908), Frankfurt/M. 1981.

[2] Vgl. ebd., S. 316.

[3] Vgl. Axel Honneth, *Kampf um Anerkennung*, Frankfurt/M. 1994, S. 242 ff.

的理念出发的极端分裂的建议，[1]本雅明当然没有直接地、未作修改地采纳进他关于暴力的研究之中；索莱尔认为在法权和道德之间，在法则的普遍有效性与正义的诉求之间存在着一道不可跨越的鸿沟，这一思想肯定让本雅明的如下信念酝酿成熟，即法权作为社会组织的媒介展现了一种成问题的、病理学上的建制。构成这种成问题化的核心基础的东西并不像在卢卡奇那里是法权那样的空洞形式性和抽象性；毋宁说是这个单纯的情形，即可资利用的东西，从而最终是服务于某个目的的东西，其本身已是其低劣性的标志，因为它不可能是真正的德行或正义的表达。也就是说，我们可以进一步推论，这一类型的德行往往是脱离所有目的设定的，因为它不必顾及兴趣，而离开这个兴趣，目的就不可能得到界定；与康德那里的情况近似，只有自身拥有道德有效性的东西才是德性的（sittlich），这样它就不必再受指向目的的限制。从而在本雅明（在此他是索莱尔的忠实学生）看来，一个将其德性事务以法权的语言表达出来的时代，其品质是更加低级的，因为它让目的—手段图式在错误的地方占据统治地位。

不过在本雅明能够获得他论文中呈现的法权根本特征的表述之前，他必定还在阅读索莱尔之外已经熟悉了同时代的几部法学论著。即使在他公开地将法权限制在目的—手段图式之上的时候，他从头到尾都是在进行高度独特的建构，但是在选择表达的类型上，在引述的例证和历史性的联系线索（Verbindungslinie）上他还是展示出了对当时文献某种程度上的信任。本雅明必定深入研究过的法学著作中首先有一本至今都还享有难以置信的声誉，即便本雅明无论在其写作中还是在其书信中都从未提及这部著作的名字：这就是鲁道夫·冯·耶林（Rudolf von Jhering）的两卷本著   130

---

[1] Vgl. Michael Freund, *Georges Sorel. Der revolutionäre Konservatismus*, Frankfurt/M. 1972.

作《法的目的》(1877 年出第一版，1884 年出第二版)，这部著作
让其作者以为法学奠基而闻名于世。本雅明在他的研究中所有接受
狭义法权理论背景的地方，似乎都赞同这部经典著作；尽管本雅
明对耶林的一系列论证并不是全盘接受，尽管他并不同意后者对
法权的完全肯定的理解，但是在概念的挑选和根本规定上，他与
耶林之间却十分默契，甚至于似乎要排除任何的怀疑。从耶林的
《法的目的》中我们不仅可以找到这个根本性的论题，即所有法权
都服务于"保障社会生活条件"这个目的，[1] 而且与此相反，对合
理的手段的挑选构成了一种非独立的范围；[2] 在其中不仅可以找到
对"自然目的"和"法权目的"那种区别的微调之后的表述，[3] 本
雅明在对其思考的论证的核心位置也考虑到了这个差别；最终，当
本雅明引入立法的暴力和护法的暴力这两种形式时，其中不仅可以
重新发现法权中暴力角色的规定上的与耶林近乎逐字逐句的一致，
而且这个规定是本雅明的研究得以建立的基础。[4] 毋宁说，耶林
在其著作中预见到了对本雅明的意图而言大概也是决定性的观念
(S. 199)，即在人类生活关系中可以找出替换法权的强迫体制的另
一种非统治的替代方案，它着眼于德性那种自愿的利他主义和主体
间主义；[5] 耶林和本雅明同样都看到的道德实践(Praktik)是礼节
和客气。

如果进一步追究处于耶林的研究的建筑术之核心的、德性和
法权之间的这个对立，那么我们就会碰到一个更深层次的区分，
这也可能规定了本雅明论证的隐性背景。在耶林看来，法权的全
面目的，也就是社会秩序持存的使命，是从人类利己主义这个事

131

[1] Rudolf von Jhering, *Der Zweck im Recht* (1877), 2 Bde., Leipzig 1884, S. 439.

[2] Ebd., S. 451 f.

[3] Ebd., S. 452 ff.

[4] Ebd., S. 457 ff.

[5] Ebd., Bd. II.

实中得出的，这导致了与个人兴趣的持续的冲突；而相反，德性的举止，也就是本雅明所说的"非暴力协调"（S. 191）的所有形式，他认为体现在人类无私地体谅对方的关切和意图。在这个意义上，耶林认为就道德力量和可信度而言，法权领域要远低于德性事物的领域：前一个领域借助于权威的强制仅仅服务于避免冲突的目的，而后一个领域本身则是人类道德禀赋的有机（organisch）表达。极有可能正是法权与利己主义的这种再联结，加强了本雅明对法权全盘否定的观点；从索莱尔那里接受过来观念，即法权是单纯服务于社会秩序之维持的建制，通过与人类利己主义本性的连接而进一步尖锐化。从而在本雅明看来，法权整体上就代表了"腐朽的"、病理学上的体制，因为它以目的—手段图式将社会生活关系覆盖起来，这个图式最终是服务于个体的利己主义兴趣的。

　　从这个法权的否定主义图景出发当然也会得出，本雅明在他的研究中没有真正地探讨法权证明的内在悖论；正如二手文献常常断言的那样，对他来说紧迫的问题并不是在今天的解构性法权思考中处于中心位置的法权那种交互的不确定性；[1]他的注意力首先也不是集中在所有法权都奠定在一次未得合法化的暴力实施行动之中这个情形上。尽管所有这一切都是本雅明在其论证过程中被主题化的视点，但他并不认为这些构成了他论证的核心，从这个论证出发，他最终将以历史哲学的方式对作为一种社会性形式的法权进行批判；如前所述，这个基础毋宁说是在如下情形种看到的，即法权本身服务于目的，但这类目的的设定又要回溯到表达了人类利己主义本性的兴趣之上。

132

----

[1] Jacques Derrida, *Gesetzekraft. Der "mystische Grund der Autorität"*, Frankfurt/M. 1990.

法权中的暴力

本雅明研究的主体部分，即总计 24 页文本的前 18 页，几乎专门致力于尝试确定暴力在法权媒介中的角色；而在这 18 页中的前 3 页又分担了在一般法权关系中对暴力的定位，剩下的 15 页则着重阐述了暴力在"当今欧洲"（S. 182）法权体系中的特殊位置。在他这份研究的第 4 句中，本雅明就对法权做出了无可置疑的断言，我们迄今为止将其作为他研究索莱尔和冯·耶林的理论沉淀来看待："首先它（即法的概念——霍耐特）涉及的是，任何法权秩序的根本性基础关系就是那种目的与手段的关系。"（S. 179）在这个点上，我们未参透本雅明将在整体上对这种限定目的—手段图式的做法作何评价，他现在接着就尝试分析，在如上把握的领域中，会得出何种评价暴力的标准；因此他采取的措施就在于，首先内在地检查一下，目的和手段这对概念的合法（rechtlich）尺度在涉及像暴力这种重要事物时是如何被应用的。不过本雅明并没有直接涉及以上勾勒的任务，而是利用解释学的技巧，去探询流行学说对这个问题的回答。本雅明与如今仍然是教义史（dogmengeshcichtlich）发现的东西大范围地符合，他区分了自然法与法律实证主义这两个传统，以将这二者用作目的—手段图式在暴力现象上应用的历史变体。

本雅明相信他可以简短地处理自然法传统。在对自然法传统中极为不同的方法不作详细区分的情况下，[1] 他认为显而易见的是，对暴力的合法性的检查只有考虑到其工具性角色才能进行；也就是说，既然这种理论的建筑术强行要求，将非暴力性的产生思考为一种法权秩序的合法目的，那么暴力的施行就只能单纯地按照如下标

133

---

[1] Karl Heinz Ilting, *Naturrecht und Sittlichkeit. Begriffsgeschichtliche Studien*, Stuttgart 1978.

准来评价，即看它是否作为适合的手段服务于那个预先被给予的目的。因此本雅明这样陈述道，自然法传统除了工具的适当性之外，便没有其他任何关于暴力的规范性评价标准可支配了。他坚信，在这个背景下，这个标准是否满足德性尺度这个问题是得不到令人满意的回答的，因为对此缺乏非工具的、道德的视点。在此，如果要检查本雅明的异议本身是否得到证成，那就走得太远了。简短地回顾一下自然法的论证历史或许就能够表明，对特定的、理性的法权目的进行规范性称颂往往会被转写到对可以合法地用来实现这个目的的手段的评价上。但是在本雅明看来，对自然法传统的这样一种区分于他的努力而言肯定不重要。他唯独只有证实，将暴力仅仅视为"人类的自然被给予性"（S. 180）这个倾向，被内置于将暴力处理为一种单纯手段这个态度之中。本雅明借以达到这个结论的论据，得自他对自然法阐释的前提：正是因为上述传统开始于用道德上合法的法权秩序来代替人类暴力形式的自然状态，它必须认为暴力暗中变成了自然的"原材料"（ebd.），它只要不服务于未得辩护的（法权）目的的实现，就不能以德性的方式被拒绝。回到第 1 页本雅明借以对法权中暴力的角色进行检查的问题，那就是在自然法传统中目的—手段图式被引向了暴力的一种悖论性的自然化。

当过渡到"实证法"传统研究的时候，本雅明借这样一个批判所要达到的目的就变得更加清楚了；正如我们在关于自然法的探讨那里所见，这第二步连一个作者都没有提到，而只是对其整体方向进行了非常一般的、简直就是图式性的刻画。按照这种刻画，"实证法哲学"自然就陷入了在目的与手段的相互依赖性中发现的成问题的循环之中；但是在本雅明看来，实证法传统对自然法传统的优势在于，就此它应该能够为暴力的介入提供一个并非仅仅是工具性的评价标准。本雅明善意地总结道，与自然法不同，实证主义将法权目的的合法性与执行这个目的所要求的手段的权能（Berechtigung）结合起来：一个国家秩序的合法性将不再由满足

134

特定的、所谓"自然的"目的实现来衡量，而是相反，所使用的手段的合法性保证法权秩序的正当性（S. 180）。通过这样一种"程序化"——如我们今天所说的那样，对实证主义来说便出现了一种强制，即必须为评价合法手段提供一种独立于所有能想到的目的或目标而被表述出来的尺度；本雅明在这里大概是首先看到了，在历史［法］学派中这个任务得到了完成，因为历史证实法律手段的这种尺度是作为独立标准而被应用的。对于暴力现象，这样一种解决方案说明，只要暴力的法权施行以事实支持和实践的可适用性的形式在历史上得到了证明，它就应该得到赞同。但现在本雅明离提倡在此勾勒历史认可标准本身还很远；正如我们已经看到的那样，本雅明怀疑通过将暴力圈进法权的目的—手段图式而支配暴力的全部努力。但是在法权理论为了将暴力放置在这样一个图式中而提供的诸多解决方案中，他无疑更倾向于历史实证主义的解决方案，因为它与对尺度的说明是连接在一起的："相反，实证法理论作为假设的基础在研究的出发点上是可以接受的，因为它对暴力类型预先作了一个独立于暴力运用事件的根本区分。"（S. 181）

　　这个对法律实证主义的有条件的、相对的好评对研究的进程产生的结果是，本雅明在接下来几页中近乎专门地探讨了制裁能力的实证法尺度。自然法就暴力在法权中的位置所提供的答案，现在已经被抛弃了，因为在本雅明看来，那里根本不存在任何评价标准；从而，为了回答如何评价法权体系内部的暴力这个问题，就只剩下实证主义学说了，它毕竟通过历史性认可为评价作为手段的暴力提供了一个尺度。从而，在开始对两个关键的法哲学传统中的暴力进行定位之后的 15 页篇幅，就是对法律实证主义所做出的历史上认可的和不认可的暴力之间的区分进行的检查；更确切地说，在本雅明那里涉及的是如下问题："从暴力的这样一种尺度和区分一般地可能这一事实，会引出暴力的什么样的本质［……］"（S. 181）。这种检查只运用于"欧洲的"法权体系，这一事实是本雅明参引一种广泛的、跨文化的分析几乎不可克服的困难来进行简洁论证的；但是或许这个历史情形应该可以被视为这个限制的真正原因，即恰恰是在那个时代的欧洲，再没有什么比非政府的和革命的暴力的法权正当性这个问题更加具有政治爆炸性了。

立法的或"转换的"暴力

136

　　本雅明在其研究接下来的部分进行的所有思考中，值得注意的是，它们是居于法权暴力的被认可和不被认可的实证的法权区分这个假设的有效性前提之下的；从而，人们可以猜测，这个中间部分要达到的目标就是，本雅明打算证明这样一种合法性标准的必然崩溃，进而演示甚至在实证主义中法权的循环规定的不可避免。当然，人们并不容易看清本雅明为了实现以上勾勒的这个论证所进行详细操作；这个文本摇摆于列举具体法权问题与系统性的考虑之间，而总是没有充分地表明，这两个要素中哪个将提供支撑性的论据，哪个将提供依赖性的论据。为了一目了然，或许我们最好是停留在对本雅明论证过程的进展中才逐渐建立起来的二分的重建之上：据此，首先得到证明的是实证法尺度在立法的暴力事实之上的崩溃，而接下来还要证明其在护法的暴力事实之上的崩溃。

　　本雅明在其论证过程的第一步使用的论据，似乎导致了如下断言，即历史认可的实证法尺度会允许过多反秩序的、颠覆活动的暴力事件的发生，从而不能够被视为国家法权秩序的规范性基础；因此应该补充的是，当这样一种事实性合法化的危险出现的时候，国家总是必须垄断所有的暴力，并划出任意的、未得认可的暴力的界限。想象一个本雅明借以证明他的论点而收集的同时代法权现实的具体案例的清单，是相对容易的：尽管用民众方面的承认来衡量，儿童教育事实上被视为私人性的、法律以外的事务，但是这个"自

137　然目的"却存在被借助于"过分的暴行"（S. 182）来达到的危险，以至于国家在没有任何历史性合法化的情况下，发现自己被诱导"通过关于教育惩罚权的界限的法律"（ebd.）。在本雅明看来，"大罪犯"屡见不鲜地"引起民众的秘密钦佩"这一历史情形似乎也属于这个范畴（S. 183）；他确信，这些事件中的同情并不是来自行为本身，而毋宁说来自见之于这个行为的暴力，这种暴力炸毁秩序的特征对国家必定已经具有如此的威胁性，以至于这里国家抛弃了任何历史认可的证明，并试图以暴行来贯彻它的垄断。

　　这同一个动机，也就是威胁法权的倾向，似乎往往内在于事实上被认可的暴力之中，它对于本雅明引入的第三个例证来说也是决定性的；但仅仅是他接下来花了 2 页多（S. 183—185）的篇幅来描述这个事件，就已经让人注意到其对整个文本的突出意义。本雅明断言，罢工权代表了历史认可尺度不可能被法治国家持久使用的一个更加显而易见的例证；因为，在工人来自"下层"的压力下，一种使用暴力的权利被包括进来，这种权利在特定的情形下可能会转化为对法治国家秩序的一种剧烈的威胁，以至于国家发现它被迫使用立法的暴力，而全然不顾所有程序性原则。关于本雅明对法律实证主义的内在反驳的意图，再没有比这个例证展露得更清楚的了；他想表明，在对（别无选择的）实证法尺度的奠基中，法治国家必定会一再与其自身的程序原则发生矛盾，因为它只能用对暴力的非法使用来应对那种它自身必然允许的暴力威胁。

　　不过正是罢工这个例子让本雅明遇到了一系列的解释困难，因此之故，这份文本中的解说和澄清都变得零散。根本不存在一个例证，以本雅明在谈及法权的"内在矛盾性"时采取的那种方式将罢工的法权保障阐释为"使用暴力的权利"（S. 184）。而如果罢工被视为特定的行动，也就是工作活动的一种单纯不作为情况，那么可能根本就谈不上暴力的使用，从而本雅明推测法权机构的那个论点就一下子无效了。在没有对同时代广泛的法学理论进行大量探讨的

138

情况下，本雅明通过引证"工人阶级的直观"（ebd.）断然拟就了上述备选方案：这种直观必定——这样不容反驳地说——"在罢工权中"看出"为了达到一定目的而使用暴力的权利"（ebd.）。对本雅明来说，一个如此重大的问题正体现着一个对其意图而言同样重要的论题，按照这个论题，罢工仅仅向那种威胁要在整体上推翻法权秩序的暴力运用走出了一小步（S. 185）；为了能够断言，法治国家按照其本身的基础，必定已借助罢工权产生出了一种"内在的暴力潜能"，本雅明需要一个其动力迫使它最终走向国家暴力的非法运用的论据。本雅明借以应对这一挑战的诀窍是这个相对冒险的观念，即将革命的总罢工视为（被允许的）罢工在实践上的合法后果：在所有（国家的）企业的同时罢工中——这是含蓄地借鉴索莱尔——无产阶级实施了一种颠覆性的暴力，这种暴力仍然可以被理解为在他看来已然被法治国家包含在罢工许可之中的那种权利的"运用"（ebd.）。在这个范围内，总罢工乃是法治国家秩序本身的一个合法产品，而现在它通过要求使用罢工权而试图将这个秩序推翻；这里应该再次补充的是，国家反过来只能够对这个危险做出反应，即在违反它本身原则的情况下，武断地利用立法的"暴力"。

　　不难看出，在这整个关于罢工权的论据里，涉及的即使不是有破绽的，也是一种极端脆弱的建构。本雅明自己承认，只有在阐释中将"工人阶级的直观"平等地纳入进来，在此对法权必然的自我扬弃的证明才会成功；也就是说，只有采取这个单纯属于例外的视角，罢工权才能被理解为合法的暴力运用和对作为其极端化实施的总罢工的许可。本雅明通过其论证过程实现的，不是指出"法权中的逻辑矛盾"（S. 185），而只是谨慎地将一种"事实的矛盾纳入法权状态"（ebd.）。另外，这种对"总罢工"的暗示携带有某种随机的东西，因为它不涉及现代法治国家历史上的任何合乎规则的、甚至必然的事件；从而这个论证过程就缺乏某种程度上的终结点，在关于一种必然的颠覆的断言中，这个终结点只可能在于断言被认可

139

的暴力向颠覆性暴力的转变。本雅明已经觉察到了其论证中所有这些弱点——就此我们应该原谅他；因为，他在上述段落结束的地方说，现在通过"对战争暴力的思考"，现存的这些异议应该就能得到反驳。

在这一背景下，本雅明用"战争暴力"这个概念来刻画"对外权力"（S. 186）的能力，即在战争胜利结束之后，在被征服的国家确立"新的法权"的能力；作者也想将这样一种"战争法"理解为现代法治国家的如下倾向的例证，即在它本身的程序性前提的条件下，必须承认一种外来的立法，这个地方既不在它的兴趣之内，也不在它的控制主权之下。人们可能会立即对这个进一步的例子提出异议，说它对本雅明的意图而言并不是特别有帮助，因为它涉及的是国家间关系，而不是单个国家内的法权秩序；但是本雅明对这类疑虑完全不予理睬，因为他将目光对准外部法权侵犯对内部所造成的影响。从而在他的陈述中，紧随失败的战争而来的被强令接受的法权秩序这个例子好像与罢工权通过斗争的无产阶级的强迫所呈现的这个例子可以等量齐观似的：在这两个例子中，法治国家都必须接受外来权力的立法潜能，因为它的程序性原则禁止它违抗对暴力的事实性的认可。本雅明认为，借助这第四个例证，就可以结束他对现代法权的内在驳斥的第一回合了。尽管他本人没有做明确的总结，但是他的论证结果或许可以这样来归纳，即流行的法律实证主义按照它自身关于暴力的合法性标准来说是失败的，因为它必须承认暴力使用的手段，而这个手段的运用又会增强那种炸开体系的法权目的的确立。但是它若果真如此，就像这个论题可以被尖锐地表述一样，那么现代法权秩序就一再地允许对其本身的废除：要么它必须将它的主权转让给外来的法权权力，要么针对这外来的法治权力（Rechtmacht）推动一种不具备任何法治国家合法性的暴力。

护法的或"行政的"暴力

就像我们前面讨论的段落一样，接下来关于护法的暴力的部分对本雅明来说也只是承担着入门的功能，它内在地检查既定的法权秩序，看看它的实证主义阐释中的目的—手段图式是否具有某种"价值"（S. 181）。这个问题目前为止收到的否定回答也预先给出了现在本雅明的论证对准的方向；操着他之前已经说过的那种一贯尖锐的腔调，他进一步列出那些会让人认识到实证主义尺度必然崩溃的事例。不过现在争论的不再是"达到自然目的"（S. 186）的暴力，不再是在儿童教育中，在罢工或者军事占领中使用过的暴力，因为在此探讨的已不再是法律编撰的目标设定；毋宁说在这个新的段落中，本雅明探讨的是暴力运用的形式，它们的法权合法性预先就已是不成问题的，因为它们是"作为实现国家目的的手段"（ebd.），从而是作为法治国家的功能而获得使用的。本雅明立即强调，对这样一种"护法的"暴力的批判，并不像"和平主义者和行动主义者们的所有夸夸其谈"（S. 187）那样是什么轻易的冒险；因为，它不应该是通过参引所有人的原始自由，也不是通过引证"绝对命令"（ebd.）来进行的，在这两种情形中，法治国家声称"承认和促进每个个人人格中的人类兴趣"（ebd.）这一点都被否认了。那么，护法的暴力的国家使用陷入了目的与手段的循环规定之中，从而一再地销蚀法治国家秩序，这样一种主张是如何得到论证的呢？

对这个含蓄地提出的问题，本雅明提供的第一个答案是根据死刑而得出的，这在当时的德国还仅仅是为谋杀罪而预先拟定的。为了看清本雅明在以上标定的背景下使用的这个论据，我们还需要再略微作一点补充：就像惩罚的所有形式那样，法治国家也必须声称（reklamieren）死刑是一种维持法权秩序的手段，因为它以暴力运用来威胁潜在的犯罪者，以达到震慑的目的。但是在这种特别的惩罚的执行中很快就表现出，那个目的在此只提供了一张侧幕，将法律实施的本真功能掩藏在后面。在这个意义上，在死刑的执行过程中，国家护法的暴力通常会转化为其对立面，即自身宣示的（sich manifestierend）暴力："[……]转化为事关生死的暴力运用，远远强过法权的其他任何法律执行。"（S. 188）在本雅明看来，这一诊断似乎是如下论题的第一次证实，即在现代法权中目的与手段并不是明确固定的，即使考虑到护法的暴力也是如此：被理解为法权保障之手段的死刑，近看之下便露出其作为法权暴力的形式这个真相，这个暴力属于立法的领域，因为它的作用无非是对已确立秩序的象征性的证实。当然我们还不完全清楚，这个论据是否实际上支持本雅明试图提出的这个论题；也就是说，如果死刑的执行表明，它的本真功能就是法律的执行，那就谈不上目的与手段的转移，而只是实际目的的掩盖——这个论据有利于意识形态批判的意图，但却无益于目的与手段根本上的不确定性的证明。

不过，现在对死刑的这个附论应该只是构成通向本雅明在接下来几页中所进行的关于护法的暴力这个主题的更一般性探讨的桥梁。借助警察这个例子，本雅明在这个领域进一步探究了关于目的与手段的非固定性的论题；在本雅明看来，警察体现了护法的暴力的最为显著的机关，因为警察必须获得使用暴力形式的手段的许可，以为法权秩序的维持提供保障。本雅明在这个事例中对他自己是如此有把握，以至于他根本就不再努力酝酿他的这个论据，而是在他思考之初就直接将其作为前提提出来：在警察机构的行为以及其职权中，以如此"反自然的"、"可耻的"，的确就是"恐怖的"（S. 189）方式混杂着那种借助于创造新的法权目标来保障法权的任务，以至于在这些目标中，"立法的暴力与护法的暴力之间的分裂据说应该被扬弃"（ebd.）。在接下来的几个句子中，本雅明接着解释了这个出发点论题，甚至竟然做出如下论断，即在民主制中的那种功能交错，还会导向比君主专制更为严重的"暴力退化"

（S. 190）；也就是说，在后者这里，由于统治者的至高无上，警察——他是这样论证的——会感觉到与专制连为一体，而在前者那里则缺乏那种关系的任何类型，以至于它可能会非常迅速地走向暴力的滥用和任性。

完全显而易见的是，这个思想过程得益于那个时代对警察机构的权力滥用的鲜活印象；激昂的语调，形容词的选用，公然的憎恶，所有这些都透露出，本雅明从他同时代的源泉出发，必定已经最确切地将这种侵犯边界的具体事件告知了我们。不过，这个论据的经验基础引发了如下问题，即这些肯定是不计其数的例子是否能够被普遍化，从中是否能够获得一个关于法治国家中警察暴力解除限制的原则性论题；民主政权缺乏凝聚其全体成员的典范性权威，除了这个成问题的观察之外，本雅明似乎并不掌握其他的论据。而关于在法治国家条件下的警察行为这样一种权力越界，是构成了一种本质特性还是偶然特性这个问题，本雅明还根本没有意识到。或许情况可能完全不同，也就是说随着时间的推移，恰恰是民主社会能够发展出警察和军事的结合的政治资源（zivile Ressource），这些都处于本雅明的观念视野之外。从而，本雅明对护法的暴力的论述就整个地建立在成问题的基础之上：关于死刑的思想并没有真正地将法权手段的不确定性主题化，而仅仅是将对实际目的的掩盖主题化；对警察的思考得益于一种历史经验的普遍化，它的体系性位值（Stellenwert）仍然是没有得到检验的。在这个意义上，对本雅明借助于其法权体系的"内在"批判而谋求的那个论题进行论证的，大概只有关于立法的暴力那个部分；在那里可能已经表明，欧洲模式下的法治国家，在一种严格的实证主义的自身理解上没有能力明确地规定暴力运用的合法形式，因为在事实的有效性这个视点之下，总是有采取暴力形式的立法行为的新的、炸开体系的源泉必须得到承认。而与此相反，接下来探讨护法的暴力的部分，对关于法治国家规范的不确定性这个论题的贡献却微乎其微；因为在其

143

中，除了这两个成问题的例子之外，几乎没有提出任何关于可普遍化内容的思考。

法权的非暴力备用方案

144 这些批判性的思考以欧洲法权体系为例，让人们意识到"所有法权问题最终的不可判定性"（S. 196），紧接着的是一系列冗长的思想过程，它们首次引入"纯粹性"的理念；显而易见，其功能是在术语上为本雅明接下来将要着手从一种未来德性的超越性视角来评价的法权时代的那个部分做准备。在这个背景下，这些关于社会达成一致的非暴力形式的可能性问题的思考，代表着一个过渡。在前面几页已经表明，本雅明相信，作为手段的暴力的任何使用必然地受到那种随法权关系本身而来的疑难问题的刺激；从而他现在就首先转向如下问题，即在既有关系下，是否也可能存在社会利益对立的调解之路，这条道路并不指向在法权上被合法化的暴力实施。在对接下来的这个视角转换的论证上，我们再次清晰地看出了本雅明对法权的这个探讨的概要：法权关系这个社会媒介在调解社会对立的使命上失败了，因为在目的—手段图式的框架中，它在结构上不能成功地将它所支配的暴力手段的使用清晰明白地加以确定。本雅明打算将这个对法权的批判延展到哪个点，在眼前这个语境（S. 190 f.）下被表明了，这里他也仅仅将议会视为一种法权病理学的症候；以当时广为流行的议会制—批判的风格，他引证了艾里希·温格说，就议会制形成妥协这个趋势，表明所有法权秩序都根源于暴力这个事实是在何种程度上被整体否认的。

即使是这种对议会制的批判在今天看来也必定在某种程度上显得可疑，因为其中表现出了一种与卡尔·施米特（Carl Schmitt）

反民主的思想过程惊人的接近，[1] 所以它在这份文本中的呈现几乎没有超出一个匆匆写就的旁注的范围；因为，本雅明真正感兴趣的东西，让他再次引证议会来仅仅作为对照的东西，乃是前面已经提到的那种社会不需使用任何暴力就可达成一致的形式。本雅明引入这种非暴力的利益调解的媒介，因为他首先完全传统地依靠情感上的"德行"（S. 193），这些德行能让人设身处地地容纳他者的视角：他这样解释说，在"私人人格之间"，相互"热心礼貌、有好感和爱好和平"，以及"信任"（S. 191）的态度占统治地位的任何地方，他们就有可能无需法律的仲裁即以非暴力的方式达成一致。再下一步，本雅明将这类以情感支持的沟通描述为"纯粹的"手段，这也同样是很好理解的；因为"纯粹"在这里预先只是意味着在概念上坚持暴力的缺席，这样在保留目的—手段语言的前提下，这些沟通的形式就可能被把握为解决冲突这个目的的"纯粹的"或者恰恰是"非暴力的"手段。本雅明接下来甚至将关于社会统一的和平工具这个思考扩展到第三步中，这里他将这些工具称为同情德行或者如他所说"心灵文化"（S. 191）之实存的功能性等价物：他确信，在任何缺乏这种采取他人视角的能力的地方，对共同利益基础的洞见也会确保以非暴力的方式排除冲突——"对共同缺点的害怕"（S. 191）是本雅明在此以近乎霍布斯式的方式指出的例证性情况。如果说所有这些关于解决冲突的独立于法权的、非暴力的手段还是在私人领域内部运动的话，那么再下一步它们就要走向探讨超个人的纷争领域，例如它们将要呈现的"阶级和国家"之间的斗争。正是这里标出的这个转折，唤起了人们的如下怀疑，即本雅明在纯粹手段这里是否实际上仅仅看到了排除冲突的非暴力工具。尽管在后面的某个地方（S. 195）本雅明也指出了老练的协商技巧，我们不难将其与私人之间取得一致做类比，并将其理解为解决国家间冲突

145

[1] Carl Schmitt, *Die geistesgeschichtliche Lage des heutigen Parlamentarismus*, Berlin 1979.

的非暴力手段，但是本雅明的兴趣首要地是解决公共矛盾的一种完全不同的工具，这种工具不再能被理解为脱离所有暴力的了：本雅明再次引用索莱尔的话来支持他的观点，无产阶级的总罢工"作为一种纯粹手段是非暴力的"（S. 194），因为它不是"引起"颠覆，"而毋宁说是完成颠覆"（ebd.）。就这个在论证上令人吃惊的转折至少可以说，它显得极其犹豫不决。因为，"纯粹"在这里已几乎不能或者不再能够意味着"非暴力性"，而必须意指诸如"非目的性"这样的东西，也就是行为因为自身之故而实施。本雅明将这个情形论述得更加清晰，就是说当他在紧接着的句子里强调无产阶级总罢工的无政府主义特征的时候，他倾向于在没有与目的的任何结合这个意义上来使用"纯粹"这个表达：在讨论"罢工权"时他谈到了传统的罢工，这种罢工由于纲领性的意图而体现了一种单纯"立法的"措施，而真正的总罢工缺乏任何一种此类社会政治变革的雄心，因此它"纯粹地"以对"国家暴力的毁灭"（ebd.）来形成它的全部意义。

　　紧接着这个意义重大的段落，本雅明开始总结他关于暴力在法权目的—手段体系中的地位的论述（S. 195 f.）；就此可以看出，他想在此时结束他关于法权上德性扭曲的时代的思考。如果我们再次概略地回忆一下这个长达 18 页的部分的整体结构，那么就会清晰地看出，在最后一页对革命性的总罢工的提及应构成走向即将到来的视角转换的一个抓手，的确正如我们所知道的，这个视角转换必须释放出一个投向超越法权的时代的眼光。本雅明表明，在法律实证主义的有效性之下，法权关系中的暴力使用不能被清晰地固定，从而其发生便没有任何最终的合法性基础，在此之后，首先还是在现存的、以法权的方式规定的秩序体系内部指出了备选方案，它们有能力以非暴力的方式排除利益冲突；在这个将社会沟通的"纯粹"手段主题化的努力的框架之内，接下来也要提及"无产阶级的总罢工"，它的"纯粹性"与其说来自其非暴力性的情形，倒

不如说来自其实施特征（Vollzugscharakter），后者会得出脱离所有
工具性的自由。在其中可识别的替换表明了，本雅明在其论文的最　147
后一部分将在何种方向上寻求那种不再属于迄今为止探讨"实际生
活处境"（Daseinslagen）的"禁区"（Bannkreis）（S. 196），从而也
就是脱离法权的目的—手段关系的暴力形式：在既有的条件下，无
产阶级总罢工是这样一种暴力的典型代表，它不能再作为手段服务
于德性目的，毋宁说它本身必须是德性的表达和实施形式。在本雅
明的文章那几乎不超过 6 页的最后部分，他将着手探索暴力的这种
"纯粹"形式的可能性。

纯粹的或"统治的"暴力

　　确切说来，理解构成本雅明整篇论文的思想，理解其目标和
终点的关键，出现在法权暴力分析结尾的地方。在这里本雅明最后
一次重复我们已经充分熟悉的论题，按照这个论题，法权关系中的
暴力是得不到辩护的，因为它的辩护作为手段是不能被固定，但是
他接着就以一个修辞问题来结束这个命题，这个问题包含的不过是
对一个备选的思维模式的指引："那么，如果具有命运般权力的那
种暴力使用着得到辩护的手段，处于与适当目的的不可调和的斗争
之中，如果一种另类的暴力指日可期，它当然既不可能是那些目的
的得到辩护的手段，也不可能是其未得辩护的手段，而根本上说不
是它们的手段，毋宁说是其他的任何东西，那么这种暴力将如何表
现？"（S. 196）其实，这个最后的表述在某种方式上不再能令人吃
惊了，因为在讨论无产阶级总罢工的时候，这一种不能轻易地被理
解为达到目的的手段的暴力形式的确已经出现了；毋宁说，正是对
索莱尔的反复引证应该让我们清楚，在此探讨的是这样一种类型的
社会反抗，即它的暴力不是达到某个预期目标的手段，而是一种德　148

性上的愤怒的表达。在此，本雅明似乎想将这个目前为止只是单纯被勾勒出的思想普遍化，以能够引入一个脱离所有工具性内涵的暴力概念；正是在此，他也说到，在现在这种备选观念中，涉及的是"暴力的非间接功能"（ebd.）。当本雅明借一个"日常生活经验"（ebd.）为例来讲解，我们必须如何理解暴力的这类直接形式的时候，听起来近乎一个推荐的定义："至于人类，他被愤怒推动至暴力最显著的爆发，这种暴力并非作为手段而关涉某个预期目的。它不是手段，而是宣示（Manifestation）"（ebd.）。正是这个"宣示"的概念，现在将处于这篇论文的最后一页的中心。它这种类型的暴力，不再是服务于某个目的的手段，而是一种相应地被强调的意志的表达或公告。

　　但是从根本上说，论文的这个位置发生的并不仅仅是本雅明那冷静的、仅仅占据一页的解说所揭示的东西。借助于从工具性的暴力概念向表现主义的概念的转换，本雅明不仅是转向了暴力概念的另一个方面，而是超越了他的论证迄今还活动于其中的整个历史性框架；因为，按照之前说过的一切，暴力的这样一种非工具形式在这个由法权所规定的时代不可能占据任何适当的位置，因为在这个时代人们之间的伦理关系是按照法权的目的一手段图式来组织的。在这个意义上，本雅明恰恰在这里实施了他在 14 页之前就借提示一种"历史哲学的法权思考"（S. 192）预告了的那种视角转换：引入暴力的表现主义模式让本雅明可以采取这个立足点，它远远处于既有法权秩序之外，以至于让他按照它们的价值来对诸多法权尺度的整个领域做一个评价成为可能。如果人们想用一个常用的公式来表达以上把握的这个转换的话，那么或许可以说，本雅明在这里完成了从一种"内在"批判向"超越性"批判的过渡；也就是说，只要他的论证还被限制在单纯工具性的暴力概念上，他就只能对建立在构成性的目的一手段图式之上的法权关系进行内在批判，也就是在其关于暴力的论文中揭示其内在的前后矛盾，而对暴力的宣示特征的考量则给他创造了从超越的观察点来对法权领域的限制进行整体概观的可能性。

而现在，本雅明在最后部分的开头对表现性暴力的特征所作的限定，无疑让理解他的进一步论证变得复杂：即便是这种表现性暴力也不再"具有"暴力的间接形式，他简明扼要地说，它就是绝不免于批判"客观的宣示"（S. 197）。本雅明在紧接着的那句话中已经将他的暗示具体化，在其中"神话"被称为自身宣示的暴力虚假的、值得批判的形态的"最具重要性的"（ebd.）源泉；而且这样的"神话暴力"与事实上"纯粹的、直接的暴力"之间的对置构成了本雅明用以结束他这篇文章的思考的支柱。为了理解这种对立的形成与什么有关，或许最好是首先分别专门研究表现性暴力的两种类型，然后再接着探讨其劣势或优势的根据。

我们已经看到，"神话的暴力"并不属于那个由法权的统治地位深刻影响的时代；因为，它具有宣示的特征，从而就不能被理解为服务于合理的目的的手段，以及相应地被归入法权关系之中。关于在神话故事中起着作用的那种暴力，本雅明首先断言，它就是神的"定在"（S. 197）的宣示或者表达：在这样一种暴力的运用过程中，神展现了它基于自身超世俗的权限而拥有对人类的权力和统治。不过在本雅明看来，这种展现性的暴力现在并非与法权关系完全没有任何关联，因为他相信正是这种暴力让法权最初以某种方式整个地作为一种秩序体系出现：本雅明引证尼俄伯神话（Niobesage）说，诸神要惩罚那些亵渎神灵、向诸神发起挑战的人，因为这些人创造了根本法则，而触犯这些根本法则必然招来处罚。从这个极其冒失的谱系学（其证明材料不是历史事件，而是神话故事）出发，本雅明得出了如下影响深远的结论，即法权的出现得益于权力的一次单纯宣示行动：为了向渎神、反叛的人类证明，规范性的划界的权限归属于谁，诸神创造了法权的根本法则，这些无非就是它们被激起的狂怒："立法便是立权，在这个意义上也就

150

是暴力的直接宣示行动。"（S. 198）从有计划的（methodisch）视点看，本雅明认为这个谱系学的发现就让他的法权批判计划得以完成。因为，最初只是内在地开始的分析现在已经加入了超越性思考的结果，这种思考让我们认识到，法权领域的价值在整体上应该如何得到评价。本雅明通过再次引证索莱尔来对他那圆融的法权思考的结论进行总结：按照索莱尔的观点，法权从一开始就服务于——准确说是其"价值"源于——"强权者"的"优先权"（ebd.），他们武断地划出规范性的界限，这些界限允许他们在"平等"的假象之下保障自己的特权。在这个意义上，本雅明总结性地说道，循环于法权关系中的暴力最终都要返回到"直接暴力的神话宣示"（S. 199）；以另一种更简单的，但这种易受攻击性却也得到强调的表述方式说，这个论题也可以复述如下，即法权暴力的影响方式的条件乃是与那些对自身权利的维持具有最强烈兴趣的人的身体暴力垄断的隐秘再联结。

向引入表现性暴力的另一种积极形式的过渡，本雅明现在是通过对那种据说将来仍有能力再次打破由神话所产生的法权关系的"命运"（S. 197）的德性力量的追问来实现的。对这个重新扩展的视角进行探讨的文字一共只有两句话，但是它对这篇论文而言却代表了一个如此核心的转换，以至于我们不得不对其进行完整的复述："离开启一个纯粹的领域还很遥远，直接暴力的神话宣示展示了其在最深刻意义上与所有法权暴力的同一，并且让人知悉其历史功能败坏的确定性难题，从而消除这种历史功能成为了使命。正是这个使命最终再次提出追问那种有能力制止神话暴力的纯粹直接暴力的问题。"（S. 199）在紧接着的那句话中，本雅明通过引入德性的重要性回答了这个他自己提出的问题，据说这种重要性由于其"纯粹性"而优越于迄今为止探讨过的所有暴力："正如在所有领域中上帝与神话相对立，神话暴力也与上帝之物相对立。"（ebd.）现在本雅明从一开始就隐秘地将作为其论文基础的整个范畴表首次呈现于我们的眼前；尽管"神性的暴力"这个概念按照其意义来说在前面的几页曾一度出现，但是现在才可以看出，在他看来它对结束整个论证而言具有何种非凡的意义。在最后探讨"纯粹的、神性的暴力"本身的历史哲学影响这个主题之前，在此插入对这项研究现在已封闭了的范畴架构进行一个简短的纲要性概观，看起来是有所助益的。

此间应该不难看出，本雅明是以一种时间上的先后顺序引入其论文诸基本概念的，它们又处于与事实或历史的重大意义的颠倒的关系之中。也就是说，关键的对立，即那种"在谱系学上"依赖所有之前运用的概念的那种对立，到了文本的最后四分之一才被引入；在此涉及的是直接的、宣示性的暴力的两种形式之间的对立，这两种形式之间的区别据说在于，一方可以被称为"非纯粹的"，而另一方则可被称为"纯粹的"。如果一种表现性暴力的实施要顾及外在目的的实现，以至于它不再单纯是意志或感觉的宣告，那么本雅明就将其描绘为非纯粹的；这样一种暴力尽管是直接的，但是它同时也是"非纯粹的"，这种暴力在本雅明看来是随着那些异教之神发怒而在历史上出现的，按照神话故事，这些异教之神即使在它们情绪激动的时候也会对它们的权力兴趣进行冷静的追求。在本雅明这篇论文提出的概念架构中，这种神话的暴力处于经历目的—手段关系的独立而进入法权暴力的普遍建立这一过程的开端处；一旦法权关系完全被制度化，一般暴力的合法性就只能借助于工具性的标准而得到评价了，其后果是，那种从法权的权力结合中导出的、手段在目的中的永恒轮回（permanent wiederholende Verkehrung）不再能被洞悉。正是法权与权力兴趣的再联结这个神话学的遗产，本雅明最终要让它来为如下事实负责，即随着法权关系的实施，所有德性的生活形式就逐渐变得畸形了，因为它们都陷入了目的—手段图式之中；即使在这个被毁掉的生活关系中仍然留存有少量的备选方案，即在没有法权介入的情况下去解决利益冲

152

突，按照本雅明的观点，这些方案仍然带有通过利益的统治来替换德性事物这个缺陷。

但如果我们将这种谱系学轴线理解为犹如一种图式中的概念纵列（Begriffspalte），它的一端是"非纯粹的"直接暴力，那么我们现在就必须平行地联想到第二个概念纵列，它在理解上服务于另一种完全不同的谱系学，因为处于它端点上的是"纯粹"和直接暴力的范畴。本雅明认为，如果一种直接的、表现性的暴力形式的宣示不为对外在目的的顾忌所干扰的话，那么它就应该被描述为"纯粹的"；在此意义上，这样一种暴力的实施就具有了某种自身指涉的特征，因为在其中只是实现了为它奠基的、以意志或者感觉为形式的、作为它的源泉的那种东西的表达。在这个文本中，本雅明首先只是公开地将实施这种类型的纯粹暴力的能力归于上帝；因为上帝的意志是善的和公正的（这一点没有被明确地强调），那么它对暴力的表现性宣告就是正义的纯粹表达（S. 198）。当然这里会浮现出如下问题，即本雅明在这条名为"纯粹暴力"的纵列中是否能够产生出其他概念，以至于像在第一条纵列中那样让人们辨认出一条谱系学轴线；因为，与此对立的不仅仅是在法权的优势统治之下，这种暴力的持续化的所有可能性看起来都被排除了，而且还有，对于神性的暴力来说几乎不可能存在任何尘世的效仿现象（Nachfolgeerscheinung）。当然，对体现在总罢工中的暴力的特别的质的分散提示应该已经让人认识到，本雅明并不同意这两种疑虑；在他看来，即便在法权时代也可能存在纯粹暴力的零星宣告，并从而已经遗留下了上帝暴力之正义性的谱系学踪迹，这些都是不成问题的。如前所述，神性暴力在世上的这样一种复归的第一个形式，本雅明是在无产阶级的革命总罢工中看到的；包括这种总罢工也具有一种自身指涉的特征，因为在它本身的暴力中，只有无产阶级基于其社会地位而拥有的那种道德意志未被干扰地被宣示出来。尽管本雅明让我们就如下这点模糊不清，即工人阶级为了形成这样一种意志应该掌握何种特别的经验，但是我们可以推断，他在这点上跟随了索莱尔的启发，后者对尼采和蒲鲁东的武断综合是以一种真正的、"崇高的"生产者道德为出发点的。[1]

与对生产者道德的探讨相关，索莱尔还对家庭道德的价值投入了思考，[2]这些思考似乎也代表着支撑本雅明叙述纯粹暴力在内心世界条件下的其他例证的源泉。在这份文本的一开头，当谈到双亲教育的不可法权化（nicht-verrechtlichbar）特征的时候就已经发生影响的那个思想，此时此地在引出纯粹、直接的暴力这个背景下被重新采纳并表述为："这种神性暴力不仅是通过宗教传统单独地确证自身，毋宁说它至少在一种神圣的宣示过程中，在当代生活中也发现了自身。教育暴力的完满形式处于法权之外，是神性暴力的显现形式之一。"（S. 200）这个初听起来有些令人吃惊的提议，其中肯定也反映了青年本雅明的改良教育努力的一些要素，[3]在接下来人们严格地关注其与神性暴力的平行并列的时候或许会得到最好的领会：本雅明似乎想这样说，与上帝的意志无异，父母亲或者教育者的意志最终也是建立在托付给他们的人，即他们自己的孩子或者学生的幸福和灵魂拯救之上；从而那些被可能的错误行为激起的粗暴表现都是慈祥的正义性的纯粹宣告。如果这个论据指向的是本雅明论及教育暴力的"自然目的"的那些段落（S. 182），那么人们会担心本雅明所说的"进行""击打"指的完全是其字面含义：父亲用以惩罚孩子调皮捣蛋的殴打是一种公正的愤怒的宣示，在这个意义上它们也是纯粹的，就是"神圣的"暴力得到辩护的见证。借助于这样一种直观化，我们也就清楚了，为什么本雅明一开始如此果断地坚持，教育暴力就其整个结构而言是与法权化的任何形式相抵牾的；因为在他看来，法权范畴侵入教育行为领域必然导致后者的

154

---

[1] Sorel, *Über die Gewalt*, a. a. O., 7. Kapital.

[2] Ebd., S. 284 ff.

[3] Vgl. Kohlenbach, *Walter Benjamin*, a. a. O.

扭曲，而这样一来，之前背负着道德宣示这个品质保证的东西，一下子就变成单纯的手段了。

我们可以将本雅明对教育暴力的叙述指派给他文章中被作为神性暴力在世俗世界继续生效的见证的所有社会现象。与本雅明为其出具产生于神话的法权关系这个证明的强有力的历史不同，暴力的这种形式的谱系学踪迹在极大程度上被描绘为非连续的，从而其可见度非常之低；除了双亲教育行为之外，最终作为能够为返回神性伦理的希望提供养料的进一步例证而出场的，就只有无产阶级的总罢工了。尽管本雅明不是以"神圣物"（S. 202）的最终丧失这个论题来结束他的论文；在最后的转向中——这个转向或许最清晰地泄露了其整个规划的政治意图——他甚至将纯粹且直接的暴力那种脆弱的、易穿透的连续性评价为革命的不可避免性。这篇文章结束之前的几行这样写道："但是如果暴力在法权之彼岸也确保其纯粹和直接的持存，那么就已经证明了革命的暴力（纯粹暴力的最高宣示应该以这个名号通过人类而被证实）是可能的，以及是如何可能的。"（ebd.）

在这句话中本雅明意识到，革命不能被理解为一种单纯的政治变革；包括私人资本主义关系的颠覆这方面也不具备紧迫的重大意义。本雅明在这里意识到的东西以及构成其整篇文章的秘密目标的东西，毋宁说是一种类似文化革命的理念，这个革命将会带来几百年来建立起来的整个法权关系体系的崩溃。对法权的目的—手段图式的批判一开始只是从内在的视角出发，后来也从超越性的、历史哲学的视角出发来进行，这个批判导向了如下洞见，即当前所有占统治地位的、传播至伦理日常的最后角落的法权暴力最终只是服务于已建立的权力秩序的维持；本雅明确信，法权的魔力最终只能将革命释放出来，这种革命以神圣的方式通过暴力的实施来生产直接的正义性。包含这样的内容的一篇论文，它的法权概念是恐怖主义的，它的暴力理想是神权主义的，它的革命观念是末世论的，这篇论文至今在根本上只是依据无害化的[1]、盗用的[2]或者片面化的[3]方式而被阐释，这并不足为奇。推动本雅明这篇论文的冲动，乃是对整个法权的批判；因为本雅明确信，按照目的—手段图式运行的每个社会机构，都必须将所有人类事务都归结为个人利益的平衡这个视点。唯一的道德权力由于其纯粹性和绝对的自身目的性而能够将我们从法权的厄运中解放出来，这个还未满 30 岁的作者相信它就是上帝的神圣暴力。

156

（谢永康　蒋迪　译）

［1］Herbert Marcuse, "Revolution und Kritik der Gewalt", in: Peter Bulthaup（Hg.）, *Materialien zu Benjamins Thesen "Über den Begriff der Geschichte"*, Frankfurt/M. 1965, S. 23—27.

［2］Derrida, *Gesetzeskraft*, a. a. O.

［3］Giorgio Agamben, *Homo Sacer. Der souveräne Macht und das nackte Leben*, Frankfurt/M. 2002.

自由的占有

～～～～～～～～

——弗洛伊德的个人自身关涉构想[1]

如今，只有盲目的独断论才会对此视而不见，即弗洛伊德的理论的一系列前提在当前已经变得非常成问题了。婴儿研究的进步，整个发展心理学的进步，甚至进化生物学中的进步都导致了对孩童的精神分析观点的核心基础假设（Grundannahmen）全部遭到了质疑：从一种最初的自恋（Narzißmus）的假设开始，在其中婴儿会将其周围世界统统都体验为其自身的成果，到关于女孩对阴茎的典型嫉妒的主张，诸如此类的预设都已声名扫地，而这些在50年前还被认为是相对稳妥的。[2]甚至弗洛伊德理论的生物学基础，即整个欲力理论（Triebtheorie）本身，如今都遭到了合法性质疑。如果把当前在精神分析运动的内部对弗洛伊德的著作所做出的修正也算入这种怀疑之中，[3]那么在弗洛伊德诞辰150周年的时候，我们也许可以这样说：在弗洛伊德逝世后，对于他的原初学说的未来，对于这个学说的创造性推进来说，情况没有比今天更糟糕的了。

---

[1]感谢马丁·多恩斯（Martin Dornes）和克里斯汀·普里斯-霍耐特（Christine Pries-Honneth）的富有价值的建议和指点。

[2]Vgl. Martin Dornes, *Die Seele des Kindes. Entstehung und Entwicklung*, Frankfurt/M. 2006, Kap. 2 und 6.

[3]Vgl. Morris N. Eagle, *Neuere Entwicklungen in der Psychoanalyse. Eine kritische Würdigung*, München/Wien 1988.

似乎时代精神也为这种极端怀疑的评价给出理由。不仅我们从各个方面获悉，准备接受精神分析治疗的病人数量在减少，还不仅是说，直到这个诞辰日之前不久，对弗洛伊德著作的敲打（Eindreschen）已经成为一种出版的时尚；[1]甚至其主题本身看来也越来越超出精神分析文化，因为它们被督促着就一种不确定的未来持续做出重新调整，从而对自身的历史的研究就很难再找到推动力（Anreiz）或强制要求（Nötigung）了。对向个人教养史的这样一种奢侈的、排斥行动的（aktivitätsfeindlich）的回溯的社会奖助显然被取消了，以至于在我们的文化中精神分析的理想越来越信誉扫地。

在这一种日益增长的质疑和边缘化，也就是一种真真切切的生存威胁的处境下，精神分析在今天的普遍反应是向前逃避，也就是逃入前沿（neueren）的自然科学的核心地带：原初学说的中心部分，即梦的解析、压抑的观念以及结构理论，不再能够在自身的基础上得到捍卫，而应该在逐渐勃兴的神经科学框架内获得证实。精神分析寄希望于脑研究的成果，将它从长期郁积起来的危机中解救出来——如果人们愿意相信其中的几个主要代表人物的话。但我的论点是，这就有失去弗洛伊德理论根本要素的危险，这些要素处于所有那些在今天确实变得成问题的中心部分之外，并构成这个理论至今仍然有效的遗产：也就是这样的洞见，即人向来总是一种分裂的、自身撕裂的存在物，但是他由于内在于自身的、对扩大其"内在"自由的兴趣而拥有这种能力，即通过自身的、反思性的行动去削减甚至扬弃这种分裂。在所有包含着这种人类学观念的成分中，弗洛伊德都为传统的人类图像增添了一种非常新颖的思想，其核心呈现出了对人类自身关涉的观念的一种扩展：主体只有从一个他已然熟悉的、关于自身自由的表象这个内在视角出发，才能获得一个通向其精神活动的入口，这个自由的表象直接迫使他回溯性地转向

[1] Jonathan Lear, "The Schrink is in" (1996), in: *Psyche*, 50 Jg., H. 7, S. 599—616.

其自身生活历史中被分裂的诸多因素，以在这条由此走上的回忆之路上最终后遗地（nachträglich）占有那些被分裂的东西。从而也可以说，只有在这样一个批判性地占有其自身的教养过程的前提下，人才赢得他既有的意志自由的机会。但是脑研究却在根本上阻断了通向这种反思运动的通道：虽然它或许能借助于其图形化的操作来形成这种运动的神经错接（Verschaltung），但是却无法规定这运动的过程（Vollzug）本身，因为它对此（dazu）缺乏前提，即它无法在大脑中辨认自身自由的反思性地起作用的观念。在脑研究的观察性维度中，人类人格消失了，而对弗洛伊德来说，这在观察维度中毫无疑问曾是一个驱动力量：对一种意志自由的自我活动性的先行把握，鉴于主体经历的限制，这个意志激发了对自身生活历史的修通（Durcharbeitung）过程。

下面我将努力重构这个复杂的、多重的个体自身关涉构想，首先是阐述出弗洛伊德向"正常的"人格性的病理学的转向；这位精神分析的奠基人越是深入地提出他的理论，他就越是无所畏惧，从他关于神经病变的产生原因的发现中引出"健康"主体的非理性离心力的结论（一）。由此出发，弗洛伊德发现他不得不让他的压抑概念和防御概念适应那些对看起来完整无损的主体而言有效的条件；因此第二部分将勾勒出，在他看来如下事实的原因应该如何得到规定，即在通常的社会条件下，正在成长中的孩子还是产生了被压抑的、不再被整合的（integriert）愿望的存积（二）。随着压抑的正常化，弗洛伊德面临着刻画反思过程的特征的任务，完整无损的人格性通过这个反思过程实现其精神的解放，在病态主体那里，分析性治疗对达到这种解放是有所助益的；最后，我们将提出，弗洛伊德借以完成这个任务的个体自身占有的构想是如何获得的（三）。从而我的思考的中心在于弗洛伊德在个体自主和对过去的反思性掌控之间，在意志自由与传记式的"修通"之间所做出的紧密结合；我将表明，弗洛伊德在任何时刻都没有怀疑过"意志自

159

160

由"的可能性，但是他将占有自身意志这一步作为一个必要条件置于意志自由的前面。

一

在其著作中，弗洛伊德得出关于儿童早期神经症的原因的答案，这不仅是以关于正常的社会化过程的预设为依据的，而且他还常常反过来从个体的神经症特性出发推导出关于正常的灵魂生活（Seelenleben）的结论。这种在病理学诊断与常态分析之间，在病源学与人格理论之间的往返，形成了其工作的概念性线索，这个线索随着他在科学上的成熟而越来越获得独立意义；最终他的理论作为特定的心理疾病问题的一个解决建议，毋宁说整体上呈现出了一种对修正我们关于人类主体性的表象所做出的贡献。早在其"梦的解析"（1900）就引梦为一个例子，以在其中研究一种精神活动的非病理学情况，这种活动被称为防卫策略；按照它的观点，任何人在其自身的梦境的紧张回忆中都会面对一个文本，这个文本由于遗漏和移置（Verschiebungen）而变得陌生，以至于在其中不再可能找到理解自我生产的意义的关键。对似乎完全正常健康的灵魂生活的这样一种非理性的模糊（Trübung）的研究，弗洛伊德在一年之后就又继续进行了，在他撰写他关于"日常生活的精神病理学"（1901）的论文的时候；在这个新背景下，他涉及的首先是些完全不引人注目的失误，如口误和忘记，但这些在完整的人格性那里也可能表现得频繁和持续，以至于不能再当做单纯的偶然来处理；在这种尽人皆知的重复的情况下，日常的过失就获得了症候的特征，这些症候就让我们能够观察，正常的人是受到哪些深层的防卫机制本身的影响。从而在他的研究的最后，弗洛伊德就能够对他的进一步研究进行展望，"神经质的正常与非正常之间的界线是一条流动的界线",是的,简言之,我们所有人都"有一点神经质"。[1]

从这时起,弗洛伊德便不再放弃这个视角了,按照这个视角,看起来完好的灵魂生活中也存在着一种持续的预备,以产生陌生的希望和偶然的防卫姿态;他总是在寻找这个点,以表明一个完全正常活动的主体会有一种行为表现,这种行为具有一些古怪的、难以理解的特征,以至于它让我们注意到了古代的残余在个体精神中的系统性的后续影响。弗洛伊德发表于 1916 年的"精神分析杂志"上关于"哀伤与抑郁"的一篇小文章,呈现了就此勾勒出的方向上的本质性一步;[2] 在他看来,在哀伤中我们虚幻地坚持着一个已经失去的力比多对象,这种状态与抑郁只是层级上的差异,在后者之中,我们超出了愿望幻想,还体验到我们自身价值感的急剧缩减。但是,弗洛伊德感兴趣的首先并不是将这两种状态相互区分开的东西,毋宁说是将它们结合起来的东西:无论是哀伤还是抑郁都表明了对失去对象的一种痛苦的精神反应,在每一次失去的过程中,都会出现一种"自我的抑制和限制"[3],因为在愿望幻想中,被爱的人的继续存在就被幻觉化,从而对社会周遭的参与就几乎毫无保留地消失了。因此,进入哀伤的状态就已经跨进病理学的门槛了,因为按照传统的观点,对不存在的对象的幻想就是存在精神混乱的明确信号了;弗洛伊德推论道,只是科学的程序才阻碍我们走出相应的一步,判定哀伤已是一种心理疾患。无论是"痛苦的失去"[4]的程度,还是愿望幻想的强度,本身都明确地指示

162

---

[1] Sigmund Freud, *Gesammelte Werke*, Bd. IV, S. 309. 我下面引用弗洛伊德的著作将按照目前出了第七版的、由 A. 弗洛伊德、比普林、赫费和杰克欧(A. Freud, E. Bibring, W. Hoffer, E. Kris und O. Jakower)编辑的著作集:Sigmund Freud, *Gesammelte Werke*, 17 Bde., Frankfurt/M. 1991。

[2] Freud, *Gesammelte Werke*, Bd. X. a. a. O., S. 428—446.

[3] Ebd., S. 429.

[4] Ebd., S. 430.

出，在正常人的临床领域已经存在着一种病理学的对现实的拒认
（Realitätsverleugnung）的趋向：自我的传统功能，在本质上就是
现实控制的功能，失效了，因为主体为这样一个原始愿望所鼓舞，
即去维持与一个失去了的力比多对象之间的沟通。[1]

　　从根本上说，这些简明的思考包含着更多的后果，比弗洛伊德
一开始打算承认的要多：他其实并未移动常态与病理学之间的传统
界线，而是将病理学的行为表现的潜力移置到"正常"人格性本身
的尊贵领域之中。任何主体，即使是在现实中完全干练的主体，也
可能偶尔会被这样的愿望侵袭，这些愿望或许不能经受住现实的控
制；其特殊的原始特征，也就是它忽略了现在已经树立起来的自我
与外界的区分这个事实，毋宁说是对此一个清晰的指引，即它们必
定源于童年早期的未被克服的残余。[2] 这种观点在一篇短文中得
到明确证实，这篇文章弗洛伊德发表于"哀伤与抑郁"的同一年。
文章的标题是"对梦的学说的元心理学补充"[3]，弗洛伊德在其中
讨论这样的过程，这个过程使得如下一点成为可能，即在特定的、
被认为正常的情绪状态（Affektzuständen），如哀伤、热恋或者熟
睡中，可能发生同一种类型的幻觉的愿望满足，而这种幻觉的满足
是我们在神经症病变状态中认识到的。这里我们感兴趣的不是弗洛
伊德在文章中提出的对个别事物的复杂思考，而仅仅是他在这里倾

---

[1] 关于这样一种对与失去的爱人相处的病理学上的愿望幻想，琼·蒂蒂安（Joan
　　Didion）在她的小说中有精彩的描绘，参见：*The Year of Magical Thinking*，New
　　York 2005。

[2] 这点还可参见弗洛伊德在他的"一个五岁男孩的恐惧症分析"（1909）中的评论：
　　"人们不能在'神经质的'与'正常的'儿童和成人之间找到清晰的界线；'病'
　　是一个纯粹实践上总和概念，为了能够跨过通向这种总和的门槛，先天素质与后
　　天经历一定是共同起作用的；从而，不断会有许多个人从健康范畴的跨越到神经
　　病的范畴，而也会有极少数的人做反向的运动；我们常常说到的这些东西，已获
　　得了如此多的共鸣，即并非只有我赞同它们。"（Bd. VII，S. 376）

[3] Freud, *Gesammelte Werke*, Bd. X, a. a. O., S. 412—426.

向的那个粗略的图式。问题是，应该如何解释，在那些相对寻常的状态中发生的，正是仅仅在病理学条件下以尖锐的方式发生的东西？弗洛伊德的答案是从这个预设开始的，即在哀伤、热恋和熟睡的状态中，或者因为大量的刺激，或者由于注意力的极度降低，主体中通常司职现实检测（Realitätsprüfung）的精神力量瘫痪了；从而就发生了"心理"的"解除"，[1]这种解除让幼儿期的幻觉机制能够拥有自我；因此，现在"不仅达到了对隐蔽的或者被压抑的愿望的意识"，而且这些愿望还被"信心满满地"认为"是获得实现"的。[2]因此即使正常的成年人也知道这样的情境，在其中对一个对象的单纯愿望已足以作为体验一种精神上的实际满足的源泉；内部和外部的界线，想象和现实的界线在这样一些状态中被取消了，以至于幻觉的愿望满足的最初机制又重新占据了位置。

在以上所有的著作中，从"梦的解析"开始，直到"元心理学补充"，有一点是一致的，即在完整的灵魂生活中挖掘出一种分裂性，这种分裂在传统上被设想只在精神病患者那里存在。也可以说，弗洛伊德将被压抑的愿望的冲突潜力人类学化了，因为他赋予它们一种也作用于健康主体的权力：我们所有人都会不时地体验到这样的情形，在其中我们会面对这样的需求和愿望，它们在合理地达成共识的网络中显得与我们其他的愿望不相协调；但这些愿望的特别之处不仅在于其异质性和不相容性的程度，也在于它始终伴随着一种对它本身的不可能的满足的幻想；因此我们显然复活了一种精神机制，我们可以设想，这种机制在我们童年的早期曾是占统治地位的。无论如何，弗洛伊德在前面引证的著作中似乎还没有得出关于这个问题的真正有说服力的答案，即为何在正常的成年人的前史中压抑会扮演了某种角色。对于神经病的情况，他其实一开始是

164

---

[1] Ebd., S. 412.
[2] Ebd., S. 421.

从这样的猜想出发，即这种压抑必定已经存在于童年早期的创伤事件之中，这些事件由于其可怕的特征而被驱逐到无意识领域中；因此对一种实际发生的事件的强制回返的回忆就会反映在症状之中，在其灾难性的意义面前小孩只有通过如下方式才能得到保护，即本能地避开对它的意识。但是不久之后弗洛伊德就用一个无比精细的假设来替换了这种实在论的解释，按照这个假设，并非一个实际发生的事件，而是对这样一个事件的愿望构成了压抑的原因：冲动，因为它威胁到儿童的情感平衡，所以必定被他感到是危险的；儿童出于自我保护的原因而将冲动驱逐到无意识领域，而在往后的生活中冲动又从这个领域产生神经病症。[1] 但是这样的解释无一能让我们理解，为何完好的人格还会一再地遭到被压抑的愿望的侵扰；在这种情况下，根本没有任何病的症状，没有任何迹象表明这里存在不可忍耐的痛苦，我们仅仅是涉及这样的愿望，这些愿望无论就其形式还是形态而言，看起来都与成年人的梦想系统不相适应。在阐明了与此紧密相连的问题之后，弗洛伊德才能找到答案，即一种主体间的焦虑（Angst）必须被视为压抑的最终原因，这种焦虑即使是健康的成人在其童年也必定会碰到的。

165

二

完全正常的主体那里也有走向病理学的潜力，在解释这一点上，弗洛伊德目前为止所遇到的困难都源于他对压抑的一种相对非常规的切入点（Einsatzpunktes）的假设：如果只有那个儿童的压抑的诱因，这个诱因或者是由于创伤事件，或者是由于一个特别强

---

[1] 对这个理论上的转移，沃尔曼（Richard Wollheim）在其弗洛伊德传记中做了很好的阐述：*Sigmund Freud*, München 1972。

烈的、过分夸张的欲力愿望而产生的，那么看来在完整的人格性中就几乎没有理由为自身设置一个无意识愿望的积存所；因为，这个人没有痛苦的压力，未表现出任何疾病症候，这个事实往往就引起了这样的推测，即这里涉及的肯定是一个完全正常的、未受干扰的社会过程。那么应该如何理解，在健康人的精神生活中总是会遇到表达含混的、未被整合的（integrierte）冲动，也就是说如何理解与这些前提相结合的表达所得出的结论，这些前提只能在不幸的教养过程中才会碰到？因此可以说，弗洛伊德缺乏的是一种压抑的正常性观念（Normalitätsvorstellung）；他不能解释，为什么任何社会化过程都会产生某种诱因，将特定的欲力冲动和愿望从未来的期望中排除出来，并驱逐到无意识的领域之中去。

在 19 世纪 20 年代的后半期，当弗洛伊德开始逐渐认识到焦虑对于少儿的人类学重要价值的时候，他实现了向一种更为广泛的、在本质上与正常性更加适合的"压抑"概念的过渡。在他的这个阶段的创作中，这一点并非偶然，即他的理论中首次呈现出了这样一些思考，它们指引了后来由温尼科特（Winnicott）和克莱因（Melanie Klein）提出的客体关系理论的方向。在这个背景下，对我们的思考来说具有一种特别价值的当属"抑制、症状和焦虑"这部弗洛伊德于 1926 年在国际精神分析出版社出版的著作；就相对于儿童体验世界的实际的差异性、人类学上的跨度和实在论（Realismus）而言，这个文本在弗洛伊德的著作中是极为突出的。尽管这次也首先着眼于神经病患者的压抑的原因，但是"日常生活的简单的神经症"[1]受到了极大的关注，以至于健康人往往被纳入分析之中；甚至以某种方式造成了神经症的和完全日常的压抑之间的一种连续性，因为弗洛伊德显然有意识地不再关心后者向前者转变的关键点的规定，从而正常的压抑就跨越了这个尺度，而本

166

---

[1] Freud, *Gesammelte Werke*, Bd. XIV, S. 111—205, 此处所引见：S. 160。

来超出这个尺度才会发展为神经症的。这种论证的出发点呈现出了弗洛伊德采取的一种自身修正，这一点并非偶然，以至于它无法轻易摆脱关注：也就是说，到目前为止他将少儿的焦虑解释为其经历中的压抑的反弹的情感性后果，也就是说，作为"被压抑的冲动（Regung）的投注能量（Besetzungsenergie）向［……］焦虑"[1]的自动转化，但是现在他必须承认，事情也有可能恰恰相反——少儿不是因为特定的欲力愿望被压抑而感到焦虑，反而是因为他对特定的欲力愿望感到焦虑而被压抑。这个修改过的、在弗洛伊德现在看来本质上更加有说服力的前提，却提出了新的问题，究竟这个导致儿童在的特定的、仍需具体描述的条件下走向压抑的焦虑从何而来：如果主张的不是压抑产生焦虑，而是反过来焦虑产生压抑的话，那么在儿童的灵魂生活中，就必定已然现成地存在了对这样一种情感状态的"回忆图像"[2]，无论以什么方式。这里简要勾勒的问题，是弗洛伊德在其核心文本中提出来的；在接下来的六七十页中，他所研究的问题几乎没有离开对焦虑的起源的探寻，从这个起源出发，少儿逃避对其特定的欲力愿望的进一步的表达。

167

　　弗洛伊德接下来紧紧抓住的假设是出生创伤（Geburtstrauma）。1924 年奥托·兰克（Otto Rank）出版了一本书，在其中他提出了一个猜想，即婴儿由于其在母体内的安全舒适而对出生的行为产生惊恐的焦虑反应；[3]突然，突如其来的刺激流中止了世界，婴儿体验到了一种创伤性的震惊，其持续的影响在后来的所有焦虑状态中通过精神的反应模式的亲和性而起作用。弗洛伊德在其文本中对这个命题的详细探讨不下三次，仅这一事实就让我们认识到，他一定是感到这个命题是一个多么强烈的理论挑战；无论如

---

［1］Ebd., S. 120.

［2］Ebd.

［3］Otto Rank, *Das Trauma der Geburt und seine Bedeutung für die Psychoanalyse*, Leipzig/Wien/Zürich 1924.

何，他似乎确信，在诸多不同的选项中，最初的出生创伤这一观念首先提供了一把最好的钥匙，以解释幼儿总是有焦虑的可能（Angstbereitschaft）。但无论如何，弗洛伊德在所有论及兰克的建议的时候，也都立即指出了一个小小的怀疑，这涉及解释中的一个特定的不平衡：也就是说，幼儿在感到被遗弃的时候，会倾向于受到惊慌的焦虑侵袭，而在出生时的创伤性打击与这样一种遗弃没有任何关联，因为在"子宫内的生活中不存在［……］任何客体"[1]，其消失可能会被经验为恐怖的事情。在后来的所有焦虑行为中，儿童都针对着一个危险，对此出生创伤根本不能提供解决图式（Auslöseschema）；因为，由于缺乏客体的关系，遗弃的恐怖就根本不是婴儿在出生过程中以任何方式能体验到的东西。

正是这个严重的攻击，现在将弗洛伊德吸引到通向他自己的、主体间主义的观点的道路上来；这条道路与出生创伤几乎完全相反，即它不是在子宫内生存的中断，而是在后来才出现的母亲的遗弃之中认识到危险的情况，对这个危险，婴儿反应以惊慌的焦虑。的确可以说，弗洛伊德与阿诺德·盖伦（Arnold Gehlen）一道，是从这个生物学的事实出发的，[2] 即人类物种由母亲怀孕分娩的发育过程相对来说要远远短于大部分其他物种；两位作者都从"早产"的状态推导出一种程度较高的器官上的无助和不熟练性，这使得新生儿从一开始就强烈依赖于一个保护性的环境；[3] 在弗洛伊德看来，由此产生的依赖性可直接得出婴儿对其母亲的生物学上的固着关系（biologische Fixierung），对此的关心和保护对他一生都如此重要，以至于母亲消失的最初征兆会造成所有意味着"危险"的东西的范式性图式。从现在起，对一种没有爱慕对象的遗弃的任何

168

---

[1] Freud, *Gesammelte Werke*, Bd. XIV, S. 169.

[2] Vgl. Arnold Gehlen, *Der Mensch. Seine Natur und seine Stellung in der Welt*, Frankfurt/M. 1971, S. 457.

[3] Ebd., 1. Teil.

预感都是这样的信号，对此儿童反应以跟失去母亲的初次体验相同类型的焦虑。接下来的段落，其综合能力在今天还让人惊叹，这些段落将这所有的论证步骤总结为一个单一的思想过程：弗洛伊德说，生物学的出发点"是人类婴孩的被延长了的无助和依赖性。人在子宫内的生存看来相比于其他大多数动物来说被相对缩短了；他被抛入这个世界时比其他动物更加的未成熟（unfertiger）。从而外部现实世界的影响就加重了，人很早就被要求将自我（Ich）与本它（Es）区分出来，外部世界的危险的意义就升高了，并且能够抵御这种危险并能替代子宫内生活的对象的价值就大大地提高了。这个生物学因素制造了第一个危险处境，并产生了人们再也无法摆脱的被爱的需要。"[1]

正是这最后的表述，几乎是温尼科特的观念的逐字逐句的提前表达，它提供了进一步的诱因，来思考其后果会给弗洛伊德的整个理论带来什么：他在这里所说的不是幼儿的"欲力"（Trieb），而是幼儿的"需要"，这点对他来说非同寻常；这样一种早期需要的内容和方向被配以"爱"这个表述——对弗洛伊德来说，这是在其理论著作中极少使用的一个的概念。但是我们的意图更感兴趣的是，弗洛伊德现在如何从这个中期结论出发搭建返回其出发点问题的桥梁；因为他真正想要回答的是这样一个问题，即一个被理解为危险的信号化（Gefahrensignalisierung）的图式的"原初焦虑"（Urangst）[2] 在何种程度上能够引起幼儿将其特定的欲力冲动（Triebregungen）排除在其精神组织的进一步的过程之外，并将其压抑到无意识之中。在弗洛伊德看来，这种观念呈现出了他的回答的关键，即与所爱的对象的分离的信号并非仅仅源于外部世界，而且也可以来自内在世界；这也就是说，在儿童那里，他在自身之中

---

[1] Freud, *Gesammelte Werke*, Bd. XIV, S. 186 f.
[2] Ebd., S. 167.

所觉察到的任何愿望（这也同时被体验为与那个曾经渴望的爱的继续存在的不相一致），毫无疑问（muß）引起了旧的、原初的分离焦虑。如果幼儿也能够发现其自身的愿望是一种可能失去所爱对象的警告信号的话，那么在弗洛伊德看来，他就会直接本能性地采取所有措施，以避免由这个危险的愿望所预标出来的情形；并且能够达到这个目的的唯一的手段，存在于令人不快的冲动（Regung）这个代价之中，这个冲动因此被作为愿望而放弃并且抽离于意识。弗洛伊德的思想过程可以这样来总结，即儿童将其所有这样的愿望都压抑至无意识之中，对这些愿望的追求必定被他体验为对他的照顾者（Bezugsperson）的爱的威胁；为了不与其母亲或者其他某个他所爱的人（Person）相分离，他就为那些未得到表达的、从最开始保留下来的愿望建立起一个积蓄之所，这个积蓄之所在他之中像一个"陌生的身体"一样继续存在。[1]

借助于这些思考，弗洛伊德创造了一个压抑的概念，这种压抑同样可以在完全非偶然的、正常的社会过程中发现其使用（Anwendung）：如果预设了婴儿的一种体质上的无助，那么任何儿童从与给予其关怀（fürsorgespendenden）的照顾者的分离中就会感到一种惊慌的焦虑，从而也努力以各种方式将可能威胁到那种关系的愿望压制下来，由此最终像其他所有人那样在自身之中发展出一种被压抑的追求的潜力（Potential）。在弗洛伊德看来，从压抑的这样一种正常化之中产生的后果是，完整的人格也不能免于这样一些限制，这些限制被精神上有疾病的主体以无比强烈的方式承受着：像神经病患者一样（只是还远在疾病的界线以下），健康人也受到无意识愿望的干预，这些愿望打断了"其所有精神组成部分之间的〔……〕自由交往"并且有时候迫使他进行一些非自愿的表达。[2]

---

[1] Ebd., S. 125.

[2] Ebd., S. 125.

弗洛伊德提出，这种"自我的功能限制"带来的后果的中心[1]是对人的意志自由的危害：如果陌生（befremdende）的愿望一再地在其间出现，如果意图无法得以实现，或相反，一个并非其所愿的意图却占据着优先性，个人形成理性的、自身透明的（selbst transparenten）、果断的意志的能力就被加上极端严密的界限。在这些我们所有人都熟悉的情形中，我们的意志似乎总是受到损伤，因为它被强制或者依赖性所影响，后者的来源又是我们所不能洞悉的。弗洛伊德将无食欲（Eßunlust）和工作障碍称为这种类型的意志干扰的一个相对广泛的例证；[2]但从普通的日常生活中还可列举出许多不太令人吃惊的情况来，这些情况证明，主体不能命令其自身的意志的情况是如此频繁地发生。

　　弗洛伊德此处所使用的语言已经表明，他并不将对意志自由的损害视为某种构成人类本性的不可动摇的事实；应该说，这样的干扰构成了一种"自我的功能限制"，这进一步意味着使自我的健康成长（Gedeihen），它的良好运作（Funktionstüchtigkeit）依赖于对这种类型的损害的克服。在其心理学的功能主义术语表中，弗洛伊德似乎引入了一个正常的视角，在其中人的幸福与清除这样的意志损害是结合在一起的，这种损害起源于其童年的未被表达出的需要；对于其自身的本性，也就是意志自由的能力，人类只有在其无限制地行使其功能的时候，才能全范围地享有。也可以说，弗洛伊德认为，在良好运作与人类的幸福之间存在一种条件关系，因为他确信，只有在愿望、价值和现实之间的理性的权衡才能保证成功的生活。[3]

　　然而，在这个接近亚里士多德伦理学的论点上，这个问题被提

[1] Ebd., S. 116.

[2] Ebd., S. 115.

[3] 弗洛伊德计划的这个伦理内核可参见：John Cottingham, *Philosophy and the good life*, Cambridge 1998; Jonathan Lear, *Freud*, New York/London 2005。

出了:[1]弗洛伊德赋予单个主体何种手段,以获得如此这般的尽可能不受损害的意志自由的形式。如果完整的人格向来已经被他所不可透析的、陌生的愿望和追求所填充,那么乍看起来这就是完全不清楚的,即运作良好的,也就是自由的意志这个目标应该如何才能达到。无疑,弗洛伊德为精神病患者拟定了分析性治疗的工具,以在此开辟一条出路;借助于分析者的关联性的解释建议,病人应该能学会认识到其病症(Symptome)在童年早期的原因,并在这条道路上为其意志自由重新获得一个特定的回旋余地。但是弗洛伊德会推荐何种手段给这个主体以使其获得意志自由呢,什么手段虽然摆脱了患者的痛苦压力(Leidensdruck),但却也熟知其由过去的压抑所导致的意志晦暗(Trübungen)呢?对这里勾勒的问题,弗洛伊德给出了一个回答,这个答案贯穿其著作,却很少浮出水面;也就是说,他毫无疑问地确信,我们向来已经对自身采取了一种态度,在其中我们借助于回忆的活动努力占有我们本身的意志。

三

在目前为止重构的构想步骤中,弗洛伊德都在谋求一种自然主义的自身对象化(selbstobjektivierung)的方法手段;[2]也就是说,出于获得认识的目的,他描述压抑或防御的过程犹如处理自然的、遵循因果规律的过程,这些过程承担着人类生命存在的再生产中的

---

[1]之所以是"亚里士多德的",是因为这里提出了一种客观的主张,即对人来说"善的"事物,就是对其自然的功能性能力(即他的自我,他的审慎的能力)的正常态有所助益。这样一种伦理学的结构可参见:Philoppa Foot, *Die Natur des Guten*, Frankfurt/M. 2004。

[2] Vgl. Lutz Wingert, "Grenzen der naturalistischen Selbstobjektivierung", in: Dieter Sturma(Hg.), *Philosophie und Neurowissenschaften*, Frankfurt/M, 2006, S. 240—260.

某个特定功能。随着向主体对其自我能力的这种限定如何反应的问题的过渡，弗洛伊德开出（verschiebt）了面向感到自我限制的人格的自身理解的视角。分裂的主体借以将其意愿从不可透视的影响中解放出来的反思性能力，应该分别从相关主体的内在的主观方面中得到查明。在这个新的视角下，之前可能看起来自然的过程，现在被理解为由主体自身生产出的东西，也就是理解为归属于主体自身压抑的一种形式。对使得这样一种反向填充（Rückeinholung）成为可能的反思性过程的陈述，展现了弗洛伊德对个体自身关涉观念的内核。

这个观念的特别之处无疑在于，其中提出的规定性并不被视为规范性的理想，而是被理解为完全正常的过程，这个过程是任何一个健康的主体都毫无疑问地能够实施的；在弗洛伊德看来，人是一个自身解释者，但更多地是自身的一个批判性的追问者，他总是对自身的过去进行详细检查，看看是否可以找到一些无意识地存在着的强制的痕迹。从而弗洛伊德当时就完全没有意识到，他从外部给主体提出一个要求，要求其展示对自己的生活历史感兴趣；毋宁说，他毫无疑问预设了，任何人的内心深处都有一个兴趣，即通过清整自身的前史而形成一种尽可能自由的意志。或许，在弗洛伊德的这种与文化理论的悲观主义显著对立的人类图像中反映出了他本人人格上的高要求（anspruchsvollen）特征；[1]也有可能如托马斯·曼（Thomas Mann）所推测的那样，[2]这种人类图像表露出了弗洛伊德与浪漫派之间的紧密联系，后者的确也已涉及了对自身无

173

---

[1] 尤其令人印象深刻的是 Ludwig Binswanger, "Freuds Auffassung des Menschen im Lichte der Anthropologie", in: ders., *Ausgewählte Vorträge und Aufsätze*, Bd. I: *Zur phänomenologischen Anthropologie*, Bern 1947, S. 159—189。

[2] Vgl. Thomas Mann, "Die Stellung Freuds in der modernen Geistesgeschichte", in: ders., *Leiden und Größe der Meister*, *Gesammelte Werke in Einzelbänden*（Frankfurter Ausgabe）, hg. von Peter de Mendelssohn, Frankfurt/M. 1982, S. 879—903。

意识的回返思索的解放潜力；无论如何可以确定的是，弗洛伊德从一开始就相信人具有通过其自身的智识努力而获得一个尽可能自由的意志的能力。在这个意义上，他所提出的个体自身关系的观念（Konzeption）所领会的只是，在任何主体的意识过程中以前理论的方式发生的事情。

弗洛伊德感兴趣的过程开始于，一个人在自身中觉察到一种陌生的愿望，或者一种显而易见的回返的（wiederkehrende）、引人注目的联想；这些精神活动没有一项与相关主体的愿望体系是相适应的，并且它们都符合一个条件，即不可能被主体实际地理解。当然，注意到这样一种区分就已达到了这一点，即对自身采取了一种有兴趣地关注的视角，即操持性（Fürsorgelichkeit）的视角，而非单纯的观察者的视角；也就是说，如果将自身的愿望和信念理解为如此的独立事实，似乎它们在自身的内心世界可以以某种方式被发现，那么主体就根本不能对它们发生这样的疑问，[1] 即它们是否会得出一种可理解的、也就是有意义的关联。如前所述，弗洛伊德假设，人类主体与生俱来就有这样一种对其灵魂生活的理解态度；他们对他们的精神产品并不采取一种漠不关心的态度，而是借助于其"自我"不屈不挠（beharrlich）地谋求将这些产品整合进一个理性的总体之中；也可以说，在这里的主体与其自身的关系中，在其与自身精神活动的关系中，一种始终起着作用的、致力于其自身所有愿望和信念的一种有意义的和可理解的关联预先行动已经被预设了。不仅如此，弗洛伊德似乎还想主张，这种解释学上的推导过程是以一种具有内在对话特征的方式来进行的；因此他频繁地使用从政治世界中借来的比喻，以勾勒这个观念，即诸精

174

[1] Vgl. Axel Honneth, *Verdinglichung. Eine anerkennungstheoretische Studie*, Frankfurt/M. 2005, Kap. 5; Richard Moran, *Autonomy and Estrangement. An Essay on Self-Knowledge*, Princeton, N. J. 2001, Chap. 1.

神机关（Instanzen）应该尽可能地维持一种自由交换和交往的关系。[1] 在这样一种交往过程中，"超我"（Über-Ich），正如在"抑制、症状与焦虑"中所说的那样，承担了"伦理和审美"批判的声音，[2] 而"自我"则轮到这样一个角色，即将一种对现实的适应的必然性主题化；在整合能力的意义上，所有这样的愿望和信念被视为合理的，这些愿望和信念在这两个机关的对话性检验程序中被认可。

　　一旦在此堕落了的愿望确然地被视为不合理的，那么它们对相关主体来说就根本不再意味着任何特别的迷惑性（Irritation）；我们所有人常常提出一些意图和渴望，它们经过反思很快就被证明与现实或者我们的道德良知不相统一。在这样的愿望给出一个借助于其起源和前史来阐明自身的诱因之前，这种持续重复和强迫的情形的不可理解性程度必定还会变得更高。在此值得注意的是，这种对自身经历的回返思索在这里并不可能是由一种痛苦的压力来驱动的；弗洛伊德关于个体自身关涉的观念所讨论的健康人格，并非在临床的意义上忍受其不透明的、强制性重复的愿望，毋宁说他首先似乎只是感觉到他本身的目标实现过程中的麻烦或不便。为了能够说明，为何这样一个完整主体在上述情况下也会被推动，去借助于其生活的历史而阐明自身，弗洛伊德必须走出冒险的一步，而对此他缺乏坚实的论证：他预设任何人，无论是健康的还是有病的人，都有一个兴趣，促使其产生一种尽可能自由的意

175

---

[1] 关于弗洛伊德著作中对政治比喻的使用，参见布鲁纳（José Brunner）的出色研究，*Psyche und Macht. Freud politisch lesen*, Stuttgart 2001；关于应该如何适当理解弗洛伊德关于一种内在灵魂的、精神的交换或对话的问题，目前为止仍然是不清楚的。对此维勒曼（David Velleman）进行了有力的探索：David J. Velleman, "The Voice of Conscience", in: ders., *Self to Self. Selected Essays*, Cambridge 2006, S. 110—128。

[2] Freud, *Gesammelte Werke*, Bd. XIV, a. a. O., S. 144.

志。[1]对自身教养过程的回返思索，同时就是这种兴趣的实现和表达，弗洛伊德判定这种回返思索也是正常主体在遭遇到非理性愿望时的反应：我们回溯我们生活历史中的这类因素，因为我们希望使我们的意愿摆脱那些我们不可理解的、不意愿的要素。

只有借助于这种回溯，反思的过程才能开始，这个反思过程被弗洛伊德理解为对自身教养历史的占有过程。完整的主体着手于回溯他本身所经历的发展过程，以查明陌生的、几乎不可理解的愿望可能产生的经历处境。在此，我们直觉地熟悉的不同反思方法相互交错，因为我们在之前的成熟过程中就已经将其作为规定我们人格同一性的适当手段而认识到它们了：我们支配着不同的叙述图式，借助于这些图式我们就能够将我们的生活呈现为或多或少充满矛盾的教养历史，从这点出发我们就能够尝试以回溯的方式找出我们现实的目标体系（Bestrebungssystem）的单个要素的发生之所。内省和谱系学，叙述性的自身查明与单个愿望和意图的重构相互补充，以能够透视在我们个体的需要历史上出现的断裂。[2]在我们的愿望的这样一种谱系学的实施范围内，我们最终会碰到处于更为遥远的过去的互动模式，它们往往被固定在特定的关键性经历之上，在

176

---

[1] 我看到三种努力，通过回溯弗洛伊德的著作来证明这样一种对本身的、理性的自由的深层兴趣：首先是哈贝马斯的经典的努力，他预设理性在弗洛伊德那里也是一种通过其自身引起的，对清除其所有限制和扭曲的兴趣（Jürgen Habermas, *Erkenntnis und Interesse. Mit einem neuen Nachwort*, Frankfurt/M 1973, Kap. 12）；第二种是勒尔新近做出的努力，即在弗洛伊德的"爱欲"（Eros）中挖掘出一种透明和自由的总体的产生的欲力力量（Jonathan Lear, *Freud*, a. a. O., Chap. 2, 6）；最后是维勒曼的努力，他将弗洛伊德意义上的"自我—理想"（Ich-Ideal）理解为一种在生活历史上后天获得的机关，它永不停止地促使其趋向实践合理性的规范，并从而也获得其自身意志的自由（David Velleman, "A Rational Superego", in: ders., *Self to Self. Selected Essays*, a. a. O., S. 129—155）。

[2] 关于这种直觉性的自我查明过程的各种不同的、广泛的，却是集中的阐述，参见：Peter Bieris, *Das Handwerke der Freiheit. Über die Entdeckung des eigenen Willens*, München/Wien 2001, Kap. 10; Richard Wollheim, *The Thread of Life*, Cambridge 1984, Kap. VI。

这些经历上似乎插着某个针对我们的回忆的屏障——我们的个体性的重构努力不能达到更远，甚至还可能会感受到沉重的阻碍，无论如何会为此感受到某种确定的不快，即冒险回到我们生活历史的这道被堵塞的门槛。在弗洛伊德看来，这个"否认"（verneinung）的时刻就是我们的自身占有过程中的枢纽和要害；[1]因为正是我们能否打破在这种否认中所表现出来的压制这个问题，决定着我们提升意志自由程度的努力的结果。

　　"占有"并不是弗洛伊德在其本身的理论语言中系统地使用的概念，但是他不难将其安放在他的理论进路之中，因为这个概念指的正是这个观念，他也曾将其理解为个体自身关系的运动方向：在占有的过程中，我们试图将某种当初对我们而言陌生的或不可理解的东西以如下方式占有之，即通过将其理解为某种之前被分裂出去的东西，从而最终将其理解为属于我们人格的东西。[2]主体在其传记的自身思虑中被推进到"否认"的节点，在弗洛伊德看来，这个主体就已几乎获得了这样一种占有的门槛；因为消极的、否认的反应就已经包含着对生活历史的这个位置的指引，在这个位置上，一个特定的愿望出于对主体间的后果的焦虑而不能再继续被追求，因此便被压抑入无意识之中，在这里以原始的、扭曲的形态继续存在。或许也可以这样说，在对否认的反思性时刻不仅需要个人的坚决，或许还需要朋友和亲密的人的帮助，以在理智上发现其经历上的困难处境，这个处境在当时曾导致了造成今天的陌生愿望的分裂；沿着这些包含着我们的回忆的反作用力的间接指引，我们就以回忆的方式走上回到过去处境的道路，在这个处境中，我们出于主

[1] Freud, *Gesammelte Werke*, Bd. XIV, a. a. O., S. 11—15.

[2] 这里我倾向于的比瑞斯（Peter Bieris）对"占有"这个概念的使用，Bieri, *Handwerk der Freiheit*, a. a. O., Kap. 10；也参见耶吉（Rahel Jaeggi）的透彻解释：*Entfremdung. Zur Aktualität eines sozialphilosophischen Problems*, Frankfurt/M. 2005, Kap. III。

体间的焦虑而将我们的意愿的某个要素分裂出去了。

在弗洛伊德看来，借助于对这种原因性的困难处境的理智上的回忆，当然自身意愿的重新取得（Wiedereinholung）过程并未终结；在占有过程达到一个成功的结果之前，我们还必须学习，为了我们自身去接受认识上洞见到的东西。在关于"否认"（1925）小文章中的一个精彩段落中，弗洛伊德做出了一个旨在走向最后一个步骤的区分，在这一步中"回忆与修通"得以完成："否认是获悉被压抑之物（Verdrängte）的一种类型，其实已经是对压抑的一种扬弃，但这当然不是对被压抑之物的接受。我们看到，这里理智的功能是如何与感情的过程区分开来的。借助于否认，我们仅仅造成压抑过程的一种结果，即被压抑过程的表象内容无法触及意识。由此导致的是在压抑的本质性内容的继续存在中对被压抑的东西的理智接受。"[1]

遗憾的是，弗洛伊德在这个地方没有继续阐释（在其著作的其他地方也是如此），这样一种"情感过程"——在其中压抑的撤销才真正得以完成——在细节上应该是如何产生的；并且在他那里这一点也是不清楚的，即在压抑上何者是主体在自我占有的封闭的行动中必须作为"情感"东西来接受的要素。这里，弗洛伊德首先在个人的厘清过程中对一种"理智的"，即单纯认知的洞见，与一种"情感上的"接受做区分，这一点比在其他著作中更加清楚：在第一个过程中很有可能（dürften）存在着压抑的处境或者被压抑之物本身，我们要学会将其理解为自身生活历史的一个事实，而情感的过程的目标则必定是，后遗性地（nachträglich）接受这个事实为自身人格的动机性要素。[2]直到压抑的至今被压抑的处境或

178

----

[1] Freud, *Gesammelte Werke*, Bd. XIV, a. a. O., S. 12.

[2] 关于"接受"或者"承认"在弗洛伊德那里的两种不同形式，参见维尔德（Andreas Wildt）这篇指明方向的论文，"'Anerkennung' in der Psychoanalyse", in: *Deutsche Zeitschrift für Philosophie*, 53. Jg., H. 2, 2005, S. 461—478。

者如此这般的被压抑之物被纳入既定的追求体系之中，并且从即刻起它们便对我们的自身理解，我们看待世界的眼光以及其他的东西发挥决定性的影响，自身意志的反思性占有过程才会得以完结。如果这就是弗洛伊德在其"情感上的"接受这个概念中所意识到的东西，那么还必须解释，它是否在那将被接受的东西那里已经涉及被压抑之物本身，或者涉及那时已经发生的压抑的处境。在刚才引用的位置，弗洛伊德似乎想要说，被压抑之物本身，也就是被压抑的愿望的意向性内容必须为本身的自身理解所后遗性地接受；但是这样一种观点会引出一个特别的结论，即我们能够表达并接受压抑的客体，甚至是在我们情感上接受压抑的处境本身之前。从而我认为，我们这里应该转而偏离弗洛伊德，并将对压抑的情感接受理解为自身占有的目标和终点：我们必须从否认出发而学习，直至对这个处境（对失去所爱的人的焦虑曾经迫使我们走向对一个可怕的愿望的压抑）在情感上的接受；并且只有在情感上就这种焦虑坦白，才是让我们后遗性地将已经发生的分裂接受为某种自身所愿的东西，并借此重新将我们作为本己的存在来占有。毫无疑问，这样一种对本身焦虑的承认并不是由自身出发来重新组织之前被压抑的愿望；但是它同时是唯一的一条道路，在这条道路上我们能够事后学会，将闭锁于其中的内涵在精神上进行重新组织，并赋予其一个命题的形式。

179

从形式的角度看，弗洛伊德的个体自身关涉观念与克尔凯郭尔的自身关涉观念是完全相同的。[1] 尽管弗洛伊德常常会对这样一种对他的理论的哲学扩展持怀疑态度，[2] 但是如果这样一种比较得不到引证，那么其洞见的核心意义就丢失了。无论是对他还是对克尔凯郭尔来说，意志自由的获得都不是意识生成的某个瞬间发生的

[1] Vgl. Tilo Wesche, *Kierkegaard. Eine philosophische Einführung*, Stuttgart 2003, S. 82 ff.；S. 206 ff.

[2] 典范性的表述参见：Freud, *Gesammelte Werke*, Bd. XIV, a. a. O., S. 123。

行动的结果；我们并不能通过一种瞬间的反思取得我们的个人自由的确证，这种反思自发地、确定无疑地将这一点呈现在我们眼前，即我们的追求和愿望式表达完全是我们本身的意志。这种自身确证还需要一个漫长而艰苦的修通和回忆的过程，在这个过程中我们努力对付顽固的阻抗，以后遗性地占有我们意志中的那些之前被分裂出去的要素；既然分裂的原因往往是焦虑，在弗洛伊德这里也就是那种对与爱恋客体的分离的焦虑，从而我们就必定能成功将这种焦虑作为我们人格的一个被整合的部分来接受；我们如愿地将这个焦虑接纳到我们的追求体系之中，在这个程度上，我们也就从那些我们不能理解为自身所愿的影响和要素中纯化了我们的意志。可以将弗洛伊德的伟大洞见总结为，人类的自身关涉，存在于其通过对焦虑在情感上的坦诚而实现的意志自身占有的过程中。

（谢永康　译）

"焦虑与政治"

——弗兰茨·诺伊曼病理学诊断的优势和不足

　　弗兰茨·诺伊曼（Franz Neumann）的晚期文章"焦虑与政治"代表了少数将一种社会病理学诊断与政治正义问题的兴趣结合起来的尝试：[1]他的研究中所思考的病理存在于各种形式的焦虑之中，而他的规范性基准点则来自这样一个命题，即民主意志的形成以必要的个体自主为前提。诺伊曼用来连接这两个层面的理论链环（Verbindungsglied）可能源于亚当·斯密，此后只由少数政治思想家如米哈伊尔·巴赫金（Michael Bakhtin）或查尔斯·泰勒（Charles Taylor）进一步发展：个体自主——被理解为反思性地参与民主意志形成过程的能力——的一个基本前提是免于焦虑的自由。因此，对那种由不必要的或多余的焦虑形式构成的社会病理进行分析，直接有助于考察民主宪政国家的规范性前提：只有那些摆脱了焦虑内在限制的主体才能不受约束地出现在政治公共领域，并在此作为民主公民行事。这个表述表明，只有那些焦虑形式——它们并不是作为发挥对真实危险的信号作用的情感机制——才能被视为是对个体自主性的阻碍；虽然我们认为这种焦虑反应是健康人格的组成部分，但我们也要考虑到焦虑的"神经症的"或"病理学的"显现，这使得个体瘫痪（paralysieren），

---

[1] Franz L. Neumann, "Angst und Politik"（1954）, in: ders., *Wirtschaft, Staat, Demokratie. Aufsätze 1930—1954*, Frankfurt/M. 1978, S. 424—459.

因此限制了他的自主行动能力。很明显，诺伊曼只对第二种类
型的焦虑感兴趣，他推测这类焦虑是民主的意志形成的心理
妨碍。

与前面提到的其他分析相比，诺伊曼所选方法的独特之处在
于，他从精神分析的"焦虑"概念出发：当巴赫金将有关政治的焦
虑或恐惧形式理解为公共场所"狂欢节式的"（karnevalistisch）哄
堂大笑消失的结果之际，[1]诺伊曼则反其道而行之，一开始就详尽
地关注那些促使神经症焦虑形式出现的情感机制；他将法兰克福学
派传统中对个体焦虑的思考与社会心理学对大众现象的神经症特征
的关注相结合。在下文中，我感兴趣的地方是这一粗略勾勒的方法
的优势和不足之处。我相信，诺伊曼通过他的小型研究，不仅开辟
了一个异常重要、不过却经常被忽视的研究领域，而且还以恰当的
方式区分了我们今天在"政治心理学"背景下必须考虑的概念的和
规范的前提；然而，与此同时，我认为这种方法表现出相当大的缺
陷，这一方面可以归因于对弗洛伊德的经典精神分析的强烈依赖及
这一依赖在法兰克福学派中的延续，另一方面亦可以归因于仅局限
于国家社会主义情形的视野之狭窄。我将通过依次评论诺伊曼的理
论步骤——他按照这些步骤逐级地证明了他的概念——来展开我的
论述。因此，我将首先阐明个体的、神经症焦虑的概念，诺依曼追
随弗洛伊德，把这个概念作为其方法的基础（一）；在第二步，与
诺伊曼自己的程式相一致，我将接着讨论在无边界的（entgrenzt）
集体中，他所看到的神经症个体焦虑和大众中退行性的自我丧失
之间的心理联系（二）；而只有在我澄清了这两个精神分析的前
提之后，我才能处理诺伊曼所说的"专制统治"中焦虑的制度化
问题（三）。

---

[1] Ken Hirschkop, *Mikhail Bakhtin. An Aesthetic for Democracy*, Oxford 1989, Kap. 7.

一、个体焦虑概念的诸替代方案

诺伊曼通过区分三种类型的"异化"——"心理的"、"社会的"和"政治的"——来展开他的方法大纲，以便能够表明第一种心理形式的异化代表了基本的现象；在这一语境下，这仅仅意味着它使所有其他异化形式成为可能。从这里，他很快就得出了伴随着神经症焦虑的心理异化的认同，他试图完全按照弗洛伊德的意思，将其把握为力比多驱动力被压抑的结果：焦虑情感虽然有一些"健康"的功能，本质上包括保护个体免受危险或使宣泄经验成为可能，但在其中，一种消极的形式相当清楚地显露出来，即它导致自我功能的瘫痪，从而导致主体的瘫痪——通过将这一焦虑种类与力比多能量的压抑联系起来，弗洛伊德称其为"神经症的"。我的质疑从这个出发点起就已经开始了，因为它太强烈地依赖于弗洛伊德对人类欲力过剩的生物学预设：对弗洛伊德来说，这种构成性的过剩导致了一种存在于全人类的根深蒂固的、压迫性的强力，它在一定程度上抑制了人自身的驱动力，因此，由此产生的"神经症的"焦虑是一种人类学命运，它几乎没有给个体偏离留出回旋余地。与这种概念模式相比，我更倾向于将神经症焦虑理解为人类的次级反应形成，它是锚定在主体间确定性丧失的危险中的；[1]在这样一种基于客体关系理论假设模式的框架中，所有后来的焦虑形式都被认为是由早期主体间性受损的情况造成的，正如在与母亲或最初照顾者的分离过程中典型地呈现的那样；因此，我们所有的神经症焦虑都被认为在某种程度上是建立在我们无法完全克服的那些早期情感经验的基础上的，在这些经验中我们不得不承认具体的他者（konkreten Anderen）的独立性。米歇尔·巴林

183

---

[1] 概括性表述参见：Martin Dornes，*Die frühe Kindheit. Entwicklungspsychologie der ersten Lebensjahre*，Frankfurt/M. 1997，Kap. 6。

特（Michael Balint）是客体关系理论最有趣的代表之一，他在这方面提出了一个意义深远的理念，即儿童可以用两种不同的行为模式来对失去最初还是（短暂地）共生地存在的母亲所造成的早期创伤做出反应：[1]"亲客体倾向"（oknophile）反应行为包括对爱的客体的焦虑性依恋，从中产生了对被抱持（Gehaltenwerden）快感的不断寻找和放弃赋予安全感的同伴的不情愿；相比之下，第二种反应模式，巴林特称之为"疏客体倾向"（philobatisch），其形式是迅速寻找新的爱的客体，并伴随着对失去同伴所产生的刺激的快感。我相信，这一对反应性焦虑的两种应对形式的区分，会比这种单维度论题，即所有形态的焦虑都可以追溯到对过剩欲力部分的抑制的源初强制，更符合弗兰茨·诺伊曼的理论兴趣；客体关系理论的概念不仅对人类的"非理性的"焦虑有着更清晰的呈现，不仅可以解释为什么儿童发展过程中的每个进一步的阶段都伴随着对主体间性的焦虑危害的新形式，而且还能够以一种合理的方式区分对这种丧失经验的不同的内心处理模式。简而言之，如果诺伊曼遵循客体关系理论的复杂模式，他就可以将神经症焦虑理解为那种反应模式的内心沉淀物，即巴林特所命名的"亲客体倾向"。显然，在这一改变了的儿童焦虑概念的背景下，我们也应该对诺伊曼在阐述他的社会心理学论题时所采纳的下一个步骤有一些怀疑；这包括试图从对神经症焦虑的解释中得出关于形成社会大众的无意识机制的结论。

二、个体的退行和大众的形成

诺伊曼（的理论）完成从婴儿阶段到大众形成的现象的转变，

[1] Michael Balint，*Angstlust und Regression*，Stuttgart 1960.

借助的是"认同"（Identifkation）这一核心概念。再度与正统的精神分析相一致，他假设克服与欲力相关的焦虑的核心机制包括一种投射性认同，凭借这种认同，被压抑的欲力部分被转移到一个领袖人物身上，后者由此承担了一个催眠师的角色：由于对自己过剩的欲力部分有所焦虑，神经症主体将它们在一定程度上放置在一个克里斯马式的领袖的人格中，因此，聚集在他周围的大众的联结力量由"被压抑的欲力能量的总和"所组成。尽管如此，诺伊曼足够谨慎，没有犯将所有形式的群体形成都追溯到一个无意识的力比多认同机制的错误；他将情绪的或情感的类型的认同与摆脱了所有情感成分的、因此主要存在于对正式组织（教会、军队）的纯粹事理化（sachlich）的联结中的认同形式区分开来；[1]他相信，这第二种类型的认同是唯一合理性的（rational），因此不构成个体退行的过程。除了第一个区别之外，诺伊曼还区分了两种形式的情感认同，或者更确切地说，力比多认同：第一种形式是在小型的、合作的群体中被发现的，而与之相反，第二种形式则是在与领袖人物有关的大众中被发现的——在他看来，只有这样的大众运动才会导致自我力量的丧失，这样一来，只有它们才会基于这种退行显现（Regressionserscheinungen）而被称为是"非理性的"。此时，他的概念性建议是将这种"非理性"的力比多认同类型称为"凯撒式的"（caesaristisch），并将其视作是对现代世界所有退行的大众形成现象负有因果责任。我想再次探讨诺伊曼论证中这些步骤的优势和缺陷。

在我看来，诺伊曼对群体形成的概念所依据的基本区分总的来说就已经是缺乏说服力的了：对情感认同形式和那些似乎没有情感支持的形式的区分，给人一种印象，仿佛可以存在一种无情感的、纯粹基于信念的与群体的联结。这里可能有一个非常传统的、在马

185

---

[1] Neumann, "Angst und Politik", a. a. O., S. 432 ff.

克斯·霍克海默那里就可以找到的观念模式在起作用，其中情感或情绪被完全等同于非理性的力量，以至于出于概念的原因，必须预设一个不含任何情感成分的群体形成的形式的实存（existieren）；因为它需要有一个能够标记这些群体形成类型的范畴，这些类型不单单产生于个体利益计算的聚合，但另一方面，它也不是个体退行（Regression）的一种汇流的结果。诺伊曼必须借助无情感认同（affektfreien Identifikation）的观念来刻画这样一个群体的形成过程，在这个群体中，成员之间以非退行的方式相互结合；[1]这就产生了一个极其令人迷惑的理念，即可以有一种对共同目标或价值的联结形式，而这种联结形式又可以不掺杂任何感受或情感——这正是无情感认同的概念。与之相反，如果我们要保留一个更有说服力的理念，即每一个不是作为个体利益计算的总和而出现的社会群体，都是由某种由情感支撑的联结或认同的形式而产生的，那么我们就需要另一个区分，这个区分与诺伊曼的概念所依据的区分完全不同；在这样的前提下，我们必须能够区分对一个群体的（情绪的）认同的"正常的"和"病态的"类型。例如，今天我们可以在精神分析学家奥托·克恩伯格（Otto Kernberg）那里找到关于这类区分的建议，他根据每种情况下成员之间重新激活的客体关系类型来区分群体联结的形式。[2]

　　出于融贯性的考虑，刚才提出的反对意见同样也导向了对诺伊曼在概念上处理个体"退行"机制的方式的保留意见。在这里，他似乎又在用一种有问题的、甚至是误导性的"理性的"和"非理性的"的对立来进行操作，把所有形式的个体退行或自我去界（Ich-Entgrenzung）直截了当地称作是"非理性的"因而是"危险的"。我认为这个等同没有什么说服力，因为我们完全知道自我去界的形

[1] Neumann, "Angst und Politik", a. a. O., S. 434.

[2] Otto F. Kernberg, *Innere Welt und äußere Realität*, München/Wien 1988, III. Teil; ders., *Ideologie, Konflikt und Führung*, Stuttgart 2000.

式可以被视为是灵魂健康或活力的标志；心理现象，如与所爱同伴的融合倾向（die tendenzielle Verschmelzung）、在与孩子游戏时的完全沉浸，或与足球场上热情的大众的混乱交融，当然都是在已经建立过一次的自我设界（Ichgrenzen）后的倒退形式，但这不能轻易地被说成是危险的，因而是"非理性的"，因为这样一来，它们恢复心理创造性的积极功能就会从视野中消失。[1]诺伊曼似乎不得不简单地忽略这些令人有力量的、健康的退行形式，因为他与霍克海默一样都分享着一种心理学上的理性主义，认为任何心理的界限消解、任何对不受限制的情感的开放，都是回退到非理性行为模式的标志。相反，最好是依据以下标准来区分"健康的"和"病态的"心理退行形式：界限的消解（Entgrenzung）是通过提高创造力而使自我力量二次受益，还是使它们的功能长期瘫痪；在这里，奥托·克恩伯格的研究也可以提供一些帮助，因为他根据每一情境中，是幼儿早期愿望形成的哪一阶段被重新激活来区分各种类型的退行。

现在，只有在这些在我看来必要的区分的背景下，我们才能恰当地处理这些现象，这些现象显然被诺伊曼视为是他所谓"社会的"异化形式的指示因素。他由此认为，从狭义上讲，有一些社会因素可以加强对克里斯马领袖的力比多认同的倾向，从而形成了退行性地融入大众的高度心理准备（Bereitschaft）：他相信，其中最重要的是丧失尊严的社会焦虑，因为它建立在剥夺和地位降低（Abstieg）的前景之上。[2]这种可以追溯到社会中的对比经验（vergleichende Erfahrung）的特定的焦虑，它允许神经症的倾向通过对自我价值感的令人害怕的伤害而在某种程度上成为激发行动的

[1] Axel Honneth, "Objektbeziehungstheorie und postmoderne Identität. Über das vermeintliche Veralten der Psychoanalyse", in: ders., *Unsichtbarkeit. Stationen einer Theorie der Intersubjektivität*, Frankfurt/M. 2003, S. 138—161.

[2] Neumann, "Angst und Politik", a. a. O., S. 446 f.

动机，在这个意义上强化了锚定在幼儿时期的欲力焦虑：在这两种焦虑发生相互强化之处，对领袖人物的力比多认同也成为一种使源于自我价值感受损的怨恨付诸行动（Ausagieren）的手段。如果诺伊曼以这样一种方式引入神经症焦虑的概念，使其与社会性的丧失经验的关联从一开始就暴露出来，那么他的这一富有成效的思路就会更具说服力；如果他不是以弗洛伊德的正统理论，而是以客体关系理论的思考为基础（在"社会研究所"中埃里希·弗洛姆曾独自不完全地支持这些思考[1]），那么社会焦虑就可以被解释为早期创伤性焦虑通过剥夺经验被重新激活的晚期形式，这些早期焦虑会在应对最初照顾者所给予安全感的持续在场（Dauerpräsenz）的丧失中形成。在这样一个解释模型中，在早期形式的幼儿焦虑和成年后的社会性的丧失经验之间存在着一种心理上的连续性，对主体间性的充满焦虑的威胁构成了这一解释模型的恒常内核，相比而言，诺伊曼缺乏在两种焦虑形式之间建立动机中介的任何理论可能性；因此，在他那里，剥夺焦虑似乎是从外部闯入了主体的内在心理生活的，在那儿，我们无法将在幼年时已经建立起的焦虑倾向所植根的肥沃土壤纳入视野。

三、社会焦虑与民主法治国家

显然，在诺依曼论证的第三个阶段，他主要针对德国的国家社会主义运动的情形裁制了他的社会心理学的解释概念。他在迄今已提出的解释图式中又增加了两个部分，对于这种特殊形式的大众运动，这两个部分都具有典型性。在得出一些更普遍的结论之前，我将仅对这两者作简短地提及：

---

[1] Erich Fromm, *Die Furcht vor der Freiheit* (1941), Stuttgart 1983.

1. 诺伊曼认为，历史上流传的阴谋论会大大加剧那些已经在对克里斯马式领袖的认同中表现出来的神经症焦虑；因此，这种受力比多投注的领袖人物能够通过历史叙事来增加他们自己的催眠力量，这些历史叙事以一种分散的方式伪具体化地（pseudokonkretisch）将社会危险投射回一个单独的人或团体的意图上：无论是耶稣会士、共产党人、资本家，还是如德国语境下的犹太人，这个集体总是被认为对大众运动的成员以前遭受的所有伤害和贫苦负有因果责任。[1] 在这里，诺伊曼可能还借鉴了西奥多·阿多诺对马丁·路德·托马斯（Martin Luther Thomas）在美国的煽动性的广播讲话所做的有关内容分析的调查结果。[2]

2. 强化这种大众联结的第二个机制是通过心理恐怖和政治宣传将焦虑制度化；这种通过外部影响而进行的稳定化是必要的，因为大众对领袖的固着的力比多根基不够稳定，不能够长期持续下去。[3] 诺伊曼在这里想到的强化机制无疑又只是单单源自德国国家社会主义运动的背景，它们只能解释国家通过密不透风的监控、表面合法的（pseudorechtlich）刑罚和连续不断的宣传来制造持续性恐怖的特殊情形，但它们肯定不能使那些以更难以捉摸的国家恐怖手段来运作的焦虑制度化的形式变得可以理解。总而言之，诺伊曼的方法过于针对德国国家社会主义这一特殊情况，以至于它很难让人理解由社会引起的焦虑所导致的政治自主性受损的整个范围。不过，我不想在这里继续探讨这一思路，而是想要在结束时转向诺伊曼方法的一些一般后果。区分理论性的和规范性的结论也许是有意义的。

---

[1] Neumann, "Angst und Politik", a. a. O., S. 434 ff.

[2] Theodor W. Adorno, "The Psychological Technique of Martin Luther Thomas' Radio Adresses", in: ders., *Gesammelte Schriften*, Bd. 9.1, Frankfurt/M. 1975, S. 7—142.

[3] Neumann, "Angst und Politik", a. a. O., S. 449.

在理论层面上，在我看来，追随诺依曼把神经症地加剧的大众焦虑把握为一种可以深度干扰个人参与民主意志形成的能力的社会病理，是非常有意义的：为了能够自主地形成意见并将其公开表达出来，人们必须摆脱焦虑，因为焦虑会损害自我价值感，限制审议能力，从而使人们抓住异己的替代偶像（Ersatzidolen）。伴随着这一理念出发点，诺伊曼甚至远远超出了法兰克福学派核心代表的意图；[1] 因为他对出于规范性理由的社会病理学诊断感兴趣，而这些理由与民主公共性的理念前提有所关联：社会地产生的焦虑对他来说是重要的，不仅仅是因为这些焦虑损害了自由的主体性形成的先决条件，还因为它们以这种方式毁坏了公共领域中无强制的意志的形成条件。然而，诺伊曼所提供的解释框架，对于真正实现它所描绘的意图来说过于狭窄：因为他从一开始就把重点放在作为神经症焦虑来源的欲力压抑上，所以他未能成功地与这类由社会性危害的经验所导致的焦虑建立内在联系。幼儿早期后天习得的焦虑倾向和成年人的社会焦虑之间存在着的理论鸿沟，对于诺伊曼能够富有成效地实现他的初衷来说，实在是太大了：被认为是源于失败的欲力压抑过程的神经症焦虑，并不能解释为什么成年人必然把即将丧失社会地位感受得如此具有威胁性，以至于他们倾向于认同一个在大众中通过为受伤的自我提供补偿性支持的形式帮助他们的领袖人物。在这方面，诺伊曼最好放弃精神分析的正统解释框架，转而与那些精神分析的"修正主义"倾向——例如在社会研究所中由埃里希·弗洛姆所代表的那些倾向——结伴；一旦人们承认神经症焦虑最初是在与所爱客体分离的失败的过程中继发形成的，就很容易看穿危害社会的焦虑的心理动力学根源。

至于从诺伊曼的分析中得出的规范性后果，存在着两种替代性

---

[1] Axel Honneth, "Kritische Theorie. Vom Zentrum zur Peripherie einer Denktradition", in: ders., *Die zerrissene Welt des Sozialen. Sozialphilosophische Aufsätze*, erw. Neuausgabe, Frankfurt/M. 1999, S. 25—72.

选择。它们之间的区别是由民主法治国家要去履行的任务，即对其成员的个体焦虑产生缓和或治疗作用的程度来衡量的：一方面，诺伊曼可以在"恐惧的自由主义"（Liberalism of Fear）[1] 的意义上假定，法治的根本任务是通过保障法律上的安全和政治上的可预测性向其公民展示可靠性，从而最大限度地减少瘫痪性焦虑的形成；在这种情况下，政治通过采取具有建立信任的（vertrauensbildenden）特征的法律措施，仅仅消极地涉及了社会成员的焦虑倾向。法治国家的这种实践对促进个体自主性本身的形成没有任何作用，而只是对社会焦虑的发展倾向有缓解效果。因此，诺伊曼仍有一个本质上更有力量的替代方案，它在对个体自主性的形成采取积极的预防措施这一方面具有家长式的特点；尽可能保证提供高度主体间可靠性和联结确定性的社会化条件对社会焦虑的发展倾向有治疗作用。我们并不清楚诺伊曼会采取哪条道路来为法治国家提供处理个体焦虑的民主抑制性（demokratiehemmenden）后果的合法手段；因为他那篇与"焦虑与政治"有关的文章，由于他的溘然长逝，成为了出自他本人之手的最后一份出版物。

（金翎　译）

---

[1] 就此参见：Bernard Yack（Hg.），*Liberalism without Illusions*，Chicago/London 1996。

民主与内在自由

——亚历山大·米切利希对批判的社会理论的贡献

在回顾亚历山大·米切利希（Alexander Mitscherlich）的重要性时，可能首先要说的是，我们今天具体可感地沉痛怀念他的研究、观察和诊断。目前，还没有任何一位社会心理学思想家能够以同样细腻、审慎和理解的意愿来描述个人或大众的心理变化；米切利希于1955—1975年期间对资本主义社会精神结构变迁趋势进行的分析，在主题广度、概念区分度和把握深度上，远远超过我们今天所知道的一切类似的诊断——那时，可能只有阿诺德·盖伦的社会心理学诊断能与米切利希的诊断相媲美。[1] 仅仅是在米切利希试图评论的多种经验性发现中，我们就已经可以清楚地看到，这里有多么清醒、不知疲倦的精神在起作用：他的分析对不断上升的毒品消费的涉及不亚于对高速公路上的愤怒的关注，他很早就诊断出了集体"婴儿化"的趋势和性与爱欲的分离，无论是青春期结构的转变还是整形手术的突然流行，都没有从他的观察能力中逃脱——然而，以上一切都还没有说出构成他社会心理学工作的实质核心的主题：我们城市的"不宜居"（Unwirtlichkeit）、德国人当时的回忆阻抗（Erinnerungsresistenz）以及形成偏见的无意识动力。然而，他的诊断之所以独树一帜，不仅在于他的经验觉察力或所知觉

---

[1] 例如参见：Arnold Gehlen, *Die Seele im technischen Zeitalter*, Reinbek bei Hamburg 1957。

到的转变倾向的广度，还在于他在应用基本理论概念时的审慎：无论在何处，米切利希都不像正统的弗洛伊德主义者那样，除了仅仅将由大师流传下来的洞见和假设应用于变化了的现实之上以外，不去提出任何其他的任务；相反，在他分析的中心，他总是试图把精神分析、心身医学（Psychosomatik）和社会心理学领域的所有可用知识汇集在一起，从而为诊断出的发现提供一个令人满意的说明。

　　与他的论文的这一特点——它们对新的发展和理论刺激持有原则上的开放——相一致，他的著作中还存在着第三个品质，这在今天看来引人注目：与我们在当下遇到的许多社会心理学诊断相反，在米切利希的广泛工作中始终存在着对政治—道德的关切的追求。这位《我们城市的不宜居》[1]和《无父的社会》[2]的作者在进行他的研究时，与其说是为了捍卫一种特定的理论方法，不如说首先是为了考察一种公共的、解放的挑战：他的所有工作，无论其主题是如何不同，都直接或间接地围绕着这样一个问题：一个民主法治国家要想实现持存和生机，需要给出什么样的"内在自由"（innerer Freiheit）、什么样的对一个人本身的灵魂生活的他异性（Fremdheit）的宽容作为条件。个体自身关涉与政治文化之间的这种联系，构成了米切利希作品的最内在动机；它为他的诊断和调查涂上了底色，即使这些诊断和调查涉及"偶发艺术"（happenings）*的美学发展、宇宙航行的经历，乃至是德国的高速公路等看似偏远的主题。如果说接下来我将试图简短地回忆米切利

---

[1] Alexander Mitscherlich, "Die Unwirtlichkeit unserer Städte", in: ders., *Gesammelte Schriften*, Bd. VII, Frankfurt/M. 1983, S. 515—624.

[2] Alexander Mitscherlich, "Auf dem Weg zur vaterlosen Gesellschaft", in: ders., *Gesammelte Schriften*, Bd. III, Frankfurt/M. 1983, S. 7—370.

　*　偶发艺术是20世纪60年代盛行于西方的一种现代艺术形态，艺术家在特定的时空条件下，有效设计促进参与者做其个体临时生发的各种姿态和动作，以展示一定的艺术创造观念。偶发艺术关注活动的机遇性，艺术的创造活动在于即兴发挥。——译者注

希的以上根本关切，那是因为我仍然确信它的紧迫性和未衰减的意义相关性。

——

194

1954年，弗朗茨·诺依曼于其去世前不久在柏林所作的一个后来变得很有名的演讲中提出了一个问题，这个问题在老牌民主国家（Ländern mit älteren Demokratien）中早已引起了人们的注意：[1] 诺依曼声称，民主法治国家不仅会受到外部世界进程的威胁——腐败、权力集中或阶级司法（Klassenjustiz），而且也会受到个体自身内在状态的威胁；如果个人因非理性的焦虑而产生出某种冷漠或沮丧（Mutlosigkeit）的倾向，那么他们将无法承担民主制为他们设想的作为公民的商讨和监督功能。诺依曼认为，"焦虑"是任何形式的民主政治的内在心理的最大阻碍，因为它妨碍了主体对共同的意志形成所不可或缺的能力的获取和施展：在非理性焦虑的支配下，无论是设身处地地为其他公民的生活境遇着想的潜力，还是审视和在必要情况下搁置自身利益的能力，都无法得到发展。诺依曼自己也无法深挖这些思想轮廓中所包含的启发；由于他在演讲后数月突然离世，这些开创性的思辨对于他来说仍只是一个单纯的纲领。在诺依曼死后，看起来（实际上，这种印象几乎是强加给他的）有一个人把诺依曼那刚刚启动的命题变成自己工作的主导思想；因为亚历山大·米切利希的作品在联邦共和国思想史的第一个30年中是独一无二的，它围绕着焦虑与政治之间的关系，围绕着自我弱化（Ichschwäche）与民主行为的要求之间的

---

[1] Franz Neumann, "Angst und Politik", in: ders., *Wirtschaft*, *Staat*, *Demokratie. Aufsätze 1930—1954*, Frankfurt/M. 1978, S. 424—459.

关系。

当然，米切利希做出努力的理论根源，与诺依曼的演讲所采取的起点相比，根植于一个完全不同的领域。在确定焦虑的来源时，诺依曼按照正统的方式倾向于弗洛伊德，而米切利希则通过勾勒出一种心身医学来处理焦虑的非理性后果。在他早期的、至今仍有吸引力的有关疾病中的自由和不自由的研究里（1946），[1] 米切利希仍然完全在医学人类学的世界中活动，是他的老师维克托·冯·魏茨泽克（Viktor von Weizsäcker）将他引入了这个世界；因此，他用来探讨器质性疾病的精神原因的可能性的理论源泉很大程度上来自我们所知悉的阿诺德·盖伦或赫尔穆特·普莱斯纳（Helmuth Plessner）的哲学人类学。尽管如此，在那时，心身疾病在自身愿望和驱动力（Antrieben）的"沟通"（Kommunikation）[2] 中的特殊过程（即他后来所谓的"内在自由"）是什么，这一问题已然位于米切利希的兴趣中心：由于人类特殊的生物学地位，即他器官上的非特化性（organischen Unspezialisiertheit）和由此导致的作为补偿的精神能力，使得在所有的生物中，只有人具有能够自由行事的能力；然而，这是一种独一无二的自由潜力，这种潜力同时使人可以无意识地寻求避免冲突的方法，而这些冲突是由令人不快的、使行为变得复杂的冲动的促逼造成的——可以说，只有人类才会因为对自身内在冲突的焦虑而努力避免痛苦。那么，对于米切利希来说，神经症疾病是通过将"灵魂激动"（seelischen Erregung）"扣留"（Zurückbehaltung）在一个器官中来对付这种精神紧张的一种特殊方式：[3] 令人不快的愿望或充满冲突的

---

[1] Alexander Mitscherlich, "Freiheit und Unfreiheit in der Krankheit", in: ders., *Gesammelte Schriften*, Bd. 1, Frankfurt/M. 1983, S. 13—135.

[2] Ebd., S. 79.

[3] Ebd., S. 73.

冲动不是去寻找语言表达的沟通途径，而是被投射到一个器官上，在那里，作为一个人自身内在的未被解决的剩余成为了疾病的根源。在这个意义上，心身疾病，正如米切利希所说的，是一种思辨的上升（spekulative Zuspitzungen），同时也是人类自由的展示和丧失：一方面，疾病总是呈现了对自由的表达，因为它植根于人回避心理冲突的能力，所以可以说是展示了自由，另一方面，它也同时总是对自由的最严格的限制，因为在它身上，自然躯体（Körper）重新获得了对人之身体（Leib）的支配权。在困扰心身疾病患者的神经症症状中我们可以看到，主体由于那些充满焦虑、为了逃避负载着的冲动的愿望，会在多大程度上失去意志自由，失去"意愿之可能性"（Wollen-Könnens）。

196

米切利希从未远离对独特的、人类特有的辩证法的迷恋，这一辩证法表现为由于自由、由于内在冲突引发的自由的焦虑而失去自由；在之后 30 年的无数论文和研究中，他一次又一次地关注着那些在内在心灵中逃避冲突的倾向的原因，这些倾向已经占据了他早期心身医学调查的中心。当然，那时他还没有建立起与政治文化和民主的习性要求的关联；这一点首先是通过将他的思考政治化而出现的，这种政治化与转向弗洛伊德的精神分析携手并进。因此，在20 世纪 50 年代的进展中，焦虑与政治的关系，个体自身关涉与民主文化的关系，逐渐进入了他工作的中心。

二

米切利希可能是从参与对国家社会主义罪行的寻证工作中获得了将他的思维政治化、将他的医学—心理学兴趣逐渐与民主理论框架相结合的动力；最重要的是，在处理纽伦堡医生审判（Nürnberger Ärzteprozesse）*的文件的过程中——他与弗雷德·米尔克（Fred Mielke）一起编辑并评注[1]——他清楚地认识到，决心进行残忍的、难以想象的人体实验的前提是一种与文明人性和民主态度的要求不相容的人格类型。回过头看，他后来那从未放弃的对国家社会主义的社会心理前提的考察，在老旧的心身医学疾病研究上投出了一道新光：原本只是作为神经症症状的来源，即对有威胁的、充满了冲突的欲力冲动（Triebregungen）的焦虑，现在可以在更普遍的层面上被视为促使那些主体逃入唯命是从的大众的避难所的心理倾向的根源。在这里，通过对那些可能会导向容忍或支持国家社会主义暴力罪行的个人病理学的探索，米切利希提出了以下这一规范性问题（从那时起，这个问题将成为他的社会心理学和精神分析工作的方向）：主体必须配备什么样的心理素质，必须对自己采取什么样的态度，才能不仅抵御逃向大众或屈服于能卸下人负担的（entlastende）权威的诱惑，而且能够坚定不移地参与民主意志的形成？尽管对轻率的理想化有种种怀疑，对仅仅是规范性的思辨有种种保留，但是就一个主体为了能在心理上配合大众民主的各式各样的要求而必须具备的那些人格特征，我们是否可以实质性地说上个零星半点呢？为以上这一问题找到答案的尝试，就像一条红线一样贯穿在亚历山大·米切利希的社会心理学著作中；而我们越是深入他的许多文章、立场和时代诊断的丛林，一个独特而又高度精细的解决方案的轮廓就越是清晰地浮现出来。

---

* 纽伦堡审判是二战后战胜国对纳粹德国进行的军事审判。美国军事法庭在纽伦堡城对在纳粹德国政治、经济和军事机构与组织中身居要职的 177 名被告进行了 12 项后续审判，其中就包括医生审判，即针对在战俘和集中营囚犯身上做医学试验的相关人员的审判。——译者注

[1] Alexander Mitscherlich, Fred Mielke（Hg.）, *Das Diktat der Menschenverachtung*, Heidelberg 1947.

自从米切利希开始转向社会心理学，对他来说，对使民主参与成为可能的素质（Dispositionen）的理解的关键就在于"宽容"（Toleranz）这一范畴。[1] 无疑，他不像习以为常地认为的那样，用这个概念主要指称我们对于另一种文化、另一种外来的甚至是伤风败俗的价值共同体的代表，要能主体间地采取的一种行为或态度；对他来说，在这种社会的、人际间的宽容形式之前必须先有一个过程，在这个过程中，单个的主体学会了对自己采取"宽容的"和大度的态度。作为精神分析师和社会心理学家的米切利希首先感兴趣的就是这种向内（nach innen）的宽容现象。在他的著作中，借由与"焦虑"的对立，他提出了与这种自身关涉有所联系的能力。对米切利希来说，正如我们所看到的，焦虑在某种程度上是一种人类学的常量，因为它展现了人类为他的构造上的世界开放性（Weltoffenheit）所必须付出的情感代价。从所有本能确定性（Instinktsicherheiten）中脱离出来，并被置于一个必须在精神上加以掌控的开放环境中，正如隐晦地接着阿诺德·盖伦所说的那样，人类主体与动物有所不同，他拥有一种根深蒂固的对危险的敏锐感觉（Gespür），这种敏锐感觉可能源于难以控制的、冲突性的欲力能量的推力。在通常情况下，对这种感觉到了的危险的最先的、准自然的反应是欲力防御（Triebabwehr），即通过投射或移置来无意识地压抑令人不快的愿望；而对米切利希来说，这种"放逐焦虑"（Bannung von Angst）的后果是从偏见形成扩展至屈从于惟命是从的大众。米切利希的核心思想是，如果人类在社会化的早期就已经学会，不是借助于防御，而是借助于最先可能是游戏性的、

[1] 首要地参见：Alexander Mitscherlich, "'Wie ich mir—so ich dir.' Zur Psychologie der Toleranz", in: ders., *Gesammelte Schriften*, Bd. V., Frankfurt/M. 1983, S. 410—428, und ders., "Toleranz—Überprüfung eines Begriffs", in: ders., ebd., S. 429—455。

后来越来越具有理解形式（verstehenden Formen）的"承认"[1]，对看似危险的欲力能量做出反应，那么有些东西将会有所不同。米切利希把这种容忍那些在我自身愿望、需要或渴求之中的异己之物的能力称为"内在宽容"或"自由"；它是这种人际间态度——当我们平日谈及"宽容"时，我们互相期待着彼此——的内在心理上的先决条件。米切利希在他的第一篇关于宽容的文章（1951）的标题中，精妙地捕捉到了这种前提性态度，所谓"对我如是，对你亦然"（Wie ich mir-so ich dir）。

现在，米切利希并不怀疑会出现许多与实现这种内在宽容的态度密切相关的困难。尽管在弗洛伊德那里我们已经找到了一些提示，它们表明在"修通"或"承认"这样的概念中，获得对自己宽容、大度的态度是必要的过程。[2]当然，唐纳德·温尼科特的著作中也包含了大量建议，这些建议关涉我们如何能够想像婴儿获得了对他们自身欲力生活的游戏式开发（Erschließung）的能力。[3]但是，这样一种向内宽容、"内在自由"的态度可能意味着什么，总体而言大概还是极其晦暗不清的。在这里，米切利希的论述至少在某种程度上帮助我们了解到，这种有益的自身关涉的获取过程可以被刻画的方向和步骤。在此处，在第一层上就可以被我们采纳的一个提示，已经包含在与自身驱动力相"沟通"的理念中（他以各种方式提到了这个理念）：为了能够将自己不愉快的、常常是暴力的驱动力一般地带入经验之中，我们首先总是需要一个费力的表达（Artikulation）过程，在这个过程中，隐藏在内心之物要向他人或向自己表达为语言；如果没有这个始终处于摸索中的、开放的、要表达我们最初的陌生愿望的尝试，我们就无法对其采取宽容的姿

---

[1] Mitscherlich, "Toleranz", a. a. O., S. 440.

[2] Vgl. Andreas Wildt, "Anerkennung in der Psychoanalyse", in: *Deutsche Zeitschrift für Philosophie*, Nr. 3（2005）, S. 461—478.

[3] Vgl. Donald Winnicott, *Vom Spiel zur Kreativität*, Stuttgart 1989.

态。但根据米切利希的说法，我们还没有完成这表达的第一步，因为即使是已经在语言上意识到了的驱动力和愿望，如果它们不能以某种方式进一步被理解，就仍然保留着它们的它异性——因此，米切利希也频繁地谈到"对自身中的异己世界的理解"。[1]这种理解的过程可能意味着逐渐学会减少新表达出的愿望的不调和性与异类性，由此把它们与其他那些对我们来说透明的愿望置于关联之中，使它们以某种方式发生关系。这种理解内在异类的努力，必须把那些对我们来说成问题的驱动力嵌入已知和熟悉的愿望的网络中。然而，只有这两个步骤同时进行，表达和理解[2]才能使米切利希称之为内在宽容的态度成为可能：也就是说，承认那些引起焦虑的、不调和的愿望是自身生命史意义上的形成的人格的一部分。现在，我们发现米切利希的著作中经常暗示在内在宽容的发展中还要进行第三步，这大概可以被理解为相应行为形式的获得；他经常说，一种宽容的自身关涉形式必须始终伴随着一剂"反讽"（Ironie）[3]，这种反讽是建立在使自己所有立场的矛盾双重的（ambivalent）色彩保持在意识中的基础上的。

从这里，从人的人格发展这一规范性的目标规定出发，米切利希搭起了通向民主这一政治主题的桥梁。他深信，主体只有最终学会了对自己的内心采取宽容的态度，才能拥有建设性地、无强迫地应对多元民主的挑战的能力；与此相反，只要这种自身关涉的形式传播的机会微乎其微，只要主体们一直依附于焦虑防御的机制，就会继续出现大规模的偏见形成、仇恨投射和社会排斥，这与对话性

[1] Mitscherlich, "'Wie ich mir—so ich dir.' Zur Psychologie der Toleranz", a. a. O., S. 419.

[2] 在此，我遵循：Peter Bieri, *Das Handwerk der Freiheit. Über die Entdeckung des eigenen Willens*, München/Wien 2001, Kap. 10。

[3] Mitscherlich, "'Wie ich mir—so ich dir.' Zur Psychologie der Toleranz", a. a. O., S. 414.

的意志形成的任务是不一致的。在这个程度上，民主化的工程是以内在自由的状态为前提的，而迄今为止，精神分析提供了刻画这种条件的最佳样板。

（金翱 译）

交往理性的不和谐音

——阿尔布莱希特·维尔默与批判理论[1]

在其对贝多芬晚年风格的无数思考中——这些思考现在被收入一本关于这个作曲家的遗著集[2]——阿多诺一再将"消逝"（Verblassen）、和谐的逐渐缩减突出为一个标志性特征：贝多芬的作曲作品越是向前发展，越是无所顾忌地抛弃他那种平均的（mittleren）、古典的风格，在他的作品［后期的四重奏，迪亚贝利变奏曲（Diabelli-Variationen）、小曲 op.126］中就越是清晰地表露出不和谐和两极化，直至取消了调性。在阿多诺看来，这种不和谐的逐步增长、逐步蔓延的趋向所表现出的，不仅仅是贝多芬个人音乐发展的特征，而是所有伟大作曲家达到成熟的一个普遍的基本特点：随着年岁的增长和技艺的纯熟，在他们的作品中往往为通过取消和谐构造来打破"同一性强制"做出了准备。[3]与此相对，我们无疑可以说，哲学著作的发展规则完全是另外一番情形：我们只需想想康德、黑格尔或是海德格尔这些不同的作者，在他们那里，随着年岁的增长，将自身的理论修缮圆融，甚至以体系的方式结束的倾向越来越明显。在哲学的传统中，几乎没有一本著作不是这样

---

[1] 本文是作者于 2006 年阿多诺奖授予阿尔布莱希特·维尔默的颁奖仪式上，在法兰克福市的保尔教堂（Paulskirche）所做颂词的文字版。

[2] Theodor W. Adorno, "Beethoven. Philosophie der Musik", in: ders., *Nachgelassene Schriften*, Abteilung I, Bd. 1, Frankfurt/M. 1993, v. a. Kap. IX, X, XI.

[3] Ebd., S. 227.

的，即在它的后期状态和成熟状态中，那种公开暴露的张力和两极
化要弱于其早期形式。我们这位获奖者的理论创造则是这条规则的
一个例外。阿尔布莱希特·维尔默（Albrecht Wellmer）在他的哲
学中维持着与音乐的亲密关系，这表现为，他的著作的成熟并非遵
循哲学理论的发展模式，而是音乐作曲的发展模式：它越是向前发
展，其接纳的生活阅历越多，其表露出的不和谐和张力就越强，而
这些不和谐和张力一开始的时候还是被压制的。维尔默晚近的著作
更加公开、大胆地表达出了对象领域中的断裂，且远远超出了其早
期作品所能容许的程度。

　　但阿多诺预先警告，不要将大作曲家的晚期风格中取消和谐的
趋势这个特征，解释为成熟的、同时也是变得执拗的主体性的"表
达"[1]。这种单纯考虑心理学—个人的思考方式，很快就被证明无
力破译作品本身的内容；它满足于将充满奥秘的、破碎的风格解释
为作者此时无拘无束地肆意表达自身人格性的一种单纯记录，而不
是对其所谈论的作曲作品采取一种技术的分析。相反，如果严肃对
待作曲的内容，那么在阿多诺看来，在晚期作品中被展示出的就是
某种完全不同的东西：主体性，也就是个体整合的冲动就从中大
大地消退了，以至于它在某种程度上变得能够自由地去表达客观给
予物中的"鸿沟和裂缝"[2]。正是因为遗弃了同一性的强制，贝多
芬的晚期风格成功地实现了将"现实的不和谐性"用音乐来表现：
在阿多诺看来，这就意味着，"因为它产生出多个声部的统一性幻
觉"，"和谐便被避免了"[3]。在我看来，这个推论过程为我们提供
了一把独特的钥匙，也可以用来确证维尔默著作的发展动力：他每
出一部作品，一篇新论文，这种趋势都有所增长，即将交往理性内
部的鸿沟和裂缝极端化，而他之前曾将这种交往理性视为现代性规

[1] Ebd., S. 180.
[2] Ebd., S. 183.
[3] Ebd., S. 227.

划的统一性基础和推动力；对二分的现代性的和解希望，被对现代
性不同因素之间不可调和的张力的敏锐意识所取代；但是这种和谐
的消逝，这种对整合的取消，也许不是一种日益僵化的主体性的表
达，而是获得冷静的，简直就是失去个性的理智的结果。我的观点
具体如下：在维尔默著作的发展过程中，他对效应史背景、公众所
抱有的期望和媒体所赋予的东西无所顾忌，以至于他的理论构造能
够变得自由，以表达和澄清客观的矛盾，这些矛盾在之前是因着眼
于同一性要求而被隐匿起来的。今天，维尔默在他的成熟著作中进
行着一个冒险的尝试，即同时捍卫和限制交往理性；他在交往的进
收（Vereinnahmung）面前捍卫偏离中心的、不透明的主体，同时
又要在所有相对主义的、乌托邦的或者基础主义的诱惑面前保护交
往沟通无穷的理性潜力。从而，在他的哲学理论中，阿多诺的声音
在一种历史上新的、更高的阶段上又一次被发出来；在交往理性的
改变了的框架范围内，使阿多诺对非同一物的敏感重新变得有效，
这可以被视为维尔默哲学的基本关切。

一

从维尔默的哲学生涯的初期开始，曲折的大学学习过程中的一
些偶然性将他置于一种精神的张力场域之中，这个张力场域对他来
说至今仍是决定性的。在基尔的数学和物理学国家考试之后决定继
续学习哲学，维尔默做这个决定的关键动力首先大概是来自伽达默
尔解释学的智识辐射力。但是在海德堡短暂停留之后，维尔默就去
了法兰克福，事业正蒸蒸日上的阿多诺在那里教授哲学和社会学；
首先必定是阿多诺在联邦德国的音乐生活中的理论出场，促使这位
刚刚通过国家考试，本身有很高音乐天赋并痴迷于新音乐的学生，
转到这个批判理论的工场。但是，接下来在那里将他带上哲学轨道

并首先影响了他的哲学道路的，却是一条完全独立的、新型的进路；年轻的哈贝马斯正试图借助于这条进路将学派第一代的批判理论置于一个在方法上牢靠的基础之上；作为仅比哈贝马斯年轻 4 岁且在自然科学背景中成长起来的博士生，维尔默当时想必立即就被哈贝马斯的理念所鼓舞，通过现代的、同时代的科学理论来重新规定一种批判的社会理论的认识论立足点。[1]回过头看，维尔默早在那些年就习得了那些可以被视为批判理论的语言学理论转向和基础的东西：在哈贝马斯的启发下，他熟悉了从罗素到维特根斯坦的分析哲学历史，参与到自然科学以及人文科学的方法论讨论之中，并追随着社会科学在认识理论上的自我反思。接着，他的博士论文探讨了波普尔的知识学说，这虽然是在阿多诺的精神指导下完成的，但是事实上已经与哈贝马斯进行了密切合作；[2]那个后来被哈贝马斯在《认识与兴趣》中提出的开创性论点，即科学主义得益于对方法的操作方式的一种"实在化"（Hypostasierung），借助于此自然科学就成为了在技术上可资利用的知识，[3]在这里首次得到了认识理论上的辩护。

在接下来的几年中，他作为哈贝马斯的助手在海德堡和法兰克福工作，其间他加深了对分析的科学理论的认识；尽管参与了学生运动——后来他在与"红军派"（RAF）的一场大无畏且富于远见卓识的争论中对学生运动的民主目标设定做了事后辩护[4]——

---

[1] 这些早期的科学理论作品后来被收入 Jürgen Habermas, *Zur Logik der Sozialwissenschaften. Materialien*, Frankfurt/M. 1970。

[2] Albrecht Wellmer, *Methodologie als Erkenntnistheorie. Zur Wissenschaftslehre Karl R. Poppers*, Frankfurt/M. 1967.

[3] Jürgen Habermas, *Erkenntnis und Interesse*, Frankfurt/M. 1968.

[4] Albrecht Wellmer, "Terrorismus und Gesellschaftskritik" (1971), in: ders., *Endspiele: Die unversöhnliche Moderne*, Frankfurt/M. 1993, S. 279—305. [RAF（Rote Armee Fraktion），即"红军派"，是联邦德国的一个极左派恐怖组织，建于1970年，曾谋杀过 34 人，1998 年宣布解散。——译者注]

他主要地还是在进行着为批判理论做一种认识理论的奠基的努力。 205
他的思考围绕着这个问题，即一种所陈述出的东西应该适合于解
释社会发展过程，同时也适合于推动解放的行动的理论，究竟可
能采取何种方法论的立场；他的答案走向了由哈贝马斯所勾勒出
来的基准线（Fluchtlinie），据此，批判的理论必须被理解为对成
熟的普遍性要求的反思形式，这种要求是存在于人类理解实践的
结构之中的。当时，在哈贝马斯聚拢在自己周围的同事中间，维
尔默肯定是对批判理论的交往理论改建（Umbau）做出了最大贡
献的那一位；他对分析哲学日益增长的知识，尤其是他对新的科
学理论的熟悉，使得他有能力与他的这位老师和同事在这个论题
上并肩合作：得益于其语言的特征，主体间行为才拥有一种克服
统治和陌生规定（Fremdbestimmung）的解放性力量。1971 年
维尔默提交了他的教授资格论文，他在知识理论上将新自然科学
的解释模式回溯到其在工具性操作（Messoperationen）的循环中
的使用起源；[1]此时他的哲学前景显得如此确定：自然科学的出
身，对分析哲学的认知，知识理论工作的考验，所有这一切都预
先确定了，他将成为由哈贝马斯率领的批判理论第二代中的科学理
论家。

但接下来的情况却并非如此，维尔默选择了一条完全不同的
道路，这也许与他的冷静反思、谨慎小心的气质有关，这些是他
的精神面貌的标志性特征：[2]无论如何，维尔默在教授资格论文通 206
过后就应聘前往多伦多，与智识工作地点的变换一道，其理论重
点也发生了显著的转移：首先，他的教学和研究都致力于将由哈

---

[1] Albrecht Wellmer, *Erklärung und Kausalität. Zur Kritik des Hempel-Oppenheim-Modells der Erklärung*, Unveröffentlichte Habilitationsschrift, Frankfurt/M. 1971.

[2] 关于维尔默的"犹豫不决的姿态"，参见：Christoph Menke, Martin Seel, "Vorwort", in: dies.（Hg.）, *Zur Verteidigung der Vernunft gegen ihre Liebhaber und Verächter*, Frankfurt /M. 1993, S. 9 ff.。

贝马斯和他本人推动的批判理论的自我理解的改变，追溯到这个理论传统本身的开端。早在 1969 年，也就是在他的教授资格论文提交的两年前，维尔默就在苏尔坎普出版了一本薄薄的小册子，[1]其中他勾勒了批判理论的规范性基点从社会生产向社会互动的转移所导致的所有结果的总和，这个过程从马克思开始，并贯穿了当代科学：分析现代资本主义的矛盾，不再首先采取政治经济学批判的形式，而是采取现代科学批判的道路，因为在现代科学的实证主义的自我理解中，最为明确地反映出了那些压制和否认的全部，这些压制和否认以加速的技术化和经济化的方式牺牲掉了生活实践的理性潜力。我当时正好开始我的大学学习，维尔默在这本小册子中做出的思索马上成为对我而言最适合的工具，使我明了那些年在法兰克福发生的对知识—科学理论的所有扬弃（Aufheben）的社会政治价值；不仅如此，这些思索还第一次为青年学生提供了一个唯一的机会，将哈贝马斯果断推进的交往行为理论置于批判的社会理论的一个更为广大的背景之中：从马克思经霍克海默，再到阿多诺。

维尔默在大西洋彼岸首先确定的目标，必定是这样一种解释学的语境化的任务，也就是将之前在哈贝马斯的主导下，与哈贝马斯一道获得的思想做一种简明、通俗的阐述：首先是在多伦多作为副教授，大约四年之后是在著名的纽约新社会研究学院，维尔默还将自身限制于阐明从生产到交往，从意识哲学到语言哲学的范式转换对批判理论产生的政治和哲学后果。在发表的出版物以及研讨班中，维尔默试图借助于语言分析来抵抗被广为传播的马克思主义正统，也就是通过阐明，能够承载我们的解放希望的自由理性（befreiender Vernunft）的潜能植根于语言的主体间性结构之中，而非社会劳动的过程之中。后来影响整个一代人的是他当时用英文

[1] Albrecht Wellmer, *Kritische Gesellschaftstheorie und Positivismus*, Frankfurt/M. 1969.

写就的那篇文章"交往与解放"[1]，它首次将批判理论的语言分析转向概念化；据说在随后的研讨班中，他作为新学院的天赋极高、最具事业热情的教师，在自己周围团结了一支日益壮大的学生队伍，让他们熟悉这个理论新进路的精神起源——并无意中为形成那个最具活力的学术圈子做出了贡献，这个圈子中的政治学家和哲学家，如安德鲁·阿拉托（Andrew Arato），简·柯亨（Jean Cohen）和乔尔·怀特布克（Joel Whitebook）如今正在致力于发展批判理论的一种北美形态。

但是在这整个时间段中，始终存在着一种思想上独特的节制和隐忍，这与之前维尔默显示出的精神能量和创造力形成了鲜明的对照；他还远远不能满足于已获得的成功，他显得有些犹豫，他的哲学兴趣应该走向何方，他应该将这个新理论进路推进到何种境界。表面上看，返回联邦德国后这一点也丝毫没有改变。在这里他于 1974 年接受了康斯坦茨大学的教授教席；他也迅速开展了生气勃勃、影响深远的教学活动，最大限度地以政治—知识分子的方式出场，并伴以大量美学和哲学的讨论——只是他将要采取的特有的发展方向，外人还不能准确地识别出来。但是若从今天的角度来回顾，我们就能够看清楚，这个漫长的阶段，尽管充满讨论和教学上的成果，但却也是其一生中少有的犹豫不决的阶段；它是一种精神的潜伏期；在这个时间段中，牢牢地占据着维尔默的精神世界、他这些年一直公开地与之纠缠的难以处理的观念，是他当时还在如此明确地共同主张的交往理性概念内部的理论"逆钩"和张力。

208

---

[1] Albrecht Wellmer, "Communication and Emancipation. Refelctions on the Liguistic Turn in Critical Theory", in: John O'Neill (Hg.), *On Critical Theory*, New York, 1976, S. 231—263; 德文扩充版见: Urs Jaeggi, Axel Honneth (Hg.), *Theorien des Historischen Materialismus*, Frankfurt/M. 1977, S. 465—500。

二

维尔默对批判理论的交往理论进路逐渐产生犹豫，产生这个怀疑的切入点首先是美学。尽管最初是美学和音乐学的兴趣驱使他来到阿多诺的工作地法兰克福，但是维尔默在他的哲学发展过程中直到此时却几乎没有探讨过艺术的主题；只是在康斯坦茨的教席上，他才开始将他的语言分析能力富有成效地运用到美学领域中——而且不久这些新的努力就结出成果，即他的学生们以重要的美学著作踏上了哲学舞台。[1] 在以合理性理论重新阐释阿多诺《美学理论》的道路上，维尔默尝试检查交往性理解与美学经验之间的关系。[2] 这里他碰到了一种现象，其蕴含的内容在他的思想中逐渐地展开了一种颠覆性的力量：一件艺术作品所传达的真理，并不简单地屈从于语用学对日常交谈所采取的区分，也就是在经验的真理、规范的正确性以及主观的真实性（Wahrhaftigkeit）这三个有效性维度之间所做的区分；[3] 美学的真理毋宁说看起来是在这三个视角之间造成某种干涉（Interferenz），因为它导致了对个体观点的一种检查和修正，在这个过程中，解释、感觉和评价以独特的方式进行混合。也可以说，艺术作品的认知效果，它的真理能力（Wahrheitsfähigkeit），在合理的理解的那种被划分开的框架之内根本就是无法得到适当把握的；因为它涉及主体的态度或者世界观，

---

[1] Vgl. Martin Seel, *Die Kunst der Entzweiung. Zum Begriff der ästhetischen Rationalität*, Frankfurt/M. 1985; Christoph Menke, *Die Souveränität der Kunst. Ästhetische Erfahrung nach Adorno und Derrida*, Frankfurt/M. 1991.

[2] Albrecht Wellmer, "Wahrheit, Schein, Versöhnung. Adornos ästhetische Rettung der Modernität", in: ders., *Zur Dialektik von Moderne und Postmoderne*, Frankfurt/M. 1985, S. 9—47; 最初发表于：Ludwig von Friedeburg, Jürgen Habermas (Hg.), *Adorno-Konferenz 1983*, Frankfurt/M. 1983, S. 138—176。

[3] 关于诸有效性要求之间的区分，参见：Jürgen Habermas, "Was heißt Universalpragmatik?" (1976), in: ders., *Vorstudien und Ergänzungen zur Theorie des kommunikativen Handelns*, Frankfurt/M. 1984, S. 353—440。

这些态度和世界观在某种程度上要先于话语交谈中表现的理性态度而存在，因为它们构成了这三种有效性视角的综合。但这样一来，主体间交谈与艺术之间，交往的理解与美学经验之间的重要性就发生了转移：话语，并不是简单地包摄艺术以作为其有效性的一个方面，而毋宁说是从外部而需要艺术，因为它将那些被充分表达的、消除了限制的世界观的前提归功于艺术。在维尔默那里，这一点被谨慎地表达为理性依赖于艺术的照亮力量："离开审美经验及其颠覆性的潜力，我们的道德话语必定是盲目的，我们对世界的解释也将是空洞的。"[1]

　　但是，在这里听起来还仅仅像是哈贝马斯交往理论的建筑术内部的一个微不足道的"减音器"的东西，很快就驱使维尔默走向了广泛的、日益彻底化的结论。与阿多诺相对，维尔默首先是从先行的分析中得出如下结论，即由他所阐明的艺术的真理潜力不能仅仅局限在现代性的一种美学潮流之上：也就是说，如果艺术作品的认知功能发生作用，即能够开启我们自身与世界的关系，那么一种远超出阿多诺那未得承认的传统主义固守的状态的艺术发展，就是可以想象的。在维尔默看来，阿多诺一生都坚持对爵士乐的严厉谴责，其问题在于，这里的美学分析中夹塞着不自觉的、单纯由文化造成的成见；如果放弃这些成见或将其悬置起来，那么就会立即发现，流行的艺术形式，即公众的自身参与本身也能够推动我们的自身与世界关系的那种扩展，这种扩展被阿多诺理解为成功的艺术作品的认知功能。这类思索从维尔默首次研究阿多诺美学开始，一直贯穿他的所有著作；如今，这些思索都汇聚为一个令人惊讶的尝试，[2]

210

[1] Albrecht Wellmer, "Wahrheit, Schein, Versöhnung. Adornos ästhetische Rettung der Modernität", a. a. O., S. 43.

[2] Albrecht Wellmer, "Über Negativität und Autonomie der Kunst. Die Aktualität von Adornos Ästhetik und blinde Flecken seiner Musikphilosophie", in: Axel Honneth (Hg.), *Dialektik der Freiheit. Frankfurter Adorno-Konferenz 2003*, Frankfurt/M. 2005, S. 237—278.

即事后反对阿多诺，复活本雅明那种无比信心满满的美学，这种美学对新的、与电影或者广播毗邻的艺术形式寄以希望，以能够变通我们的世界关系，或者将其理智化。[1]

但是，对他的工作进展来说，他在这些年以回归阿多诺来对抗交往理性的整合力量，以这种形式提出的思考要比借助本雅明来纠正阿多诺更为重要。直到 1990 年成功转到柏林自由大学的一个教席，我们的这位获奖者才公开地进入知识分子圈，这个圈子使他与自身的理论的过去相脱离这一步骤能够得以实施。像他过去的工作地点纽约一样（他还定期回去小住），柏林也拥有一种文化的活力和能量，可能使得他的思想失去了个性（就此我一开始就说过了）。维尔默在康斯坦茨开始通过交往合理性回避的审美经验的维度来限制交往合理性，其目的在柏林无论如何被继续不断地彻底化；他迅速发表了一系列论文、短论和演讲，其中最为人所知的，是创造了批判理论历史的东西。[2]维尔默现在进一步发展其自身立场的理论视野，不仅仅是由德国的批判思想传统和盎格鲁—撒克逊的语言分析所决定的，而且他在他的论证中越来越多地将法国解构主义包容进来，他那个时期产生的怀疑借由解构主义获得了额外的推动力。[3]

维尔默将对交往理性的和解力量的最初质疑推向两个相互对立的方向。一方面，他继续他的美学研究，立即努力让现代艺术的鲜明意义在对个体自由的规定上富有成果。[4]促使他走出这不寻常

[1] Vgl. Walter Benjamin, "Das Kunstwerk im Zeitalter seiner technischen Reproduzierbarkeit", in: ders., *Gesammelte Schriften*, Bd. I.2. Frankfurt/M. 1974, S. 431—508.

[2] Albrecht Wellmer, *Endspiele: Die unversöhnliche Moderne. Essays und Vorträge*, Frankfurt/M. 1993.

[3] 例如参见: Albrecht Wellmer, "Hermeneutische Reflexion und 'dekonstruktive' Radikalisierung. Kommentar zu Emil Angehrn", in: Andrea Kern, Christoph Menke (Hg.), *Philosophie der Dekonstruktion*, Frankfurt/M. 2002, S. 200—215。

[4] Albrecht Wellmer, "Freiheitmodelle in der modernen Welt"(1989), in: ders., *Endspiele: Die unversöhnliche Moderne*, a. a. O., S. 15—53.

的一步的考虑，来自他对审美经验的认知内容的阐释：如果主体在面对现代艺术作品时能够成功摆脱其自身与世界关系的一种限制，那么就必须要问，到底必需何种相应的社会自由前提，才能产生这种类型的经验。由此，个体自由的规定不再是在道德的主导线索上提出来，而是在审美主体性的观点下被提出来：那么现在的问题就是，应该如何分配个体主体的权利和自由范围，才能让他们被理解为现代艺术的受众（Adressaten）是有意义的？维尔默得出的结论，正是这种现代自由观念的审美极端化，即让个体自主在尚未参与主体间话语之前就开始：任何主体都必须能够在自由民主社会的条件之下支配一个"消极自由的空间"，这个空间让他有权"不成为完全合理性的"；[1]我们可以补充说，如果没有这样一个在法律上得到保证的无理性的自由（Freiheit zur Unvernunft），那么那个主体就没有机会向现代艺术所提供的那种怪癖的（exzentrischer），实际就是自我中心和无需负责的自我检测的经验保持开放。

　　但是，借助于这个思想过程，维尔默并不仅仅是将个人自由权利回置到交往沟通条件之前的某个特定的层级上；由此这种交往的理解本身也陷入与审美主体的一种不可消解、不可扬弃的紧张之中，同时交往的理解的不断持续更新又要归功于这个主体的突破、跨越界线的（entgrenzender transgressiver）经验。如果交往理性一方面冲击到了一个它无法支配的、审美上带电（elektrifizierten）的主体的边界，那么另一方面它也就冲击到了政治权力的边界。维尔默追踪话语理解的局限，不仅是在审美的方向上，而且也深入到了政治领域之中。[2]受德里达的启发（但跟卡尔·施米特了无关系），维尔默碰到了现代性的张力弧的另一极，这是主体间理性的合理化力量所不能达到的第二个顽固的机关：在任何一个话语性的

212

[1] Ebd., S. 39.

[2] Albrecht Wellmer, *Revolution und Interpretation. Demokratie ohne Letztbegründung* (*Spinoza-Lectures*), Assen 1998.

意志形成过程中（尽管这个过程是没有强制和统治的），都有这样一个瞬间，此刻参与者在交往上得到衡量和论证的信念必然地被转化为有约束力的决定；按照维尔默的观点，在从论证向法律—政治的行动转型的这一刻，所有话语中决定的一种不可避免的要素就生效了，这种要素是内在于一种权力设置的构成性特征之中的："人们往往也会试图求助于这一固定的时刻，在任何这样的时刻——即使是在立法会的组建行动上——这一因素又重新浮现在一种建立（*schaffenden*）法权的决定之中，这个决定是无法等到让它合法化的许可的，尽管这个决定包含着一种对暴力性核准进行辩护的可能性。"[1] 正如在美学中与阿多诺相对，维尔默在这里似乎也想恢复瓦尔特·本雅明的一个洞见以反对哈贝马斯：尽管在交谈中存在着和解的理念的希望，但是法兰克福学派这位不守成规的代表人物确信，我们不能对一种未被论证的权力要素插入人们之间所有的承认关系这一点视而不见，在任何民主意志的形成过程中总是反复地碰到立法决断的时刻。[2] 维尔默也可能会说，在现代民主法制国家，交往理性的权力本身会由于一种缺乏论证的决定的必然因素而遭到限制。但是我们的获奖人却不打算执迷于本雅明那种与他的不无危险的反思相结合的弥赛亚的期待：尽管对主体间理解的可能的界限极为敏感，但是他还是坚定不移地坚持这一点，即对这种理解而言所有陌生的、不可支配的要素，都必须回溯到理性的交往形成的"潮流"之中。

　　当然，为了能够思考这样一种回溯，也就是为了能够将审美主体性和政治决断这两个限制商谈的权力回溯到话语性的意志形成的理性之上，维尔默必须进行进一步的，也就是第三个步骤，这一步在某种程度上与前面提及的那个思想运动是背道而驰的：他必须

---

[1] Ebd., S. 25 f.

[2] Walter Benjamin, "Zur Kritik der Gewalt", in: ders., *Gesammelte Schriften*, Band II.1, Frankfurt/M. 1997, S. 179—203.

能够将构成了现代性的规划的发动机的那个民主商谈过程，不仅设想为在基本法上得到保证的程序，而且也设想为一整个的生活世界的典范；也就是说，一旦民主的操作方式同时也在市民们日常的态度和实践中得到体现，一旦交往理性成为人们之间打交道的方式，那么审美上得到解放的主体和政治上的决断者当然也会认识到其与民主的共通感（Konsens）结合在一起。维尔默想在这个关键点上对他之前曾经攻击的商谈合理性的匮乏的整合力量进行事后的补偿，通过一种习惯化的观念，一种理性程序的日常化的观念来进行事后补偿：交往理性不能出于其自身的力量而穿透的东西，也就是审美的生活实践与政治和法权中常常不可避免的决断，最终应该通过一种将这种理性的潜力转译为社会成员的风俗和习惯而被围护起来。为了勾勒这样一种民主反思的生活形式的伦理概念所必须的理论手段，维尔默是从黑格尔的《法哲学》中借来的；虽然他最先做的工作之一就是，努力使黑格尔那过时的"伦理"概念变得对高度现代化的社会关系重新有效。[1] 据此，一种"民主的伦理"应该是一种生活形式，在其中市民们自身出于习俗，发自内心地倾向于民主的原则，这里他们并不是单纯通过理性的论证而被说服的：他们的审美生活实践和政治决断行为（维尔默认为这两极构成了交往理性的界限），拥有一个对现代民主计划有益的效果。[2]

214

[1] Albrecht Wellmer, "Bedingungen einer demokratischen Kultur. Zur Debatte zwischen 'Liberalen' und 'Kommunitaristen'"（1992）, in: ders., *Endspiele: Die unversöhnliche Moderne*, a. a. O., S. 54—80.

[2] 除了前面提到的论文之外，以下文章也包含着对一种民主伦理的条件的指引：Albrecht Wellmer, "Bedeutet das Ende des 'realen Sozialismus' auch das Ende des Marxschen Humanismus? Zwölf Thesen"（1990）, in: ders., *Endspiele: Die unversöhnliche Moderne*, a. a. O., S. 89—94; ders., "Kunst und industrielle Produktion. Zur Dialektik von Moderne und Postmoderne", in: ders., *Zur Dialektik von Moderne und Postmoderne*, a. a. O., S. 115—134。

215　　这些思考肯定不是仍在推进中的讨论的结论，这个讨论如今被导向关于我们的生活世界进一步合理化的机遇和界限的问题；例如已经提出了这样的问题，协同—反思态度的流行是否可能不是理性本身的作为，正如康德在他的某些历史哲学论文中所勾画出的那样——从而民主的伦理的补充并不是从外部对交往合理性进行帮助，而是凭其本身的趋向得以实现。但是就我对维尔默的了解程度，如果按照我们所说的，他对公众所赋予和确定的东西（Zuschreibung und Festlegung）漠不关心，那么他对这样一个结论也会毫无兴趣；在我看来，几乎没有一个著名的哲学家比他还要开放地、果敢地，同时又毫无偏见、热心尽责地探讨这样的可能性，以服务于我们今天的解放的希望和渴望的合理性论证。我已经表明，越是难以获得维尔默思想中的统一的特征，他就对交往理性在概念上无法支配的非同一物越加敏感。这个令人感动的、不断彻底化的思想运动的功绩至少向我们展示了，阿多诺、本雅明和哈贝马斯之间的隐匿对话仍悬而未决，因此批判理论的历史还未结束。

（谢永康　译）

附录：

作为一种认知手段的特异性

〰〰〰〰〰

——常态化知识分子时代的社会批判

在一篇标题具有启发意义的文章"勇气、同情和好眼力"中，迈克尔·沃尔泽充满活力地将关于社会批判的条件的辩论引向德性伦理学的轨道。[1] 乍一看，他提出的关于这种重新定向的论证既有说服力又恰合时宜：由于社会理论不能为成功的社会批判提供足够或必要的条件，因此其质量不能主要由其理论内容的优劣来衡量，而是优先通过批判者的品质来衡量；根据沃尔泽的说法，后者必须能够拥有勇气，必须已经发展出同情的能力，并且还必须运用正确的远见（Augenmaß）。这个结论之所以听起来很有道理，是源于这一境况：社会批判的穿透力和实际效果很少来自它所投入的理论的尺度，而是来自它的中心关切的自发的可理解性；如今，这一结论导致了向批判家德性的转向，因为它助长了社会学知识的普遍贬值，并迎合了知识背景的个人化趋势。尽管如此，沃尔泽仍然将我们这个时代的知识分子视为社会批判天生的代理人（Statthalter），这样的理所当然令人惊讶；他谈论的并非大胆的启蒙者［正如我们在例如埃米尔·左拉（Émile Zola）这样

---

[1] Michael Walzer, "Mut, Mitleid und ein gutes Auge. Tugenden der Sozialkritik und der Nutzen von Gesellschaftstheorie", in: *Deutsche Zeitschrift für Philosophie*, 48 (2000), H. 5, S. 709—718.

的人物形象中可能看到的这类启蒙者那样］，而是那种最普遍存在
的作者类型，他们带着普遍化的论证自然而然地参与民主公共领
域的辩论。这种常态化了的知识分子，一个在公共的舆论形成的
论坛中的精神代理，如今是否实际上还是那个曾经被称为"社会
批判"的自然代表？在这里，我将首先追溯知识分子形态的时代
转变，然后进一步勾勒出与沃尔泽眼中完全不同的社会批判家的
面相。

一

约瑟夫·熊彼特（Joseph Schumpeter）关于"知识分子社会
学"的附论中所包含的两个宏大的预言，[1]一个很大程度上已经实
现，另一个则基本被驳倒。熊彼特有远见地假设，随着教育的扩
展和媒体机构的扩张，知识分子的数量将在未来几十年内急剧上
升；这一趋势判断完全被随后的发展所证实，以至于如今，即使在
联邦德国，尽管经历了由国家社会主义造成的延缓，我们也可以谈
论知识分子角色的常态化。政治公共领域的成功建立使人们可以就
普遍关心的问题进行争论，这导致了作者类型的倍增，他们利用各
自的专长参与对公共议题的反思性穿透和省思；今天，在报纸和
广播中，在电视和网络上，有越来越多的知识分子参与了日益剧
增的，有关专业问题的启蒙了的舆论形成（Meinungsbildung）。因
此，在文艺副刊中以单调的规律性出现的那些关于知识分子消失的
说法是完全没有道理的；在公众所觉察到的问题上，那些从不同
方面进行的、或多或少都带有专业理解的讨论，从来未曾像如今

[1] Joseph A. Schumpeter, *Kapitalismus*, *Sozialismus und Demokratie*, Tübingen/Basel 1993, 7. Auflage, 13. Kap., II（Die Soziologie des Intellektuellen）, S. 235—251.

那样热烈和活跃。至少有四个专业领域，那些以自然而然的通才（Generalisten）态度对当今的关键问题采取立场的人，都是从这些领域招募的：排在第一位的是媒体行业自身，在公共需求的压力下，越来越多在道德—政治相关性上具有广泛能力的作家和时事评论家找到了岗位；与日俱增的专题委员会和专家委员会的成立——在其中，人们咨询学术性的专业知识——已经在教授集体之中减少了传统的对公共媒体的保留意见，以至于今天高校也逐渐成为媒体知识分子的招募地；另一个为公共舆论的形成提供智识贡献的领域是政党、教会和工会的学术机构，它们在过去几十年里经历了急剧扩张；最后，我们也要考虑大批失业的学术人，他们通过无保障的劳动合同为大的媒体公司和机构定期提供劳动，从而同样也参与了形成公共立场的智识生产。相比之下，个别作家或艺术家的智识参与，偶尔会引起人们的注意，却并不构成一个统一的领域，因为他们缺乏群体特有的职业社会化的前提条件。

　　这种社会扩张的趋势无疑导致了知识分子角色的不仅是在量上，而且是在质的意义上的常态化。今天充斥在专栏页面、文化节目播送时段和个人电脑屏幕的知识分子的立场，源于政治舆论光谱的整个范围；现在，即使是那些曾经在知识分子身上推断出精神政治化或公民忠诚性"解体"的危险的保守思想家和作者，他们也已经适应了民主公共性的游戏规则，将他们自己的观点和信念作为论据输送入印刷和视觉媒体的既有渠道。然而，熊彼特在他的"知识分子社会学"中提出的第二个预言却完全没有得到实现；他不仅预言了知识分子阶层的扩大，也预言了他们的社会激进化，因为他们那种不确定、危险的职业状况会累积起来强化资本主义批判的动机。[1] 如今可以毫不夸张地说，近几十年来出现了相反的情况：内部闸门设法让人们的注意力只转移到媒

---

[1] Ebd., S. 247 f.

体可以处理的几个话题上，这一公共性的特殊功能使得越来越多的知识分子基本上就只关注日常政治的相关问题了。在知识阶层中，某类批判形式的社会蓄水池难觅其踪——这类批判形式对公开接受的问题描述的前提进行追问，并试图看穿这一前提本身的建构性。

尽管如此，如果我们在这一发展中只看到了一些令人遗憾甚或值得哀叹的东西，那就太疏忽大意了；更确切地说，这些似乎可以被描述为成功建立民主公共性这一成就的文化副产物。它的生命力随着客观上可普遍化的信念的涌入而增长，在这些信念中，公民可以识别出他们自己未经澄清的意见，由此，在额外的必要信息和观点的帮助下，他们可以形成去中心化的和仔细权衡的判断；因此，承担这种启蒙功能的公开呈现的论据和信念，不仅在它的结构上必须具有可普遍化的能力，而且必须能够—并尽可能地描摹整个私人意见的光谱。在这个意义上，如今随处可见的知识分子的常态化无非是民主公共性增强的文化伴随现象；个人在相关的政治议题上的信念的具体化——无论是堕胎、军事干预还是养老金改革——可以在知识分子的表态的影响下进一步发展，并汇入民主意志的形成过程。但随着这种发展，"知识性"和社会批判之间曾经存在的紧密咬合被最终打破；由于不再期待知识分子会对公开可说之话质问到底，社会批判也不再在智性辩论领域找到自己的家园。迈克尔·沃尔泽的错误在于，他把那些仅仅有助于描述常态化的知识分子的那类德性转移到社会批判的事务中了。

二

沃尔泽试图借以勾勒出成功的社会批判的条件的这些人格特征

或德性，显然是从 20 世纪上半叶的关键的知识分子形象那里获得的。[1] 在大多数情况下，这些知识分子不得不在一个政治公共领域里活动，其状况与如今的自由条件——鉴于在西方民主社会中普遍存在的法律保障言论和表达自由——相去甚远；虽然在当时可能需要有承受肉体和生活之危险的个人决心，但对于我们这个时代的西方知识分子来说，如今完全不再有这类行为要求了。在这个意义上，正如拉尔夫·达伦多夫（Ralf Dahrendorf）在他的答复中所说的那样，[2] 至少在我们今天的尺度上，"勇气"不再代表一种可以有意义地被列入知识分子德性的品质；在墨索里尼极权主义的意大利，伊格纳西奥·西隆（Ignazio Silone）作为一名反对派作家，必须让人们听到他的声音，他的情况与今天在美国的反对死刑者的个人情况完全不能相提并论。相比之下，沃尔泽在他的目录中提到的另外两种德性绝对可以被理解为对行为倾向的有益提示，虽然它们不是对社会批判家而是对当代知识分子的标记：它既需要有能力认同被压迫群体的社会痛苦，也需要有一种政治上可行的嗅觉，以便在民主意志形成的过程中使公众那些公开却没有充分知觉到的兴趣和信念发挥持续的作用。事实上，可能正是这两种品质将今天一般可见的知识分子与无数追求熟练地普及与专业有关的议题和关切、只是例行公事且没有修辞上的想象力的群体区分开来。但这一切与富有启发性的、甚至是成功的社会批判的条件并没有很大的关系，因为规定着公开辩论中立场被接受条件的文化或社会配置完全没有受到质疑。

今天，知识分子不仅要遵守程序规则，还要遵守政治公共性在观念上的预先规定以赢得公众倾听，而社会批判则面临着一个完全不同的任务。西格弗雷德·克拉考尔在 70 年前描述的知识分子活

[1] Vgl. Michael Walzer, *Zweifel und Einmischung. Gesellschaftskritik im 20. Jahrhundert*, Frankfurt/M. 1991.

[2] Ralf Dahrendorf, "Theorie ist wichtiger als Tugend", in: *NZZ*, 2. 12. 2000, Nr. 282.

动的核心关切仍然适用：它必须包括"摧毁我们周围和内部的所有神话力量"[1]的尝试。克拉考尔用这类神话（他在其他地方称之为"自然的力量"）指称在我们背后规定"什么是公开可以说的／不可说的"的一切概念预设；于此意义上，将其表达为一种概念理解的图景或配置可能会更好——由于我们的固定描述，某些特定的事情经过对我们来说就像自然界的一部分，我们再无能力从中逃脱出来。如果因为当下的知识分子想迅速得到公众对其立场的赞同而依赖于在此种概念框架内活动，那么反过来说，社会批判必须尽其所能，巧妙地穿透这个习以为常的框架，并且试验性地使其无效。引导它这样做的兴趣与今天知识分子活动中固有的兴趣有着根本的不同：对于知识分子来说，这是内在于民主公共性所接受的描述系统中对公共关注的视角的纠正，而对于社会批判家来说，这是对该描述系统本身的质疑。知识分子角色的常态化在某种意义上完成了立场的转变，只要社会批判的任务不再能被觉察到，他们就会成为政治意志形成的论坛的精神性代理人；因为这（觉察到批判的任务）将要求他们跳出公开地分享自我理解的视域，而这毕竟是他们如今自身活动的最终参照点。沃尔泽的诊断在这种内部移置的结果上失败了，因为它完全不适合规定社会批判最终从知识分子中分离出来之后的根本的行为倾向。

三

局外人（Außenseitertum）要素一直是社会批判的精神来源。无论是因政治迫害而被迫流亡，还是因文化孤立而被迫流落到自

---

[1] Siegfried Kracauer, "Minimalforderung an die Intellektuellen", in: ders., *Schriften*, Bd. 5.2, Frankfurt/M. 1990, S. 352—356, 此处所引见: S. 353。

己国家的边缘，最重要的社会批判家往往采取一种立场，使他们与社会上习以为常的解释模式保持一定距离——卢梭厌恶地背弃了巴黎的名利场，马克思苦苦维持着背井离乡的政治流亡生活，克拉考尔据说有一种身体上的自卑感，马尔库塞作为一个犹太人，和许多其他人一样，属于文化上的少数派。在所有这些案例中，他们的边缘处境都不能被定位在一个简单的拓比学（Topographie）中，在这一拓比学中，当代的讨论大多只区分"内部"和"外部"。这些社会批判家既没有与他们的原生社会文化疏远到不得不采取一种单纯的外部视角的地步，也未对其抱有足够的信任和忠诚，从而能够满足于一种单纯的内部批判视角。如果一个拓比学图像在这里能起到帮助的话，那么它很可能是一个"内部的外邦"（inneren Auslands）：他们从侧面，在一个由内部转移到外部的视角下，以越来越远的距离观察在他们自己的原生文化中像第二自然一样传播的全部践习和信念。正是这样一种边缘处境，让他们有能力在无法管理的众多公开表达和事件中对统一的配置的模型有所认识；但只有存在与这种文化的联结的残存，他们才能够在劳作中投入对社会自我理解的成功批判所需的热情、细致和能量。社会批判的两个特殊性来自这样一个事实，即它是从依附于一个已经与自己整体格格不入的社会生活世界的角度来写的。但只有他们与这种文化保持联系，才能使他们在工作中投入勇气、关心和精力，而这正是对社会的自我理解的成功批判所必需的。社会批判的两个特殊性源自这样一个情形，即它是以一个与社会生活世界相联结的视角来书写的，这个世界已经在整体上变得陌生了。

与同时代的知识分子的活动——它虽然呼吁可普遍化的规范，却总是提出一个与公众相关的特殊议题——不同的是，社会批判一直带有整体论的特征：被质疑的不是对某一特定问题的主流解释，不是公众对不同意见的无知，也不是对某一待决事项的单纯选择性的觉察，而不如说是根本上生成了所有这些意志形成过程的社会和文化条件网络。卢梭对现代主体性的自身指涉所作的批判，与阿多诺和霍克海默的文化工业论一样，是我在这里所说的"整体主义"的很好的例子：在他们各自的著作中，受到批评的不是个别事件，不是特殊的错误决断或相对的不公正，而是整个社会领域构制的结构性特征。推动社会批判的是这样一种印象：像准自然前提一样支撑公共意志形成的制度机制和对需求的阐释本身是很成问题的；因此，社会批判必须尽其所能，为这些看似不言自明的前提生产出一个能够使之问题化（Problematisierung）的形象。社会批判的第二个特殊性同样也来自拉开整个条件网络的距离的尝试：与知识分子的介入不同，它在结构上依赖于使用以这样或那样的方式具有说明（explanatorisch）性质的理论。

迈克尔·沃尔泽关于社会批判任务的错误主张可能适用于今天的知识分子活动。那些旨在纠正主流阐释或宣传新视角的对政治公共性的介入，不仅不依赖于理论的说明内涵，而且很容易受到它的负面影响；因为在这里，在社会学的或历史学的说明上越投入，就越有可能有忽视对对象的政治—实践的要求的危险。如果说同时代的知识分子因此必须对说明性理论践行某种程度的节制的话，那么与之相反，社会批判仍然在本质上依赖于说明性理论的一些要素：为了能够论证为什么习以为常的践习和信念作为一个整体应该受到质疑，社会批判必须提供一个理论上的说明，通过这个说明，该配置的起源生成便被理解为一连串的意向情形或行动的意外后果。无论理论内容有何差异，无论所调用的说明在方法上有何不同，在所有情况中，它们在社会批判中的任务都是毫无二致的：它们有助于表明，我们日常所践行的制度总体性或生活形式不能为我们所肯认，因为它仅仅是一个可以从其个别组成部分中得到理解的发展过程的因果产物。这种共同的功能也说明了所有可在社会批判中找到的理论的一个共同点：尽管它们在方法上存在差异，但它们必须准备好提供一种说明，说明在历史上或社会上，与我们的更深层次的愿望或意图相矛盾的实践模式、需求图式或态度症候群（Einstellungssyndrom）在我们的制度性行动实践中被普遍接受，这一点是何以可能的。对于这样的解释，根据批判者的气质，根据既定的知识文化，卢梭的文明理论和尼采的谱系学都提供了合适的工具，马克思的政治经济学和紧接着的韦伯的合理化概念也都提供了有效的手段。不过，包括布尔迪厄或吉登斯以非常不同的方式发展的社会学的行动理论，也可以在社会批判的框架内实现上述功能；从根本上说，只要满足从各个意向情境的链环出发来说明整个有问题的生活形式的无意后果的要求，这里的说明可能性就几乎没有限制。

当然，与知识分子的介入相同，社会批判也可以在其政治层面的进攻方向上涵盖整个同时代人所代表的立场的光谱。这两项事业的区别并不在于，今天知识分子场域主导着多元主义，而与此同时在社会批判的范围内则存在一个隐蔽的共识。正是在这样一种多元主义中，当今两类反思性立场得以被区分：如果说常态化的知识分子受到政治共识的约束，而这一政治共识可以被视为多个世界观所重叠的所有道德信念的表达，[1]那么，社会批判则不受到这种限制，因为它正是要对这种共识的背景信念本身提出质疑。尽管知识分子可以承受伦理上的夸张和片面，但今天的他们却逼迫自己尽最大可能使他们的世界观联结中立化，因为他们必须尽可能地在政治公共性中寻得赞同。因此，对社会批判的限制来自一个由高度混合的世界观组成的公众的理解的准备（Verstehensbereitschaft），但知识分子遇到的限制则是由民主审议（räsonierenden）的公共性的自由准则所建立的。知识分子必须维护这些原则，用精致的论证来宣传自己的观点，而社会批判家则可以通过利用满含伦理关

---

[1] 关于"重叠共识"的理念，参见：John Rawls, *Politischer Liberalismus*, Frankfurt/M. 1998, Kap. 4。

229 怀的理论来试图使我们相信那些习以为常的实践方式的可疑性。在以上勾勒出的差异中，还存在着两种事业的认知德性之间的差异。

四

对社会批判来说，"好眼力"可能是最没有用的德性。即使迈克尔·沃尔泽也并不完全清楚"好眼力"到底是意味着对现实政治的强制的觉知还是对社会语境的觉知，但这种能力对于同时代的知识分子的直接优势大概是无可争议的：为了能够令人信服地塑造他在公共话语中的论证式介入，他不仅要对政治设计的可能性有正确的眼光，而且要能够适当地评估论证的社会贯彻机会。然而，让社会批判对成问题的社会实践的揭露依赖于政治可行性的前景，没有什么比这更不利于社会批判了。社会批判的目的不是在民主的意见交流中迅速获得成功，而是在逐渐增长的怀疑中产生距离感效应（Fernwirkung），来怀疑既定的实践模式或需要图式是否真的适合于我们；社会批判得到回报的硬币，不是当下的论证性信念，而是未来过程中得到辩护的重新定向。沃尔泽要求批判家具备正确的眼力见这一德性，在这样的任务中会被证明是阻碍而非助益；谁要是一直盯着政治环境和时代精神所带来的恩惠，谁就很难使视角发生必要的转变，这种转变在于看到习以为常的生活形式像肥皂泡一样破裂。因此，社会批判在素质方面所需要的是一个人过度的（hypertrophe）、甚至是特异的目光，他能够在制度秩序所珍视的日常生活中认识到错误的社会性的深渊，在例行的意见争论中认识

230 到集体蒙蔽的轮廓。此外，正是这种略显疯狂的、从内部转向边缘的视角，同样也让人明白为什么社会批判，相对于知识分子活动而言，更需要运用理论；因为它的任务是说明，感知中的现实与对社

会实践的公共的自身理解之间存在着的距离。

同情也是这样一种德性，其特点很可能在社会批判家的实践中被证明是一把双刃剑。当然，他的批判性动因的最终情感基础也不外乎是，对被认为是有问题的社会行动的配置在个人身上所造成的痛苦（Leiden）和疼痛（Schmerz）的认同；否则，如何说明他把精力放在写作一份政治实现的前景非常可疑的理论说明上呢？但这种认同并不适用于一种明确的、主观上已经感知到的痛苦，而是一种仅仅是被怀疑的疼痛，这种疼痛在某个意义上被归因于其超出了社会上可以被表达的范围。当社会批判家谈到一种社会地践行着的生活形式的成问题性时，他认为它侵犯的是社会所有成员的可普遍化的利益。对于情感状况而言，"同情"一定不是在这里发挥着作用的正确字眼；更确切地说，它是一种更高层次但同样强烈的对痛苦的认同，在现有的条件下，它还不能找到任何语言性的表达。这种抽象的、破碎的关切也解释了为什么社会批判的语言中经常会潜入一种苦涩、甚至冷酷的语调。在这里散布的具有距离感的气氛，不是纯粹的傲慢，而是愤恨和苦闷，因为感知到的过分的痛苦还没有在公共性的表达空间中找到共鸣。这一社会批判的成分当然不能被称为德性，不能被称为值得模仿的人之性情，也不能被称为文本的模范品质；不过，即使是在这种情况下，由于精神隔离的程度所造成的这一恶习本身亦有其内在必要性——与知识分子的立场相比，它迫使人们对生活形式究根问底。

231

使社会批判能够真正与众不同的德性实际上不是它的代表人物的特性，而是文本本身的组成部分。虽然在我们这个时代的知识分子中，个人能力可能特别重要，因为它们有助于使他的论证更具有公开的说服力，但在第二种情况下，它们要尽可能地退居到所呈现的解释条令（Deutungsgebots）的语言形态身后；这也是为什么对知识分子的形象进行评价似乎要容易得多，而在社会批判方面，我们很难对作者的个性作出判断。据说，他的活动的成功不是通过迅速说服与自己争吵的、有分歧的公众（Öffentlichkeit）来衡量的，而是通过对相信主流见解的听众（Publikum）的长期重新定向来衡量的；在知识分子那里可能意味着的正确的远见、令人信服的论证和对少数群体的可见承诺，在社会批判家那里，必须完全被创造性能力取代，以赋予他的文本对社会神话的瓦解效果。因此，赋予理论上干巴巴的说明以修辞上的暗示力量，这个任务代表了社会批判的真正挑战；在这一任务上以戏剧性的方式大败而归的作者，可能与熟练地完成它的人一样多。

　　在这方面可提供给社会批判的众多手段中，有两个修辞学形象因其广泛传播而尤为引人注目。一个一再出现的创造性要素是对夸张手法的熟练运用，借助于这种手法，理论推导出的状态被沐浴在如此耀眼、奇异的光芒中，全体读者便会恍然大悟其成问题性（Fragwürdigkeit）*——卢梭的"论文二"（Zweite Diskurs）** 和《启蒙辩证法》一样，都是这类夸张艺术的典范。[1] 当然，在这里不能把修辞上的夸张结果与这些社会批判形式中理论说明的使用过程相混淆：只有当下的成问题状态本身是用夸张艺术的风格元素来组织的，而它的历史起源则要全然用意向过程的非意向后果来相当冷静地进行说明。然而，在社会批判中最常使用的手段无疑是创造出一些朗朗上口的简短表达，在这些表达中，对社会过程的复杂说明被缩减为一个单一的分母：当福柯谈到"规训社会"或"生命政治"时，当哈贝马斯谈论类似于主题词的"生活世界殖民化"时，

---

* 原文是"其成问题性便会像鳞（Schuppen）一样从全体读者的眼中掉出来"，这里霍耐特引用了一个《圣经》典故，"扫罗的眼睛上，好像有鳞立刻掉下来，他就能看见，于是起来受了洗"。（《新约·使徒行传》，9：18）瞎了眼的扫罗被耶稣门徒治愈了双目，正如大众从蒙蔽状态中恍然大悟。——译者注

** 即《论人类不平等的起源》。——译者注

[1] Bert van den Brink, "Gesellschaftstheorie und Übertreibungskunst. Für eine alternative Lesart der 'Dialektik der Aufklärung'", in: *Neue Rundschau*, H 1/1997, S. 37—59.

或者当马尔库塞使用"压制性宽容"这一表述时，在每一个人的背后都有复杂的理论，在这些理论中，我们社会生活形式的成问题的状态被解释为迄今为止难以理解的发展过程的结果。在这里，修辞上的强化再次只适用于结果，而不适用于因果地导致这些结果的历史事件：这个简短表达生动而有效地捕捉到了那些被认为是"在我们背后"出现的、由于意向过程的历史联结而产生的状态中的特别值得批判的特征。在这一方面，只要理论诉求——在因果说明的帮助下使被问题化了的社会秩序的起源得以被人理解——得到保证，修辞手段在社会批判中的应用几乎没有任何限制。[1]

然而，与知识分子的介入相比，即使是如此这般具有暗示性的社会批判，也不过是作为一种高度间接的、在经验上几乎无法测量的距离感效应（Fernwirkung）；一般而言，它并不在公共舆论的急剧变化中，或是在政府官员的象征性通告中表现出来。然而，社会批判并非没有成功的前景，从长期来看，它可以促成方向的改变，这一点在一个社会批判的简短表达中以令人印象深刻的方式显现出来，它的朗朗上口甚至似乎不会受到其理论说明内容日益受人怀疑的影响：当霍克海默和阿多诺创造了"文化工业"的概念来批判文化领域的各种各样的商业化和市场化进程时，他们不可能预料到，他们随之启动了一个文化学习过程，这一过程至少导致德国对广播和电视的质量要求高过几乎所有其他国家。这种途径——其效果的产生是缓慢的——可能是社会批判对改变社会状况的贡献的典范：首先，交错配列（Chiasmus）的修辞手法被用来创造出一个表达，其内容太过庞大甚至难以理解，以至于难以瞬间改变阅读公众的看法和信念；而且，理解它需要以对社会理论的论点非常熟悉为前

233

---

[1] 我在下述文章中更详细地讨论了社会批判的修辞手段：Axel Honneth, "Über die Möglichkeit einer erschließenden Gesellschaftskritik. Die 'Dialektik der Aufklärung' im Horizont gegenwärtiger Debatten über Sozialkritik", in: ders., *Das Andere der Gerechtigkeit*, Frankfurt/M. 2000, S. 70—87。

提——"文化"和"工业"这两个概念的传统对立，以及在融合这两个术语时必须坚持的特别的精妙之处——以便对公共领域中分散的舆论形成产生直接影响。在这里，"文化工业"的概念最初可能只影响了一小部分知识分子、学生和文化生产者，但它却使人们对商业规则和盈利考量渗入文化领域所引起的危害有了更深刻的感知能力。只有从这里开始，这个主题性的表达才会沿着难窥全貌的文化交流路径让更多公众能够了解，而在那里，公众即使没有对这一表达的理论渊源的明确意识，这种表达也可能会越来越强烈地唤醒对严重威胁广播、电视和书籍生产之文化标准的经济趋势的反对。在这个充满曲折的过程结束之时，终于有了政治—法律措施，在对书籍进行价格限制、公共的自我控制和所谓的文化配额的保证的帮助下，这些措施旨在确保文化媒体的生产不完全受制于商业化的压力。诚然，对于德意志联邦共和国来说，这种公共学习过程的历史还未得到记叙；但我们如今已经对阿多诺和霍克海默的理念的隐秘的后继影响有了一些了解，[1] 足以清晰地辨认出他们的社会批判对联邦德国公众的敏锐性和感知力的影响。而如果今天书籍价格的限制受到损害，如果电视节目的多样性受到威胁，那么，对此的抵制至少表明，"文化工业"的社会批判表达曾对抱怨着的公众的政治意识产生了间接影响。与常态化的知识分子的生产流程相比，社会批判的稀有成果需要很长一段时间才能以改变社会感知的形式施展其效果；但它们潜移默化地促成的定向的转变，其持续性和耐久性比今天知识分子的表态所能带来的结果要大得多。

（金翱 译）

---

[1] 就此参见：Alex Demirović, *Der nonkonformistische Intellektuelle. Die Entwicklung der Kritischen Theorie zur Frankfurter Schule*, Frankfurt/M. 1999。

术语索引

人名索引

注：本书未翻译的人名保留原文，页码为德文版页码，即本书边码。

译后记

～～～～～～～～～～

以《理性的病理学》这本小书来开启"霍耐特选集"丛书的出版规划，似乎略欠"冲击力"，但若考虑到编译工作乃是艰难而漫长的事业，需要点滴积累，步步为营，那么这个低调的开始却也未尝不可取。按照霍耐特本人的说法，这本书是他在为一个以黑格尔法哲学为"衬托"，"为当下提出一种以伦理概念为取向的正义理论"所做的"漫长的准备"期间结集出版的，其主题是"论述批判的社会理论传统的不同作者和方法"[1]。尽管如此，这本书对那个后来以《自由的权利》之名出版的"正义理论"却没有"直接的"贡献，它更像霍耐特早期出版的《权力的批判》的姊妹篇，且因其为文集之故，主题略显分散。相对于1985年的《权力的批判》，霍耐特在批判理论的核心理念的把握上已获得了明显的进展，并将其总结为"理性的病理学"。

我们知道，《权力的批判》批判理论的意图乃是反思以霍克海默和阿多诺为代表的早期批判理论在"社会斗争"和"社会性"方面的缺失，从而引入福柯的权力批判作为参照，而后者在规范性方面的缺憾又需要哈贝马斯的主体间性理论的补充。这是霍耐特循着哈贝马斯的方向对批判理论传统的第一次正式的考察和反思。此后霍耐特的这一努力并未停止，甚至可以理解为贯穿其一生的理论创作的背景性和前提性的工作。尤其是在其跟随哈贝马斯并最后入主法兰克福大学社会研究所之后，整理和归纳批判理论传统的"思想遗产"并将其在当前社会"再现实化"就被其视为自己当仁不让的任务。这个任务的关键就在于从一个主题和思想倾向颇为分散的传统中概括出某种统一性："现代的、资本主义社会的生活条件产生

---

[1] 参见本丛书"总序：从直觉到理论——我走向承认理论之路"，见本书第xxi页。

出了社会的实操（Praktik）、态度或者人格性结构，这些都沉淀在我们的理性诸能力的一种病理学变形（Verformung）之中。正是这个主题构成了批判理论的声音多元性中的统一性。"[1] 显然，霍耐特这个归纳也是从"病变"和"危机"入手的，或者说也是从否定的方面入手的。对这个病变的诊断，乃是所有批判理论家的共识，而由于其否定性，又为不同的治愈药方留下广阔的建构空间，从而可以将所有社会批判理论家，包括霍耐特本人的承认理论囊括进来。

不能不说这在很大程度上仍然是一种形式上的概括，而问题的实质还是如何在这个形式性规定之下填充药方的内涵，这势必又要回到对批判行为的规范性奠基的问题。在这个问题上，我们可以看出霍耐特受到哈贝马斯、阿多诺、康德、尼采和弗洛伊德等人影响，但是除了到道德理想中探询规范性之外，本书对批判理论的再现实化方案也只是"简略提出"[2] 而已。而如果我们确定本书与《自由的权利》的间接关联，那么显然后者才是霍耐特的具体方案，尽管在此书出版之后霍耐特也还坦承，社会病理学"如何有意义地使用这样的问题，至今都仍然是开放的"[3]。

关于"霍耐特选集"这个出版计划，首先要特别感谢霍耐特教授本人，他作为一个世界级的思想家、当今法兰克福学派的领军人物，不仅因其思想的深度和视野的开阔为我们所敬仰，而且其平易近人的风范更是令人钦佩。得知这个"选集"出版计划之后，霍耐特专门为其作了"总序"，向汉语学界介绍自己的学思历程。这是我们的独家荣誉。在与霍耐特教授的联系和沟通中，大卫和彭蓓老师做了大量繁琐的工作，彭蓓还专门抽时间对丛书"总序"的中译

---

[1] 参见本书"序言"，第 i 页。

[2] 参见本书第 23 页。

[3] 参见本丛书"总序"，见本书第 xxx 页。

稿做了最后一次审读；上海人民出版社的于力平、任俊萍、毛衍沁和王笑潇老师给予了本丛书以大力支持，在此一并表示衷心感谢。

最后还要对本书的翻译工作做一些交代。侯振武和蒋迪的译稿早已完成，出版之前主要由谢永康做了加工和校对；其余部分均由谢永康和金翱完成，我们各自独立完成自己负责的部分，然后审阅对方的部分；金翱负责制作了本书的术语索引和人名索引。当然，这些工作主要是在"霍耐特选集"翻译工作微信群的框架内进行的，要感谢毛林林和周凯的认真审读，感谢大卫老师一如既往地可靠的德语支持以及其他老师和同学的修改意见。朱学平老师专门通读了《神圣物的历史哲学拯救》的译稿，并从法哲学专业的角度提出了许多宝贵的建议，在此特别感谢。当然，译文肯定还存在诸多不当甚至错讹之处，均由主要译者负责，恳请读者批评指正。

谢永康　金翱

2022 年 7 月 5 日

图书在版编目(CIP)数据

理性的病理学:批判理论的历史与当前/(德)阿
克塞尔·霍耐特(Axel Honneth)著;谢永康等译.—
上海:上海人民出版社,2022
(霍耐特选集)
ISBN 978 - 7 - 208 - 17781 - 9

Ⅰ.①理… Ⅱ.①阿… ②谢… Ⅲ.①病理学-文集
Ⅳ.①R36 - 53

中国版本图书馆 CIP 数据核字(2022)第 125226 号

责任编辑 王笑潇
封面设计 胡　斌

霍耐特选集

理性的病理学

——批判理论的历史与当前

[德]阿克塞尔·霍耐特 著

谢永康　金翱　等　译

出　　版　上海人民出版社
　　　　　　(201101　上海市闵行区号景路 159 弄 C 座)
发　　行　上海人民出版社发行中心
印　　刷　上海商务联西印刷有限公司
开　　本　635×965　1/16
印　　张　17
插　　页　2
字　　数　215,000
版　　次　2022 年 9 月第 1 版
印　　次　2022 年 9 月第 1 次印刷
ISBN 978 - 7 - 208 - 17781 - 9/B · 1637
定　　价　72.00 元